TRAITÉ

THÉORIQUE ET PRATIQUE

DE LA SYPHILIS

OU

INFECTION PURULENTE SYPHILITIQUE

OUVRAGES DU MÊME AUTEUR

Essai sur le diagnostic des tumeurs du testicule. Paris, 1861.

Traité de l'érysipèle. Paris, 1862.

De la hernie crurale. Paris, 1863.

Des tumeurs des muscles. Paris, 1866.

Traité du diagnostic des tumeurs. Paris, 1868.

Traité iconographique des ulcérations et des ulcères du col de l'utérus. Paris, 1870.

Traité du diagnostic des maladies chirurgicales (appendice au traité du diagnostic des maladies chirurgicales de Foucher). Paris, 1869.

Rapport sur les travaux de la 7me ambulance. Paris, 1871.

Des chancres phagédéniques du rectum. Paris, 1866.

Du début de l'infection syphilitique. Paris, 1869.

DESPRÉS et BOUCHUT. **Dictionnaire de thérapeutique médicale et chirurgicale**, comprenant le résumé de la médecine et de la chirurgie, les indications thérapeutiques de chaque maladie, la médecine opératoire, les accouchements, l'oculistique, l'odontechnie, les maladies d'oreilles, l'électrisation, la matière médicale, les eaux minérales et un formulaire spécial pour chaque maladie. 2e édition 1872, 1 fort vol. in-4 avec 800 fig. intercalées dans le texte.

Prix :	broché.	25 fr.
—	cartonné.	27 fr.
—	relié.	29 fr.

COULOMMIERS. -- Typ. A. MOUSSIN.

TRAITÉ
THÉORIQUE ET PRATIQUE
DE
LA SYPHILIS
OU
INFECTION PURULENTE SYPHILITIQUE

PAR

ARMAND DESPRÉS

CHIRURGIEN DE L'HÔPITAL COCHIN
PROFESSEUR AGRÉGÉ DE LA FACULTÉ DE MÉDECINE
MEMBRE DE LA SOCIÉTÉ DE CHIRURGIE, DE LA SOCIÉTÉ ANATOMIQUE, ETC.
CHEVALIER DE LA LÉGION D'HONNEUR.

PARIS
LIBRAIRIE GERMER BAILLIÈRE
17, RUE DE L'ÉCOLE-DE-MÉDECINE, 17

1873

AVANT-PROPOS

La science que nos devanciers nous ont transmise est un capital dont chacun de nous doit servir l'intérêt à ceux qui nous suivront : bonne ou mauvaise soit la monnaie, il faut payer, et chacun fait ce qu'il peut.

L'auteur de ce livre a été attaché pendant 7 années à l'hôpital de Lourcine à Paris. Là dans un de ces foyers d'instruction qu'on appelle un hôpital et où les services que rend un chirurgien, n'égalent point l'importance des recherches et des études que celui-ci peut faire, les maladies syphilitiques ont été suivies, sur une assez grande échelle, et pendant un assez long temps pour mûrir une opinion.

Cette opinion est l'objet de cet ouvrage.

L'auteur qui a lu les écrivains du temps passé, ne se fait point d'illusion. Il sait qu'il est rare qu'une théorie entièrement en désaccord avec la croyance des contemporains recueille de nombreuses adhésions, mais celui qui croit tenir la vérité ne s'arrête pas à l'idée des suffrages qu'il peut obtenir. Il parle, il écrit. S'il a raison, les éloges sont superflus, il est assez récompensé s'il a pu faire marcher la science.

Armand DESPRÉS.

TRAITÉ
DE LA SYPHILIS
OU
INFECTION PURULENTE SYPHILITIQUE

PREMIÈRE PARTIE

HISTORIQUE

> Verique simili est inter non nulla auxilia adversæ valetudinis, plerumque tamen eam bonam contigisse, ob bonos mores quos neque desidia neque luxuria vitiarent ; siquidem hæc duo corpora primum in Græcis deinde apud nos afflixerunt.
>
> Aur. Corn. Celsus, *præfatio.*

Les maladies ulcéreuses des organes génitaux ont été vues en tous temps. Dès que les sociétés se furent formées, dès qu'il y a eu des villes et des agglomérations d'hommes, il y a eu des médecins qui ont constaté des lésions des parties génitales chez les jeunes gens et les débauchés. Les sociétés naissantes en même temps qu'elles jouissaient des bienfaits de la civilisation, subissaient aussi les effets d'une hygiène d'autant plus imparfaite que l'homme s'éloignait davantage de l'état de nature. Peu à peu les maladies des organes génitaux ont été plus fréquentes, prenant çà et là une gravité plus ou moins grande suivant les conditions hygiéniques du moment. Quand et comment les maladies vénériennes ont commencé? Quel est le peuple qui les a données aux autres? Il est impossible de le dire, mais il est certain que l'apparition d'un mal nouveau au XVe siècle et son importation d'Amérique est une chimère née dans les esprits faussés du moyen âge, au moment de la grande crise qui devait amener la première conquête de la liberté de penser, la découverte de l'imprimerie et la discussion des articles de foi.

Après des discussions bizarres, des controverses plus ou moins scientifiques sur les origines et la définition de la syphilis, des recherches plus profondes, plus ingénieuses et plus savantes, ont approfondi la question. Depuis Beckett et Astruc jusqu'à nos jours, trois opinions ont eu cours : l'importation de la vérole d'Amérique, le développement spontané de la vérole ; à cette opinion doit être rattachée celle de l'origine bestiale du mal, enfin l'origine très-ancienne de la syphilis qui aurait été reconnue seulement au moment d'une épidémie, à une époque où l'Italie était couverte d'hommes de tous pays, d'aventuriers et de courtisanes du plus bas étage, au milieu de principautés où les mœurs étaient le plus dissolues du monde.

Parmi les auteurs dont les œuvres sont les plus complètes, Astruc[1] (1740), Girtanner[2] (1793) ont soutenu

1. ASTRUC, de Morbis venereis, 1740, in-4°, 2 vol., et Traité des maladies vénériennes, trad. française, 4me éd. Paris, Cavelier, 1773, in-8°, 4 vol.

2. CH. GIRTANNER, Abhandlung uber die venerischen Krankeiten, 1793,

la première opinion. L'anonyme anglais de Rob. Griffiths [1] (1751), Sanchez [2] (1752), Hensler [3] (1789), Grüner [4] (1789), Simon [5] de Hambourg, ont défendu la seconde. De notre temps Beau et Ricord ont pensé que la morve et le farcin chronique avaient pu être pour quelque chose dans l'épidémie du XVe siècle. Mais la majorité des Syphiliographes de notre pays s'est rattachée à la théorie de l'existence très-ancienne de la syphilis exposée d'abord au moyen âge, puis discutée habilement par W. Beckett [6] (1718). Rosembaum [7] en Allemagne (1839), Cazenave [8] (1843), Follin [9] (1861), en France, ont réuni pour cet objet tant de textes et des citations si précises qu'on eût pu dire qu'il n'y avait plus rien à écrire sur le sujet. Cependant un ancien élève de l'hôpital de Lourcine, Renault [10] (1868), a pu

2 vol., continué par H. Aug. HECKER, *Litteratur der syphilitischen Krankeiten von*, 1794 à 1829, Leipsig 1830, id. *von*, 1830 à 1838, Leipsig 1839.

1. *Dissertation on the origine of venereal disease proving that it was not brought from America but began in Europe from an epidemic distemper*, London, *printed for*, Robert Griffiths, 1751.

2. SANCHEZ. (Ant. Nun. Ribero). *Dissertation sur l'origine de la maladie vénérienne pour prouver que le mal n'est pas venu d'Amérique*. Paris, 1752.

3. P. G. HENSLER. *Geschichte der Lustseuche die zu Ende des Jahrhunderts in Europa Ausbrach*, t. I, Altona, t. II, 2me partie.

4. CH. G. GRUNER, de Morbo gallico scriptores, medici et historici partim inediti partim rari et notationibus aucti : accedunt morbi gallici origines maranicæ. Iéna, 1793.

5. SIMON, *Declaratio defensiva cujusdam positionis de mala franzos nuper per profenorem leporinum oppugnatæ*, Hambourg, nouv. édit. 1860.

6. W. BECKETT. *An attempt to prove the antiquity of the venereal disease*, etc. Phil. trans. vol. XXX, 17 et 18.

7. ROSEMBAUM. Geschichte der Lustseuche im Alterthume nebst ausfurlichen untersuchungen uber den Venus und Phalluscultus, 1839, traduit par J. Santlus, Bruxelles, 1847.

8. A. CAZENAVE. *Traité des syphilides*. Paris, 1843.

9. FOLLIN. *Traité de pathologie chirurgicale*. Paris, 1861, t. I, p. 604.

10. CH. RENAULT. *La syphilis au* XVe *siècle*. Th. Paris, 1868.

à l'aide de quelques documents démontrer qu'il est impossible de préciser l'origine de la syphilis à la fin du xve siècle, soit qu'on invoque le témoignage des historiens, soit qu'on examine scrupuleusement les dires des médecins du temps et surtout les dates qu'ils invoquent.

I

LA SYPHILIS DANS L'ANTIQUITÉ

La syphilis a été inconnue ou méconnue dans l'antiquité et le moyen âge, mais nul ne saurait arguer de ce que la maladie n'était point décrite comme maladie générale pour dire qu'elle n'existait point. L'antiquité malgré les efforts d'Epicure, d'Aristote et de Galien n'a point été naturaliste. A l'esprit humain qui passait alors par le système théocratique et le système métaphysique il était impossible de concevoir les rapports naturels des faits éloignés. Aucune maladie à évolution intermittente par de longue période, n'a été reconnue dans l'antiquité. La lèpre même, quoiqu'elle fût mentionnée par les Grecs et les Romains, n'était pas comprise comme une maladie à rechute ou à récidive. Ne demandons donc point à l'antiquité de nous donner, ce que ses moyens scientifiques ne lui permettaient point de recueillir, une description des maux vénériens; n'oublions pas en outre que toutes les lois morales étant mêlées à la religion, les théocraties de l'antiquité avaient jeté une sorte de réprobation sur les maladies des parties génitales, réprobation qui éloignait le malade du médecin et réciproquement. Cette proscription des lésions des organes génitaux est toute une révélation : la débauche y est implicitement condamnée et cela semble indiquer la source des ulcères des parties génitales dans les rapprochements sexuels, chose qu'aucun des anciens n'a cependant formulée.

L'histoire des ulcères des parties génitales est brièvement traitée dans les chapitres médicaux qui se rapportent aux maladies de la vessie, de la matrice et de l'anus. Au contraire les histoires et livres érotiques des temps anciens s'étendent longuement sur les ulcères, les maladies de la bouche et du nez qui atteignent les débauchés, rois ou esclaves, et ils ne passent pas sous silence l'origine soupçonnée de tels maux. Le discours de Dion Chrysostome comme les épigrammes de Martial sont des témoignages non équivoques eu égard à la grande quantité d'autres écrits divers qui abondent dans le même sens. On ne saurait après tant d'autres syphiliographes exégètes depuis le XVIIe siècle, reprendre l'énumération de tous ces textes et documents discutés si longuement par W. Beckett et surtout Rosembaum; on recommencerait aujourd'hui sans profit cette longue besogne, car il y a déjà beaucoup à faire rien que dans les livres médicaux.

Ce serait vouloir chercher en vain que de tenter de trouver dans la Bible, soit dans les Nombres, soit dans le Lévitique, soit dans les Psaumes, soit dans le livre de Job [1], les traces des connaissances des anciens à l'é-

1. Voy. la Bible, *Nombres*, chap. XXXI, *Lévitique*, chap. XV, *Psaumes* 6, 31 et 37, Liv. de Job, chap. VII, XVI, XIX et XXX. Voyez aussi DON CALMET. *Diss. sur la maladie de Job in commentaires sur la Bible et le Nouveau Testament*, 1707.

gard de la syphilis. Tout est supposable mais rien ne peut être prouvé ; les maladies gagnées dans les rapports sexuels sont visées, mais ce peut être la balanite et les uréthrites. Les modernes ont été portés à admettre que Job avait eu la vérole. Astruc se fondant sur l'autorité d'Origène, saint Jean Chrysostome, Apollinaire, et saint Augustin, a dit que la maladie de Job était la lèpre. Astruc a été un peu loin car il n'est pas possible que les pères de l'Église aient connu la vérole et, si le doute était venu dans leur esprit, ils n'auraient pas pu faire autrement que de dire volontairement ou involontairement, que c'était la lèpre.

Tous les historiographes de la syphilis ont cité le passage suivant des épidémies d'Hippocrate (ve siècle avant notre ère) : ce passage renferme des allusions à la syphilis et à la variole.

« Beaucoup eurent des aphthes et des ulcérations de la bouche, fluxions fréquentes sur les parties génitales, tumeurs humides longues et douloureuses, carnosités aux paupières en dedans et en dehors qui firent perdre la vue à beaucoup de personnes et que l'on nomme *fics*, les autres parties et les parties génitales étaient aussi le siége de beaucoup de fongosités. Dans l'été on vit de grands nombres d'anthrax et d'autres affections qu'on appelle septiques, des éruptions pustuleuses étendues, chez beaucoup de grandes éruptions vésiculeuses » [1].

1. Hippocrate, Epidémies, liv. III, sect. III, § 7.

L'épidémie à laquelle fait allusion Hippocrate, ressemble beaucoup à l'épidémie décrite par Thucydide (livre II, XLVII et suiv. pour l'an 431 avant J.-C.) et qui dura jusqu'en 427. La longue et intéressante description de Thucydide semble indiquer qu'il s'agissait de

Follin invoque un ouvrage nouvellement traduit, l'Ayurveda de Sucruta, ouvrage qui remonte au commencement de notre ère et expose les connaissances de l'Inde ancienne sur les maladies honteuses ; là il est question d'ulcères de bubon dans les aines, de pustules colorées de la tête et d'éruptions in planta et palma [1]. Cette courte mention est extrêmement précieuse, car il est de toute évidence que si c'est dans la période Babylonienne et persane de l'antiquité que des lésions de la syphilis ont été observées, pour la première fois, le livre indien devait nous en garder quelques traces. A ne prendre que le texte, il est très-plausible d'admettre que les Indiens connaissaient les syphilides palmaires et plantaires.

L'antiquité nous a conservé le souvenir de deux épidémies apportées par les soldats de contrées éloignées, la lèpre venue avec les légions de Pompée qui l'avaient prise en Egypte, le mentagre apporté d'Orient par Pérusinus me paraissent avoir été des contagions de sy-

fièvre typhoïde, de rougeole et de variole, trois maladies qui règnent souvent ensemble ; il y a dans le texte ces phrases que je traduis : « le mal s'attachait aux parties honteuses, aux pieds et aux mains, souvent on n'échappait qu'en perdant une de ces parties, plusieurs perdaient la vue ; d'autres pendant la convalescence se trouvaient sans mémoire. »

La perte de la vue peut avoir de la conséquence de pustules varioleuses ou de conjonctivite morbilleuse, la perte de mémoire appartient à la fièvre typhoïde, quant aux ulcères des parties génitales, sans doute elle indique qu'il y avait des maladies syphilitiques ou vénériennes, de ces organes qui étaient atteints de gangrène pendant la maladie générale. Mais je ne pense pas que l'on puisse tirer de la description de Thucydide la certitude qu'il s'agissait d'une épidémie de syphilis, par ce fait seul qu'il est dit que les parties génitales étaient malades.

1. *Ayurvedas id est medicinæ systema a venerabile* Dhanvantare *demonstratum a* Sucruta, traduit du sanscrit Fr. Hessler Erlangen, 1844-1850.

philis, mais comme il n'y a aucune relation bien précise de ces faits, tout en supposant que dans ces maladies il y avait des cas de syphilis, on ne saurait être affirmatif.

Le livre de Celse (Ier siècle avant notre ère) ne renferme pas moins de précieux enseignements; toutes les ulcérations qu'on trouve aujourd'hui sur la verge avaient été vues en Grèce et à Rome. A propos du phymosis inflammatoire chancreux Celse dit : « Lorsque le prépuce est abaissé on voit des ulcères situés ou à sa partie intérieure ou au gland ou à la verge au delà du gland ces ulcères sont nets et secs ou bien ils sont humides et purulents »; plus loin, il parle des cas où l'ulcère est large et creuse beaucoup, il dit qu'il se forme à la couronne du gland de ces tubercules que les Grecs appellent phyma, et qui ne sont point des verrues; à mon sens, s'il y avait des plaques muqueuses au temps de Celse, c'est le mot phyma qui devait le représenter. Enfin il ajoute : « il naît quelquefois sur la verge un petit bouton dur. » A propos des maladies des femmes il y a encore cette mention importante : « S'il est survenu à une femme une tumeur dans l'aine accompagnée d'une fièvre dont la cause n'est pas manifeste, elle a un ulcère à la matrice [1]; » voici le texte : *si mulieri ex inguine febricula orta neque causa apparet ulcus in vulva est.*

Marcellus Empiricus (IVe siècle) a reproduit cette courte proposition [2].

1. A. C. Celse, *de Re medica*, liber VI, cap. XVIII. La traduction de Fouquier me paraît trop libre, mais on peut au moins traduire : si une femme souffre dans l'aine avec un peu de fièvre, etc.

2. Marcellus Empiricus, *de Medicamentis empiricis, physicis et rationalibus*, cap. XXXII et XXXIII, in Art. med. principes.

Sans reprendre ici tous les textes invoqués, il est bon d'insister sur plusieurs points qui me paraissent nettement indiquer que la syphilis existait dans l'antiquité sous une forme analogue à celle que nous observons aujourd'hui. Cherchons si les descriptions des anciens peuvent se rapporter aux plaques muqueuses. Puisqu'il n'y a de plaques muqueuses que dans la syphilis la démonstration sera faite si nous trouvons quelques ulcères ou pustules qui ont des caractères de la lésion le plus essentiellement syphilitique que nous connaissions. Les esprits prévenus en faveur de l'origine américaine de la syphilis, battus sur le terrain du chancre simple par les documents tirés de l'antiquité, battus sur le terrain de l'uréthrite par les documents empruntés au moyen âge, ne soutiennent leur opinion que pour les besoins de la doctrine des deux virus, fortement ébranlée aujourd'hui. Ils n'auront bientôt plus ce motif et il serait peut-être inutile de discuter davantage, mais l'histoire a son attrait, et il est curieux de pouvoir trouver dans les livres de l'antiquité des lésions qui représentent trait pour trait les plaques muqueuses.

Il y a dans les traités des compilateurs de l'École d'Alexandrie, d'après Celse, Aretée et Galien, des condylomes et des rhagades à l'anus de diverses sortes.

Celse mentionne des rhagades à l'anus distinctes des condylomes et des hémorrhoïdes qui siégent autour de l'anus, « siquidem læsum extra est neque intus reconditum » [1], il donne à entendre qu'il y a des rhagades

1. A. C. Celse, *de Re medica, de obscœnarum partium vitiis*, lib. VI, cap. XVIII.

qui sont en dehors de l'anus, et qu'il y avait peut-être de ces plaques muqueuses rayonnées autour de l'anus, comme celles que nous voyons aujourd'hui assez souvent. Les lentilles du visage ont quelques traits des plaques muqueuses de la face.

Aretée (110) [1], dans un chapitre distinct de celui des angines, *de tonsillarum ulceribus,* parle d'ulcères de la gorge; il ajoute plus loin à propos du traitement, que ces ulcères s'étendent parfois et rongent le palais; c'est ce qui a poussé plusieurs auteurs à dire qu'il s'agissait là peut-être d'ulcères tardifs de la syphilis ou de gommes du voile du palais.

Oribase (400) en traitant des fics donne une description qui pourrait s'appliquer aux plaques muqueuses [2].

Aétius (500) a écrit plusieurs chapitres où l'on trouve des lésions non décrites ou mal décrites avant lui. Il mentionne des ulcères et des exulcérations du scrotum qui sont élevées ou peu marquées, qui se recouvrent de squammes et que l'on guérit par le régime et quelquefois par la chirurgie. Voici le texte de la traduction latine [3].

« Et ubi quidem plures fuerint et acriores allati humores autem ipsam exulcerant *si vero pauciores ac crassos* squammas generant. » Voilà des ulcérations isolées, épaisses, se recouvrant de croûtes, c'est-à-dire quelque chose comme des plaques muqueuses du scro-

1. Aretée, *de Causis et signis morb.*, lib. I, cap. IX, VII, P. Grasso interprète. Art. med. princ.

2. Oribase, synopseos, lib. VII.

3. Aétius. Joh Cornarius interprete, tit. IV, sermo II, cap. XX, *ad scabiosum scrotum et pruriginosum.*

tum. Qu'on ne dise pas qu'il s'agit de l'intertrigo, au chapitre XII du même livre Aétius décrit ce mal, *ad intertrigines inter femora obortas.*

Au chapitre XIII, de thymis in pudendis Leonidæ, Aétius a dit : « Fiunt autem et hic thymi aut in sola glande aut in preputio aliquando vero in relatis locis. Antea vero dictum est quod mansueti facile curantur maligni difficulter et per affectæ partis ablationem sanantur. » La même idée de généralisation du thym revient à propos du traitement. « Aliud gallam et alumen trito inspergito et exarescent. Utere etiam si in alio corporis loco thymi fiunt. Aliud egregie tollens thymos et carnem excrescentem in pudendis origanum et rutæ radicem paribus urito trito ac inspergito.... [1] »

L'expression de thym est d'abord un indice. Les anciens dont la plupart des images destinées à représenter ce qu'ils voyaient, étaient heureusement choisies, avaient saisi la ressemblance véritablement remarquable qu'il y a encore aujourd'hui entre la fleur de thym et les plaques muqueuses les plus communes, c'est-à-dire une coloration légèrement violacée et une surface pointillée sur une éminence exulcérée. Aétius d'ailleurs faisait une distinction entre le thym et les excroissances de chair, et cela montre que les végétations n'étaient point seulement l'objet des descriptions de Léonide et d'Aétius. Enfin je ne voudrais point forcer les textes, mais il me paraît implicitement compris dans le chapitre du compilateur que les thyms pouvaient être vus sur les autres parties du corps après

1. AÉTIUS, loc. cit., tit. IV, sermo II, cap. XIII.

avoir existé sur la verge. Celse avait déjà parlé du *thymion*, mais il y faisait surtout rentrer les verrues. Aétius est beaucoup plus explicite. Paul d'Egine (500) nous offre quelques explications encore plus significatives, il distingue les thyms des condylomes, il dit : « condylomata vero exuberantia rugosa sunt » par opposition aux thyms qui sont « eminentia quædam aliquando rubicunda quandoque alba [1]. » Ce sont les plaques muqueuses violacées, et les plaques muqueuses blanches, rien n'est plus clair.

Les ouvrages des archiatres impériaux, jusqu'à Actuarius (1350), renferment des citations plus ou moins complètes des auteurs précédents, mais sans ordre et il faut chercher dans beaucoup de chapitres différents des mentions ayant trait aux ulcères des parties génitales et de l'anus. La multiplicité des lésions décrites comparées à celles que nous voyons aujourd'hui permet d'affirmer que les anciens avaient observé aux parties génitales les ulcères de toutes sortes, les végétations et même les plaques muqueuses.

Sans rien préjuger, disons encore qu'Aretée avait parlé de la curation de la gonorrhée ou perte de semence, et dans cette phrase « difficulter solvenda est propter morbi turpitudinem [2] », il laisse sous-entendre qu'il y avait quelque honte à avoir cette maladie, ce que Celse avait déjà exprimé pour les ulcères des parties génitales. Cependant l'uréthrite n'est pas franchement dé-

1. PAULUS ÆGINETÆ, *de Re medica*, lib. VI, cap. LXXI, J. Cornario interprete. ART. MED. PRINCIPES.

2. ARETÉE, *de Cur. diut. morb.* lib. II, cap. V, L. P. Crasso interprète, ART. MED. PRINCIPES.

crite, ce n'est que l'ulcère de la vessie signalé par Aretée qui pourrait se rapporter à l'uréthrite. Mais d'autre part la vaginite est assez bien décrite γονόῤῥοιαν γυναίκων [1]. Et dans plusieurs passages l'on croit voir des lésions observées aujourd'hui; telles sont la leucorrhée et les ulcères de l'utérus consécutifs. Ces mots sont ajoutés : « excedit vulvam ulcus et nonnunquam caroncula quædam separata egreditur... hujus modi φαγέδαινα nuncupatur. » Ce n'est pas certes le cancer, car Aretée fait lui-même la distinction entre ce phagédénisme et les cancers.

Beaucoup d'autres accidents qu'on peut rapprocher des accidents tardifs de la syphilis ont été aussi trouvés dans les œuvres des médecins de l'antiquité. Aretée dans le chapitre *de Curatione pestilentium in faucibus morborum* [2], cite des cas où un ulcère détruit toutes les parties du voile du palais et de la voûte palatine. Aétius a signalé des ulcères des fosses nasales étendues, l'ozène des modernes [3]. Les douleurs des os signalées par Galien (150) sous le nom d'οσοχοπος ne se rapprochent que de loin des accidents tardifs de la syphilis [4]. Alexandre de Tralles (550) a parlé de douleurs de tête et d'alopecies de diverses natures qu'il rattachait aux causes les plus variées [5].

Ainsi nous voyons que l'antiquité connaissait *pres-*

1. ARETÉE, *de Caus. et sig. diut. morb.*, lib. II, cap. XI.
2. ARETÉE, *de Curatione acut. morb.*, lib. I, cap. IX, *loc. cit.*
3. AÉTIUS, tit. IV, serm. I, cap. XIX. *Ad ozenas sordidum et fœtidum.* In ART. MED. PRINCIPES.
4. GALIEN, *de Locis affectis*, t. I, cap. VIII, ed. lat. Mercuriali, 1576.
5. ALEXANDRE DE TRALLES, op. lib. I, Gonthier d'Andernach, interprete.

que toutes les lésions des organes génitaux, de la gorge et des fosses nasales que nous observons aujourd'hui dans la syphilis, et il y a des motifs pour croire que dans les chapitres sur la carie, étaient comprises les lésions osseuses de la syphilis, si tant est que la syphilis ait existé pendant les temps anciens, dans les pays plus chauds que le nôtre, telle que nous la voyons aujourd'hui. J'ai négligé à dessein de chercher à quoi pouvait être rapporté dans la syphilis ce que les médecins de l'antiquité désignaient sous le nom de nomas et de fics, et de lentigo; les alcola ou rhagades aux lèvres ne diffèrent pas des rhagades dont nous avons déjà interprété la signification chez les anciens.

Les syphilis graves avec des manifestations étendues à toute la peau devaient être comprises forcément par les anciens dans les maladies de la peau, soit les pustules, soit la gale, soit la lèpre, sans compter le sycosis ou mentagre. La gale, l'impetigo, l'impetigo noir en particulier, et les dartres, les taches de la peau, sont l'objet de descriptions qu'on peut appliquer à des syphilides [1]. L'éléphantiasis comprenait deux choses, l'éléphantiasis des membres inférieurs, appelé de nos jours éléphantiasis des Arabes, et la lèpre ou éléphantiasis des Grecs. « Ce mal affecte le corps au point que les os sont viciés, toute la surface du corps est couverte de taches et de tumeurs, leur couleur se change peu à peu en une couleur noirâtre [2]. » Puis arrive la description du gonflement des jambes qui est regardé comme une conséquence du mal précédent. Toutes ces des-

1. CELSE, loc. cit., lib. V, cap. XXVIII.
2. CELSE, loc. cit., lib. III, cap. XXVI.

criptions ont été reprises avec plus de détails par l'École d'Alexandrie et on comprend facilement que si la syphilis existait au commencement de notre ère, avec des éruptions cutanées, c'est dans les maladies de la peau qu'elle pouvait trouver place.

La lèpre surtout semble avoir été le cadre où étaient renfermées les syphilides généralisées. Aretée, d'après Archigène d'Apamée (IIe siècle), si l'on en juge par la citation d'Aétius, a parlé de la lèpre en termes assez explicites pour que Melchior Robert, de nos jours, ait professé l'opinion que la lèpre et la syphilis étaient confondues dans l'antiquité. Aretée signale dans la lèpre des tumeurs à la face et des ulcérations sur le corps « si ab acribus fluxionibus exulceratas partes lenire volueris [1]. » Est-il besoin d'ajouter qu'il y avait même au temps de Moïse des lèpres qui guérissaient [2], et comme il paraît aujourd'hui que la lèpre vraie ne guérit pas, généralement dans l'Asie Mineure, l'Égypte et la Grèce, il devient évident que les anciens avaient placé dans la lèpre des maladies d'une autre nature, telles que la syphilis, le scorbut, la scrofule et même des dartres.

Après Galien, Oribase, Alexandre de Tralles, Aétius, Paul d'Ægine et les archiatres impériaux, les Arabes ont tous reproduit les écrits anciens de Celse, d'Aétius, et de Paul d'Ægine sur les chancres, le phagédénisme, les thyms, les condylomes, les rhagades à l'anus. Mais les Arabes, Haly Abbas et Avicennes en particulier, ont étudié les maladies de la peau avec un peu plus de dé-

1. ARETÉE, *de Cur. diut. morb.*, lib. II, cap. XIII; Voy. aussi AÉTIUS, *tetrabiblos* IV, sermo I, cap. CXX, in Art. med. principes.

2. Verset 13 du chap. XV du Lévitique.

tails, sous les noms d'Assafati, d'Alombra et d'Albotim. Ils changeaient les noms grecs et romains, mais ils ajoutèrent néanmoins quelque chose, puisque les premiers ils séparent la lèpre de l'éléphantiasis et découvrent la variole. Les médecins de l'école de Salerne, les arabistes italiens et français, réunissant ce qu'ils avaient appris des Arabes à ce qui était resté des traditions d'Hippocrate et de Galien, nous offrent une assez riche pathologie cutanée, dont Lanfranc nous a laissé les détails les plus amples. Les *dartres* et *saletez de la peau* comprenaient alors, les genres Morphea, Formica *Esseré* Impetigo (Assafati des Arabes, ou la teigne était comprise), Scabies, Rogne, Malum Mortuum, Alopecie. La lèpre ne comprenait qu'un genre avec quatre variétés rappelant les maladies de peau précédentes. Tout cela est l'œuvre de l'antiquité, qui a passé en Orient et revient enrichi par les Arabes.

J'accorde que les maladies de la peau aient été plus fréquentes pour les Arabes et pour les médecins du moyen âge que pour les Romains à cause de l'hygiène plus imparfaite des mahométans et des Latins du moyen âge comparée à l'hygiène, la balnéation et le massage des Grecs et des Romains, mais je ne puis méconnaître qu'au fond beaucoup des maladies décrites par les Arabes avaient les mêmes traits que celles qui ont été observées à Rome. Cependant malgré ces nouvelles remarques, aucun auteur encore ne rattachait des maladies de la peau aux ulcères des parties génitales.

II

LA SYPHILIS AU MOYEN AGE

Avec le moyen-âge les idées marchent confusément, la philosophie scolastique, le néoplatonicisme, la théosophie et la magie remplacent peu à peu la philosophie chrétienne. Les philosophes grecs et Aristote surtout rapportés en Europe par les Arabes avaient accompli une sorte de révolution, se traduisant par la renaissance des lettres et de grosses réformes, en dépit d'écarts inévitables en toute révolution, même dans le domaine des arts. La médecine profite du mouvement; les arabistes commentent Galien, puis Hippocrate avec autant d'ardeur que d'enthousiasme et, pour les commenter, l'observation devient nécessaire. Le peu de science qu'avaient conservé les bénédictins et les moines sort des monastères et se développe vite dans l'atmosphère nouvelle des universités devenues indépendantes. La science reprend sa marche après un sommeil de 5 siècles. Une invasion barbare, une nouvelle religion avaient passé sur la civilisation du monde romain emportant tout, moins ce qui est le domaine du médecin, le long cortége des maux héréditaires et contagieux grossi par la corruption de Rome sous le règne des empereurs. Pendant un long temps la médecine avait été toute religieuse ou n'était plus exercée que par les charlatans de la rue. La résurrection de Lazarre, la guérison des aveugles et des paralytiques, les miracles de saint Pierre, articles de foi, donnaient aux attouchements des saints et des évêques et même des rois chrétiens, un crédit bien supérieur aux remèdes préconisés par les livres païens. L'Eglise n'avait aucun bénéfice à faire cesser ces croyances populaires en des panacées exclusivement religieuses. Et il ne fallut pas moins que la Réforme pour l'affranchissement définitif de la médecine et l'établissement de son indépendance à l'égard du clergé; les lois canoniques, en effet, avaient défendu l'exercice de la médecine aux clercs pendant tout le moyen-âge. A cette époque les maladies des organes génitaux étaient regardées ainsi que dans l'antiquité comme un mal vengeur du mépris des enseignements de la religion. Je me servirai ici, pour un autre but, des arguments d'Astruc; il dit qu'à l'époque de l'épidémie de 1495 on croyait la vérole seulement épidémique, parce que dans beaucoup de cas, les malades n'avouaient point où ils avaient gagné leur mal. Si cette interprétation est acceptable pour les épidémies du xve siècle, combien n'est-elle pas plus vraie pour les époques antérieures où les médecins eux-mêmes n'avaient point saisi la relation entre les maux des parties génitales et les accidents généraux cutanés de la syphilis, pour les époques où l'autorité religieuse inspirait bien plus de craintes qu'en 1494.

La renaissance de la médecine en Italie et en France est à son aurore. Les archiatres impériaux, les charlatans d'Italie, les médecins religieux passent. Le XIIIe siècle voit apparaître Guillaume de Salicet et Lanfranc. Le XIVe, Jean de Gaddesden en Angleterre et Guy de Chauliac à Montpellier. Ces médecins sortent du commun des hommes du moyen-âge. Ils font des œuvres imparfaites mais savantes et judicieuses pour leur temps, et ils fondent la nouvelle médecine. Mais avant eux déjà il existait des documents sur les maux vénériens; les poètes et les chroniqueurs et même les théologiens avaient fait allusion à des maux gagnés dans la débauche. Au XIIe siècle, Alain de Lisle avait parlé de lésions qui suivent les plaisirs charnels [1]. C'était peut-être une réminiscence de Dion Chrysostome (au Ier siècle de notre ère) reprochant aux habitants de Tarses leur luxure et attribuant les maladies de leur nez et de leurs aisselles à une punition divine [2]. Mais il avait sans doute vu des choses semblables ou il en avait entendu parler, car il avait vécu à Paris qui était déjà une grande ville.

Outre Alain de Lisle, les romanciers, les poètes du temps ont signalé de semblables accidents. De même que les poètes de l'antiquité, ils accusaient les débauchés d'avoir des maladies honteuses, des ulcères et des bubons. Mais d'autres documents existent et prouvent qu'à cette époque, en dehors des médecins, on connaissait les maladies contagieuses par le coït dans les lieux

1. ALAIN DE LISLE, *Paraboles*, trad. Vérard, in-f°, 1492.
2. DION CHRYSOSTOME, *Orationes ex recens.* J. Jac Reskii, 2 vol, Leipsig.

de prostitution tolérés encore quoiqu'ils fussent moins immoraux que les lupanars antiques peuplés de *cinedes* de *cunni lingui* et où au moins on ne livrait aux débauchés que des femmes. Là on avait déjà constaté qu'il y avait des maladies contagieuses des organes génitaux. Il y a des statuts de la reine Jeanne de Naples retrouvés à Avignon, et publiés à la date de 1347[1]. Quoique Astruc ait mis en doute leur authenticité, ils n'en avaient pas moins même à ses yeux une valeur pour témoigner qu'on pouvait gagner par le coït des maladies, mais Astruc les tenait pour étrangères à la syphilis. D'anciens règlements anglais sur les lieux de débauche du faubourg de Southewarck ont été aussi invoqués par W. Beckett, il y est dit qu'il était défendu de garder des femmes attaquées d'une maladie détestable, et de souffrir dans les lieux de débauche des femmes atteintes du mal de l'arsure, en anglais *brenning;* ces règlements étaient connus vers 1430.

Mais çà et là déjà dans les livres des médecins on trouve des mentions qui se rapportent soit aux ulcères des parties génitales soit à la vaginite et à l'uréthrite. Daremberg, de nos jours, a cité un manuscrit du IXe siècle où il est question des maladies de l'anus « ibi frustias deversorum genera in magnitudine granorum fabæ vel pisi aut avellanæ fiunt. » Follin a souligné ces lignes comme très-importantes, mais je trouve plus significative l'énumération des autres lésions : « fiunt ragadas

1. Les règlements de la reine Jeanne avaient pour but de prévenir la transmission du mal vénérien, en séparant les filles malades des filles saines :

« *Et se sen trobo qu'alcuno qu'abia mal vengut de paillardiso que talos filios sin separados.* » Voy. Astruc, loc. cit., t. I, p. 181.

et hiantes glandulas condolomatas acrocordenas vurucas hemorrhoïdas; » il y a là, en effet, comme dans les descriptions de l'antiquité une place pour les plaques muqueuses distinctes des végétations. Dans un manuscrit découvert par Littré l'origine du mal dans le coït est nettement signalée[1]. Ardern, d'après Beckett, connaissait le mal de l'arsure et vers 1390, en Angleterre, suivant le même auteur, on avait des remèdes contre l'arsure, laquelle était gagnée, croyait-on, par le contact avec une femme malade.

Les descriptions des médecins ne laissent plus aucun doute sur les maladies gagnées par suite de rapprochements sexuels. Guillaume de Salicet (1270) [2] parle des « pustules blanches ou rouges et de la dartre miliaire, et des crevasses et des corruptions ou semblables choses qui arrivent à la verge ou autour du prépuce et qui sont occasionnées par le commerce qu'on a eu avec une femme sale ou une femme publique ou par quelqu'autre cause. » Lanfranc, 1290, Bernard de Gordon, 1300, Jean de Gaddesden, 1320, Guy de Chauliac, 1360, Valescus de Tarente, 1400, tous deux de Montpellier, Pierre d'Argelata, 1470, ont tous fait une semblable mention que les ulcères de la verge étaient parfois gagnés par le coït avec une femme sale. Valescus de Tarente est un

1. Daremberg, *Ann. des mal. de la peau*, t. V, p. 225. Littre a parlé d'un manuscrit du XIIIe siècle, sur le même sujet, de Richard l'Anglais, man. 1056, bibl. Nat., Gaz méd. 1846, p. 928. Cité par Renault, thèse de Paris, loc. cit. On trouve encore cité un autre ouvrage d'un médecin du Berry, Géraud, XIIIe siècle, où il est dit : « Virga patitur a coitu cum mulieribus immundis..... nam virga patitur et aliquando totum corpus » ; l'authenticité du texte a été contestée. Voy. Chabalier, thèse de Paris, 1860.

2. Guillaume de Salicet, *Chirurgie*, liv. I, chap. XXXXII.

des plus précis dans son affirmation [1]. « Les pustules de la verge arrivent pour avoir eu affaire à une femme attaquée d'un ulcère de la matrice qui infecte la verge par sa contagion et y produit un ulcère. » Lanfranc avait bien signalé les bubons qui suivent les ulcères de la verge. Il est d'ailleurs peu question des lésions observées chez les femmes, sauf l'arsure, et les ulcères à la matrice déjà remarqués dans l'antiquité. Mais le moyen-âge traite encore plus brièvement que les auteurs anciens les maladies des femmes.

En même temps que la médecine du moyen-âge s'occupe des ulcères des parties génitales gagnés « per coitum cum fœda muliere » elle est aussi préoccupée de la contagion de la lèpre par le coït.

Il est bon de reproduire ici les faits signalés par Astruc et qui témoignent qu'autrefois on croyait à la contagion de la lèpre par le coït. Bernard de Gordon [2], 1300, parle d'un bachelier qui rendit enceinte une lépreuse et devint lui-même lépreux; voici la citation : « Une certaine comtesse qui avait la lèpre vint à Montpellier, Bernard de Gordon la traita *sur la fin*. Un certain bachelier en médecine qu'il avait mis auprès d'elle, coucha avec elle et *la rendit enceinte*, mais il devint lui-même lépreux[3]. » Phil. Schopff [4] parle d'un artisan qui ayant eu des rapports avec une femme lépreuse fut infecté de lèpre, *peu de temps après*.

1. Valescus de Tarente, *Philonium*, liv. VI, chap. vi.
2. Lanfranc, *Pract. seu ars completa chirurgiæ*, tr. III, doct. 2, chap. xi.
3. Bernard de Gordon, *Lilium medicinæ*, part. 1, cap. xxii.
4. Schopff, *Bericht von dem Aussatz*, voy. Astruc, loc. cit., t. I, p. 156.

Théodoric (1290) [1] dit que celui qui couche avec une femme qui a eu affaire à un lépreux est atteint de maladie. Un manuscrit attribué à Roger de Parme [2] par Friend, le *Compendium medicinæ*, de Gilbert l'Anglais [3], le *Breviarum medicinæ* de Barthélemi [4] et la *Rosa Anglica* de Jean de Gaddesden, 1330 [5], contiennent des chapitres sur le même sujet.

Certes Astruc a fait justement remarquer que le texte de ces auteurs n'était pas en rapport avec le titre du chapitre où ils parlaient de la contagion des ulcères de la verge. Mais le fait de Bernard de Gordon cadre bien mieux avec une contagion syphilitique qu'avec une contagion de lèpre; le fait de Schopff est assez court, mais on peut induire que le mal pouvait être la syphilis, puisqu'il est dit que l'artisan eut la lèpre peu de temps après les rapports avec la femme lépreuse : la rapidité de la contagion est significative. J'ajoute qu'aujourd'hui il n'est pas démontré que la lèpre tuberculeuse se gagne par le coït, et même soit contagieuse. Et puis n'est-il pas présumable que si la syphilis existait, elle put être confondue avec la lèpre, par le malade aussi bien que par le médecin : toutes les éruptions syphilitiques du visage étaient alors sans doute confondues avec la lèpre, car le moyen âge ne parle pas si longuement de la mentagre que l'antiquité.

C'est une grave question que de décider si la lèpre

1. THEODORIC, *Chirurgia*, lib. VI, cap. LV.
2. Voy. dans Astruc, loc. cit., t. I, p. 158.
3. Voy. dans Astruc, id.
4. Voy. dans Astruc, id.
5. JEAN DE GADDESDEN. *Rosa Anglica. Des maux que l'on contracte par le commerce avec un lépreux ou une lépreuse.*

des anciens et du moyen âge et la syphilis étaient la même maladie ou au moins si la syphilis était confondue avec la lèpre, sinon dans l'Orient du moins dans l'Europe. Au XVIe et au XVIIe siècle plusieurs médecins ont longtemps cru que la syphilis était la lèpre de nos climats. Il est fâcheux que depuis des siècles il ne se soit pas trouvé un médecin avancé dans la connaissance de la syphilis qui pût aller étudier comparativement la lèpre en Orient, le Radesyge, en Norwége, le bouton de Biskra et l'ulcère de Mozambique en Afrique, car toutes ces maladies ont un rapport commun. Quand l'on voit, en effet, les médecins autorisés des contrées méridionales et septentrionales décrire une syphilis qui se manifesterait dans le Nord avec des accidents voisins du scorbut, en Orient avec les caractères d'une des formes de la lèpre, on se demande si, primitivement, il n'y avait pas une relation entre toutes ces maladies, et si la race d'un peuple peu mêlé n'a pas conservé ses maladies sous une forme que les races mélangées ne connaissent plus. Cette hypothèse n'est pas neuve, et Paracelse l'a produite sous une forme paradoxale très-critiquée depuis, mais qui a presque trouvé un approbateur dans Melchior Robert.

Au XIIIe siècle, on connaissait la lèpre en Europe. Au moment des croisades il y avait des lépreux et beaucoup de léproseries. Je citerai ici le chapitre de Guy de Chauliac sur les accidents de la lèpre [1] pour montrer l'idée que s'en faisaient alors les médecins.

« Il y a plusieurs accidents qui paraissent et qui sur-

1. GUY DE CHAULIAC, *Grande chirurgie*, tr. IV, *De la lèpre*, ch. VIII.

viennent de la lèpre, lesquels ont besoin de remèdes pour être corrigés, tels sont la morphée, c'est-à-dire les taches vilaines qui salissent la peau, la gale, une démangeaison, des dartres dont nous parlerons au chapitre suivant [1]. Il survient aussi des nodus, des glandes, des tubérosités, des ulcères, des corrosions... il arrive des pelades, des éruptions, etc., surtout des opilations des narines, c'est-à-dire qu'on a le nez bouché, la raucité de la voix, la difficulté de respirer seront traités par les médecins. »

Il y a dans cette description une espèce d'ordre et il est presque en rapport avec la marche assignée plus tard aux accidents de la syphilis.

Le livre posthume d'Ernest Godard renferme des faits saisissants. Godard était allé étudier en Orient les eunuques et la lèpre, et il avait pris des observations au milieu de toutes les difficultés résultant de l'emploi d'un intermédiaire interprète pour interroger les malades. Ces observations prouvent qu'aucun de ses lépreux n'avait eu la syphilis et que dans la moitié des cas au moins l'hérédité paternelle ou maternelle n'existait point. Godard avait vu une forme de lèpre *à boutons*, c'est-à-dire une lèpre tuberculeuse atteignant la peau et les muqueuses qui était, disait-on, dans le pays, plus grave que les autres espèces de lèpre. L'incurabilité de la lèpre est un fait notoire et la contagion

1. Les dartres et la morphée de Guy de Chauliac comprenaient l'albaras, l'algada, les pannes, les lentilles, le sang mort, male mortuum, les couperoses, la rogne, le feu volage, c'était un assemblage de toutes les maladies de la peau, des Arabes, d'Avicenne en particulier et des dartres signalées par Lanfranc.

Guy de Chauliac, loc. cit., tr. VI, cap. III.

par contact n'était pas évidente pour Ernest Godard [1]. Il est à regretter que cet homme courageux qui a payé de sa vie son dévouement à la science n'ait pu poursuivre les études qu'il a ébauchées, nous eussions pu avoir des renseignements très-précieux. Godard avait vu que les lépreux devenaient impuissants quoiqu'il y eût entre eux des mariages, ou qu'il y eût des mariages de lépreux à femme saine, et réciproquement. Ce n'était qu'à un degré avancé de la maladie que l'observation a pu être prise, et il n'avait pas été possible à Godard de savoir si la lèpre pouvait être gagnée pendant les rapports sexuels. Une chose est curieuse à noter c'est que les lépreuses pendant l'intervalle des poussées peuvent avoir des enfants. Godard cite un cas, mais il est bon de remarquer que cette femme avait une des formes de lèpre la moins grave, la forme à intermittences. Enfin un des lépreux observés par Godard, le Grec *Nassar*, avait une lésion de la verge, qui ressemblait à une grosse plaque muqueuse. Avant de terminer cette digression disons encore que l'impuissance dans la lèpre, impuissance due à une tuberculisation du testicule ou une atrophie du testicule, est admise aujourd'hui et est en contradiction avec ce qu'écrivaient les Arabes et les arabistes. Dulaurens [2] est un des auteurs qui ont le plus insisté sur ce point à la fin du XVIe siècle ; il signalait le priapisme comme l'un des signes de la lèpre. Les médecins de l'hôpital Saint-Louis de notre temps

1. E. Godard, *Egypte et Palestine*, éd. Ch. Robin, planches, Paris, 1867. Godard a succombé au typhus d'Egypte.

2. André Dulaurens. Œuvres, 2e partie, traduct. Gelée, Rouen, 1661.

n'ont jamais constaté le fait sur les quelques sujets atteints de lèpre que nous observons en France.

Toutes ces citations permettent de mettre au moins en doute que la lèpre du moyen âge soit entièrement distincte de la syphilis, et surtout elles prouvent que si la syphilis existait au commencement de notre ère et pendant le moyen âge, elle devait être confondue avec la lèpre puisque Guy de Chauliac place dans les accidents de la lèpre une foule de dartres dont la description ressemble à nos syphilides et à nos scrofulides; ajoutons qu'à cette époque il y avait plusieurs espèces de lèpre, la léonine, l'éléphantique, la tyrienne, l'alopecique.

Enfin nous arrivons à une époque voisine de l'épidémie si souvent invoquée et qui dura, dit-on, 5 ans en Italie, vers 1495. Mais on a trouvé un document un peu antérieur à cette époque qui prouverait que des maladies syphilitiques étaient déjà observées, soupçonnées même, quoiqu'elles ne fussent pas bien comprises. Voici à cet égard la consultation devenue célèbre de Hugues Bence, de Sienne (1448) :

« Il s'agit d'un jeune homme de qualité âgé d'environ 20 ans qui, depuis près de 20 mois, avait commencé à souffrir d'une douleur gravative de la tête durant un mois et demi. Il avait été tout ce temps-là, pendant la nuit, dans une sueur qui, à la vérité, n'était pas universelle puisqu'elle manquait aux extrémités inférieures, mais qui sentait toujours mauvais et tachait sa chemise d'une couleur rougeâtre ; le 8 novembre, il avait été attaqué d'une fièvre quarte accompagnée de certains boutons durs autour des épaules et des vertèbres du dos de la grosseur d'un pois chiche, enfin au bout d'un mois il lui était survenu une tumeur dure au derrière de la jambe, proche du pied, divisée en 2 parties que les médecins jugent être un skirre et son pied était si retracté qu'il ne pouvait l'étendre.

Il avait été ensuite attaqué de différentes fièvres tantôt continues, tantôt intermittentes; malgré tous les soins des médecins il n'évacuait que des phlegmes. Il avait souffert au mois de mars d'une grande douleur, d'abord à la joue droite, à l'œil et à l'oreille, accompagnée de délire, puis à la joue gauche où la tumeur ayant abouti s'était guérie, la fièvre persistant toujours; mais enfin la fièvre elle-même l'avait quitté au mois d'avril; et comme l'été suivant elle le reprenait par deux intervalles de 5, de 8 jours, ou à peu près, il lui était survenu au mois d'août, après un accès fort vif, des taches rouges un peu rudes au toucher qui occupaient presque tout le corps, c'est-à-dire depuis le col jusqu'aux cuisses exclusivement, et ensuite des douleurs tantôt à l'épaule gauche tantôt à la hanche droite, quelquefois à la gauche.

Étant allé aux bains de Saint-Marie en observant le régime convenable et par l'application de ventouses scarifiées, les taches avaient perdu leur vive rougeur et les douleurs s'étaient dissipées comme d'elle-même. Mais au bout d'un mois il avait recommencé à souffrir dans différents membres des douleurs qui le tourmentaient le soir et s'adoucissaient le matin. Au mois d'octobre il avait eu un abcès à la jambe droite et tant que cet abcès dura, le malade ne ressentit ni douleurs de côté, ni maux de hanche. Mais l'ulcère ne fut pas plutôt guéri et consolidé que les douleurs et les taches revinrent et ces taches étaient rouges, rudes et furfuracées. Dans la suite, à mesure qu'elles s'éclaircirent dans les parties supérieures, il en survenait d'autres aux parties inférieures. Enfin, dans le temps que l'on demandait la consultation, les taches avaient presque disparu, mais le malade était tourmenté d'une sciatique au côté gauche. Il lui survenait des clous à différentes parties du corps et beaucoup de boutons tuberculeux à la face, surtout entre la lèvre supérieure et le nez, et il suintait une abondance de matière qui descendait de la tête[1]. »

Astruc a nié que ce fût une histoire d'un syphilitique, il croit qu'il s'agit d'une maladie de la peau et de boutons au visage, et se ralliait même à l'idée que ce pouvait être le scorbut. Pour tout esprit non prévenu, cette observation ressemble trait pour trait aux syphilis graves. Et cette maladie me paraît avoir été aggravée surtout par le régime de saignées du bras et de sangsues qu'a subi le pauvre malade. L'idée du scorbut sans maladie de la bouche est assez difficile à accepter. La seule chose qui étonne, c'est que les auteurs qui ont commenté Bence n'aient point songé à la lèpre. Ce qu'on peut dire de plus positif, c'est que si le malade avait eu une lésion sur les parties génitales, il serait impossible de mettre en doute un instant qu'il s'agissait d'une syphilis. Même on trouverait dans le fait un *exemple* plus concluant et plus précis que toutes les observations de syphilis acceptées et qui sont tirées des consultations de Torella.

1. Hugo ou Hugues Bence de Sienne, *Consultations de médecine*, revues par L. Gozadini, in-f°, 1482. 72e *consultation*.

En effet, nous voyons que chez le malade de Bence il y avait le type de rechutes et de récidives qui est le propre de la syphilis. La maladie avait le caractère éruptif et elle existait chaque fois sur des parties où nous sommes habitués à voir des syphilides.

Il y a dans Fracastor une citation d'un ami de l'auteur qui avait un remède contre une psore à gros boutons se compliquant de douleurs articulaires. Le remède était du soufre avec du mercure [1]. Ce fait est moins significatif que le précédent et pourrait être un exemple d'arthritis. Cette observation était antérieure à l'épidémie, et peut être citée comme preuve de l'existence de maux analogues aux syphilides avant 1494.

Lorsque l'on se prit à discuter l'origine de la syphilis de nombreuses citations ont été produites comme faits antérieurs à l'époque du XVe siècle; elles avaient plus ou moins de valeur; telle est la maladie de Thomas Gascoigne au moyen âge vers 1450, analysée par Astruc [2]. Renault a cité également une lettre de Pierre Martyr où il est question d'un mal voisin de la syphilis, qui se rapporte de loin à l'épidémie du XVe siècle. Dans une lettre adressée à Arius Lusitanus et qui porte la date de 1489 : « Tu m'écris, dit Pierre Martyr, que la maladie spéciale à notre époque appelée en espagnol *bubas*, par les Italiens, maladie française, que les médecins nomment, les uns, éléphantiasis, les autres, autrement, s'est ruée sur toi. Tu es dans le plus grand accablement, tu proclames la gêne de tes articulations,

1. FRACASTOR, *de Contagionibus et contagiosis morbis de causis morb. Gall.*
2. ASTRUC, loc. cit., t. I, p. 168.

la douleur de tes os, tu cries bien haut que les douleurs de toutes tes jointures sont intenses, tu y ajoutes encore l'ulcération et la fétidité de la bouche, etc.[1]. » Mais cette sommaire description peut aussi bien avoir désigné la syphilis que le scorbut.

Enfin, à propos de cette citation de mal français, à la date de 1449, il faudrait signaler le mot φρανζαζείν qui se trouve dans un vieux dictionnaire *grec Barbare* de J. Meursius, et qui semblerait indiquer que le mal français, c'est-à-dire la vérole, existait, était connu et dénommé avant le xve siècle. Mais Astruc a fait remarquer que cela ne signifiait rien, car au xve siècle on écrivait encore en grec. Un Romain, Léonard Fortius, a écrit en grec à cette époque une histoire de l'art militaire[2].

1. Pierre Martyr, *Opus epistolarum Petri Martyris Angleri*, Mediol., in-f°, lib. II, epist. 67.

2. Astruc, loc. cit., t. I, liv. I, chap. iii.

III

LA SYPHILIS ET LES ÉPIDÉMIES AU XVe SIÈCLE

Lorsque l'on voit, dans l'histoire, la syphilis réellement découverte, on constate qu'elle est d'abord considérée comme une grande épidémie ravageant l'Europe presque entière pendant près d'une année. Marche bien surprenante, pour une maladie exclusivement contagieuse, alors que les moyens de communication entre les mêmes voisins étaient si peu rapides. Plus d'un historiographe de la syphilis en a été frappé[1].

Astruc, le médecin qui, à son époque, avec le plus d'érudition et de talent, a fait l'histoire de la syphilis, place cette épidémie en Italie, vers 1494, 1495. Outre les témoignages que nous allons citer, il invoque l'autorité de Gonsalve Fernand d'Oviedo, et des médecins J. Grumpeck, Jean de Vigo, Ulrich de Hutten, J. Fra-

1. En effet, jusqu'en Danemark il semble prouvé qu'en 1495, la vérole était connue. Voy. Wendt. W. *Bydrag tel historien*, 1820, trad. in Hufeland's Journ. 1822, t. LV.

Les relations des voyageurs au XVIe et au XVIIe siècle établirent, d'après les citations d'Astruc, que la syphilis existait depuis longtemps dans des pays lointains, qu'elle y avait un nom ou plusieurs, que si le mal était appelé au Japon mal des Portugais, il s'appelait ailleurs de noms variés, tels que *pua* et *yaws*.

castor, Jean Sylvius et surtout Falloppe, qui tous admettaient que la vérole avait pris naissance en Italie, et acceptaient, la plupart, l'origine américaine de la syphilis.

Pendant les diverses phases de l'expédition de Charles VIII en Italie, il y a plusieurs épidémies. On a les relations de témoins oculaires. L'armée française, à la fin de septembre 1495, souffrait dans le Montferrat de la fièvre intermittente et de la dyssenterie ou flux. Avant cette époque, il n'est fait mention d'aucune maladie dans l'armée, ni à Rome, ni à Naples, ni même pendant la retraite de Naples. Philippe de Comines, André Lavigne, les historiens du temps, ne font aucune allusion à d'autres épidémies antérieures à 1495[1]. Mais il y a une épidémie grave pendant le siége de Novarre où était resté enfermé le duc d'Orléans demeuré dans le Milanais après la bataille de Fornoue et la rentrée de Charles VIII en France; elle frappe à la fois l'armée assiégeante et l'armée assiégée. Dans la ville, c'était encore la maladie épidémique, des cités assiégées, la dyssenterie; dans l'armée assiégeante, composée de troupes de Venise, c'est-à-dire de troupes où il n'y avait que des mercenaires latins et grecs, c'était une autre maladie. Ces mercenaires désignés sous le nom de Stradiotes avaient été à la solde de Venise et avaient fait la guerre dans l'île de Chypre où, d'après les historiens, le typhus était endémique et d'où il avait pu être

1. Consultez : 1° Philippe de Comines, *Mém. pour servir à l'Histoire de France* du XIIIe au XVIIIe siècle, éd. Michaud et Poujolat, in-4°, Paris, 1840.

2° *Histoire de Charles VIII*, par Guil. de Jaligny, André de Lavigne et autres, éd. Godfroy, Paris, 1684.

ainsi apporté. Deux témoins oculaires en ont laissé une description et une appréciation. Voici le récit de Marcello de Cumes : « En 1495, quand j'arrivais au camp de Novarre avec des hommes d'armes, des seigneurs vénitiens et des seigneurs milanais, je vis plusieurs cavaliers et fantassins qui souffraient de pustules à la face et par tout le corps, elles commençaient communément sous le prépuce ou en dehors du prépuce par de petites vésicules comme des grains de millet ou dans la couronne du gland. Elles produisaient un certain degré de cuisson et s'étaient développées sous l'influence céleste et par l'ébullition des humeurs (ici se trouve une interprétation en vogue au xve siècle). Quelquefois une pustule se développait par *une petite vésicule sans douleur, mais avec démangeaison*. Ils se grattaient et elles s'ulcéraient comme le prurigo excedens ou le formica. Quelque temps après les soldats tombaient dans la plus grande détresse, car il leur survenait des douleurs dans les bras et dans les jambes, et les pieds avec de grosses pustules répandues çà et là. Tous les médecins les guérissaient avec difficulté. Moi, je commençais par une saignée à la saphene, quelquefois à la basilique, je procédais ensuite avec des digérants, des purgatifs, enfin par des onctions dans les lieux nécessaires, et les pustules duraient sur la face comme les lépreuses et les varioleuses pendant une année et plus quand on ne les traitait pas[1].

1. Marcello de Cumes, notes en marge d'un exemplaire de la chirurgie de Pierre d'Argelata. Ces observations ont été publiées. G. J. Welsh, sylloge curationum et obs med. cent. VI, Ulm 1668, in-4o. Trad. française anonyme, Genève, Obs. et hist. chirurgiennes, in-4o, Gen. 1670.

Dans d'autres passages, Marcello de Cumes parle des ulcères à la verge, du bubon consécutif, et des ulcères de la bouche.

Cette description, la plus complète qui existe sur la peste de Novarre, est loin d'être aussi concluante qu'on l'a bien voulu dire. Certains symptômes se rapportent surtout à la gale. En effet, ces pustules prurigineuses, ces ulcérations débutant à la verge par une petite vésicule, puis existant ensuite sur tout le corps, tout cela marche assez bien avec l'idée de la gale. Pour quiconque a vu de vieilles gales non soignées avec des pustules d'ecthyma, des écorchures multiples, le tableau de Marcello de Cumes n'a rien d'extraordinaire, mais il devait être effrayant pour les médecins du moyen âge. Il y a en effet, des galeux dont le corps entier est couvert de boutons, d'écorchures et même d'ulcères surtout chez les sujets scrofuleux et scorbutiques. Qu'on se figure ce que c'est chez un syphilitique que la gale ancienne avec une syphilide papuleuse, et l'on verra rétrospectivement quelques-uns des malades de l'armée vénitienne. Peut-être y avait-il aussi des farcineux, car il est impossible qu'au milieu d'une épidémie sur les chevaux, épidémie qui, suivant Lafosse [1], aurait été la morve et le farcin, il n'y ait pas eu de contagion des bêtes à l'homme. Beau a soutenu cette opinion. Alexandre Benedetti ou Benoist [2] (1497) était aussi un

1. Lafosse, *Traité du véritable siége de la morve chez les chevaux*, préface, Paris, 1749. Seulement Lafosse commet une erreur en plaçant l'épidémie sur les chevaux au siége de Naples ; il cite Parassez, un auteur introuvable, et qui n'est autre que Paracelse.

2. A. Benedetti, *de Re medica opus insigne*, etc., Basil., 1539 ; Bembo, *Hist. de Venise*, 1551, n'a fait que paraphraser Benedetti.

témoin oculaire. C'est lui qui a parlé de l'épidémie sur les chevaux. « Ces animaux, disait-il, refusaient la nourriture et étaient dévorés par les mouches, » ce qui fait supposer que ces chevaux avaient une éruption. Mais il ne décrit pas l'épidémie qui régnait sur les hommes. Çà et là dans ses consultations, il parle du mal français en homme qui en avait vu avant le siége de Novarre. Il parle des ulcères de la verge et des éruptions qui les suivent et il mêle à cela la description des rhagades et des condylomes. Les écoulements uréthreux sont décrits, et Benedetti croit que la gonorrhée est bien plus fréquente depuis l'apparition du mal français. Les descriptions éparses de Benedetti se ressentent comme celles des contemporains du myticisme de Savonarole et de la terreur qu'avait causée en Italie la peste de Rome. Les esprits étaient portés au surnaturel et on conçoit comment tous les auteurs se prirent à affirmer que rien dans les livres anciens ne ressemblait à la maladie nouvelle. On croyait alors que l'influence des astres avait causé l'apparition de la maladie nouvelle et que ce mal était envoyé par la divinité pour punir les hommes.

Il n'y a pas eu d'épidémie semblable à celle dont parlent les deux derniers auteurs, ni à Naples, ni autour de Gaëte, ni même à Attella. Les médecins qui ont écrit sur l'histoire de la campagne de Charles VIII à propos de la syphilis, ne brillent ni par l'exactitude, ni par le jugement. Il n'y a pas eu en effet de siége de Naples. Gilbert de Montpensier laissé à Naples pour conserver le pays Napolitain si facilement conquis par le fils de Louis XI, au mois de mai 1495, après le départ de Charles VIII allait être aux prises avec des insurrections dans les villes et devait être attaqué par Ferdinand et Gonsalve de Cordoue d'une part, et Fréderic d'Aragon et la flotte vénitienne de l'autre; la Calabre ultérieure et la Pouille étaient envahies en 1495. Une révolte de Gaëte ayant échoué, d'Aubigny, l'un des meilleurs lieutenants de Montpensier, ayant battu Gonsalve de Cordoue et Ferdinand, à Seminara, Montpensier restait maître de Naples. Ce n'est que le 8 juillet qu'il en fut chassé par une révolution. Les Napolitains remués par des émissaires de leur ancien roi, et excités par la présence de la flotte de Ferdinand, se soulevèrent et fermèrent la ville à Montpensier qui fut contraint de n'occuper que 3 châteaux ou forts autour de la ville. Mais il n'était point encore assiégé. Trahi par le romain Prosper Colonne, qui quitta le service de la France pour aller avec les Napolitains diriger le blocus des forts de Naples, séparé de ses lieutenants, Gilbert de Montpensier, communiquait néanmoins presque tout ce temps par mer, avec l'Italie et la France. Pendant ce blocus des forts de Naples, il n'est fait aucune mention de maladie épidémique, et si Montpensier avait perdu 3,000 soldats, c'était par les combats et la désertion.

Malgré une petite victoire de Précy à Eboli, et la possibilité de se dégager, Montpensier capitula dans les premiers jours d'octobre 1495. Mais le blocus des forts n'avait pas été si rigoureux que Montpensier n'eût pu communiquer avec le reste de l'Italie : il n'y a là rien qui ressemble au siége de Novarre. Montpensier se rendit à Salerne par mer avec 2,500 soldats. Gaëte, la Basilicate, la terre de Bari et celle d'Otrante étaient encore aux Français. Des secours arrivèrent de Livourne et le duc de Montpensier se trouva encore à la tête d'une armée de 19,000 hommes, où il n'est point question de peste; la désertion seule décime cette armée. On guerroie au printemps de 1496; les discordes, de nouvelles désertions réduisent l'armée; le défaut de capacité militaire de Montpensier le perd encore; il est enfermé dans Attella, petite ville à 3 lieues de Capoue où les restes de l'armée française sont assiégés. Là après un blocus de 32 jours, Montpensier capitula de nouveau le 20 juillet 1496. 5,000 Français se rendirent; et après avoir servi au triomphe de Ferdinand ils furent envoyés sur les galères de Procida où les maladies les décimèrent. Montpensier mourut un des premiers. 300 hommes à peine de cette armée revinrent en France! Ici nous trouvons encore une épidémie, mais on voit qu'elle n'est point celle sur laquelle Astruc avec Lafosse ont écrit et insisté et qui aurait régné pendant le siége de Naples par les Français. Tous les témoignages historiques prouvent en effet que le seul siége de Naples connu pendant les guerres franco-italiennes de 1494, 1496, est le blocus des forts de Naples par les Espagnols et Italiens de Gonsalve de Cordoue et de Ferdinand, que le court siége d'Attella n'a donné lieu à aucune remarque sur la santé des armées assiégeantes ou assiégées, et que le petit nombre d'hommes de l'armée française qui survécut, ne put porter en France le mal contagieux. Les mémoires de Guillaume de Villeneuve en font foi [1].

1. Guillaume de Villeneuve, *Mém. pour servir à l'Histoire de France*. Ouvrage cité, t. IV.

Les hommes qui périrent sur les galères avaient, au dire des historiens, une fièvre avec flux. Le mal se répandit dans tout le royaume de Naples ; le roi Ferdinand à peine replacé sur son trône mourut de cette maladie. Il est probable d'après ce que nous voyons de nos jours que cette épidémie était le typhus et la dyssenterie surtout si l'on considère que les malheureux Français étaient nourris avec du pain presque pourri et ne buvaient que de l'eau de pluie.

Toutes ces remarques prouvent jusqu'à l'évidence que la prétendue peste de Naples, la syphilis épidémique de l'armée française assiégeant Naples est une fable. Qu'il y ait eu des maladies épidémiques en Italie pendant et après l'expédition de Charles VIII, la chose n'est nullement douteuse, seulement il est à noter que, sauf la description de Marcello de Cumes, toutes les autres relations d'épidémie un peu étendues sont l'œuvre des historiens et non des médecins. Vendelin Hock de Brackenau [1], 1502, professeur à Bologne, parle du *mal français qui a fait des ravages de* 1494 *jusqu'en* 1502 *en Italie*, et il ajoute : « Cette maladie est inconnue, on n'a rien écrit de vrai sur sa nature Et c'est aussi une raison que les savants (comme les médecins nous en donnent souvent l'exemple en ces temps-ci) évitent de traiter un mal si cruel, persuadés qu'ils n'y connaissent rien. » Aveu singulier, mais significatif, et qui donne la valeur du jugement des médecins de l'époque sur l'épidémie. Les historiens au contraire sont très-affirmatifs sur le caractère de l'épidémie, et ils semblent d'au-

1. Vendelin Hock, *de Morbo gallico*, lib. I.

tant plus hardis à se prononcer que les médecins se montrent hésitants.

On possède aussi une relation de l'épidémie qui est empruntée à M. A. Cocius Sabellico de Venise[1], 1502, atteint lui même de la syphilis mais à un âge assez avancé. Si l'on admet que la vérole n'ait apparu qu'en l'an 1496, Sabellico n'a pu être infecté qu'à l'âge de 59 ans. Cet auteur donne une description de l'épidémie qu'il dit avoir vue. Un bourgeois de Florence, François Guichardini (1494-1532)[2], témoin oculaire comme Sabellico l'avait été, a laissé de même une description de l'épidémie, les deux narrations sont très-affirmatives mais elles sont loin de concorder entre elles.

Sabellico dit : « Après divers tourments le corps était infecté de pustules qui dégénéraient en ulcères malins qui défiguraient excessivement. L'éléphantiasis et la lèpre ne sont pas comparables à ce mal ; et ce qu'il y a de plus facheux c'est que cette maladie durait plusieurs années et que les corps qui en étaient atteints ne pouvaient ni mourir ni se délivrer d'une aussi horrible contagion ; peu de gens en moururent mais beaucoup moins en guérirent. Presque la 20e partie des hommes éprouva les atteintes de ce mal. » François Guichardini a écrit, « les Français ont répandu le mal qu'ils avaient pris à Naples dans toute l'Italie ; ce mal se déclarait tantôt par des pustules affreuses qui faisaient souvent des ulcères d'un si mauvais caractère qu'ils résistaient à

1. M. A. C. Sabellico, *Recueil historique*, Venise, liv. ix, et Astruc, loc. cit., t. I, p. 102.

2. Guichardini. *Histoire d'Italie*, éd. française, Ch. Botta, Paris, 1834. La meilleure édition est celle de Fribourg en Brisgau, 1775-1776. Voy. Astruc, t. I, p. 113 et 114.

toute curation, tantôt par les plus vives douleurs aux articulations ; cette maladie fit mourir quantité de personnes sans épargner ni âge ni sexe, elle en laissa plusieurs autres entièrement mutilées, défigurées et sujettes à des douleurs presque continuelles.... Ceux qui ont bien examiné le caractère de cette maladie reconnaissent unanimement qu'elle n'arrive jamais sinon fort rarement que par la contagion de l'acte vénérien. »

Voilà le texte de deux historiens contemporains qui parlent de la même épidémie. Quelle différence au point de vue de la gravité ! Le mal décrit par Sabellico ressemble à la gale et à la syphilis, celui auquel fait allusion Guichardini est le scorbut, peut-être le farcin et n'a guère les traits de la syphilis. Mais en réfléchissant au lieu où Guichardini a observé, c'est-à-dire Florence, et en comparant la description à celle que P. Martyr, Frégose et Infessura ont donnée de la peste des Marannes, on voit comment la confusion a été faite au moyen âge entre une peste de Rome en 1492 et les épidémies qui ont régné dans les armées pendant la guerre de 1494 à 1496.

En effet, un autre témoin oculaire raconte une peste qui a existé en Italie, mais il n'est pas question de l'apparition du mal pendant la guerre. Baptiste Fregose ou Fregoso dit : « *deux ans avant que Charles VIII vînt en Italie,* le monde fut assailli d'une nouvelle peste. La violence de ce mal tourmentait cruellement les jointures et couvrait tout le corps d'ulcères dans certains sujets. » L'auteur dit encore que la contagion ne se communiquait que dans le coït, que le mal récidivait si l'on n'était point continent, que le mal était incurable chez les vieillards 1. Il y a encore dans le texte : « cette maladie ayant été apportée d'Éthiopie (Astruc a eu soin de mettre entre parenthèse des Indes occidentales. La traduction était on ne peut plus forcée, il n'y a rien de cela dans Frégose) en Espagne et ensuite d'Espagne en Italie, se répandit par toute la terre. »

Infessura [2], 1495, Jean Nauclerus [3], 1430 à 1510, Pierre Martyr [4] ont parlé de cette même épidémie et la notent également avant l'entrée de Charles VIII en Italie. C'est en 1492 que les auteurs placent son apparition. Les maures d'Espagne vaincus émigraient avec femmes et enfants vers l'Italie. A cette époque il y avait déjà des maladies épidémiques sur les hommes et les bêtes, dans presque toutes les principautés d'Italie. Les maures ou maranes, chassés d'Espagne au nombre de 80,000, s'en allèrent par la France et par l'Espagne en Italie, et arrivèrent, après avoir supporté les plus affreuses misères, sous les murs de Rome. 30,000, dit Nauclerc, étaient morts sur les routes d'une fièvre pestilen-

1. BAPTISTE FREGOSE, et non *Fulgose* et *Fulgosi*, ainsi qu'ont écrit depuis Astruc tous les historiographes de la syphilis. *De dictis factisque memorabilibus*, trad. lat. de Camille Gilini, Mediolanum, 1509, lib. I, cap. IV.

C'est Gilini qui a introduit la faute d'orthographe, sans doute en voulant latiniser le nom, et personne n'a vérifié. Cependant les Fregose ont été une famille connue et importante de la république de Gênes. Voy. *Art de vérifier les dates*, p. 877, nouv. éd., Paris, 1770. Phil. de Comines, *Mémoires*, liv. VIII, chap. XV, cite Bap. Fregose sous le nom de Baptiste Fourgouse.

2. INFESSURA, *Corpus historiæ medii ævi*, t. II, *et diarium urbis Romæ*.

3. NAUCLERUS, *Chronicon*, 1501. V. aussi Cazenave Follin, loc. cit. (Nauclerc comparait le mal à l'éléphantiasis ou lèpre).

4. PETRI MARTYRII ANGLERII, *de Rebus oceanicis et orbe novo*. Basil., 1533, livre III, et *Opus epistolarum*, *loc. cit.*

tielle due à la fatigue et aux intempéries. C'est à ces malheureux pestiférés que Fregose avait fait allusion et Guichardini très-probablement avait emprunté la description de la peste qu'il a décrite, à Frégose[1]. La maladie gagna Rome, les plus grands personnages de la ville ne furent pas épargnés. Cette peste fut appelée peste des maranes (cochons); Alexandre VI avait eu connaissance de cette épidémie, lorsqu'il dissuadait Charles VIII d'entrer en Italie en 1493. Beaucoup de conjectures ont été faites à propos de cette épidémie : était-ce le typhus, la peste, la syphilis compliquée de la gale, il est impossible de rien préciser, si ce n'est que le typhus, la gale, la variole et quelques syphilis en comprenant aussi quelques dartres et lèpres, étaient les maladies les plus probables, si l'on tient compte de la composition de cette troupe de réfugiés maures. Ceux-ci arrivaient dénués de tout, mal nourris, mal vêtus, épuisés par les fatigues, et c'était la partie malheureuse et débilitée de la population émigrante qui était là, comme toujours, la provision où l'épidémie s'alimentait.

Voilà les relations authentiques des épidémies en Italie, dans les foyers principaux où elle a été nettement observée. Marcello de Cumes à Novarre, Sabellico à Venise, Guichardini à Florence, Frégose à Naples, Rome et Milan. Un médecin et trois historiens, on le

1. Philippe Beroaldo dit l'Ancien, *Commentaria in Apulei asinum aureum*, Venise, 1504, a dit à peu près les mêmes mots que Fregose. On donne cet auteur comme un témoin oculaire du siége de Naples, ce qui est une erreur, puisqu'il n'y a pas eu de siége de Naples ; c'est la peste des Maranes à laquelle Beroald fait allusion puisqu'il était à Bologne à cette époque ; toute sa description se résume en cette mention, que les malades avaient des pustules sur le corps et des douleurs aux articulations.

voit, ont écrit sur ce sujet avec quelque compétence, et il est à remarquer que le médecin seul n'a point rattaché l'épidémie à une contagion d'origine lointaine.

En même temps que l'on parlait de peste et d'épidémie en Italie, dans toute l'Allemagne de 1494 à 1495, il y avait aussi une épidémie qui fit périr beaucoup de jeunes gens et une grande quantité de citoyens [1].

Au milieu de toutes sortes de citations fausses ou de textes altérés, Astruc a trouvé la relation d'une épidémie à Barcelone. Roderic Diaz ou Ruy Diaz (1550)[2] dit : La vérole parut en Espagne à Barcelone qui fut la première infectée. En 1493, il y aurait donc eu une épidémie à Barcelone à l'arrivée de Christophe Colomb *après l'expulsion* des Maures hors de l'Espagne. Celui-ci en effet, au retour de son premier voyage le 6 mars 1493, parut à l'embouchure du Tage et débarqua dans le port de Palos sur le Tinto, en Andalousie, avec 82 marins et soldats et 10 indiens. Il traversa Séville et toute l'Espagne pour arriver avec quelques matelots et 6 indiens à Barcelone. Pierre Martyr était présent à Barcelone à cette époque et ne dit pas un mot de la prétendue épidémie. Cependant cet historien avait connaissance d'une maladie endémique qui régnait en Espagne : le lecteur a vu plus haut que cette maladie était désignée sous le nom de las bubas. D'où vient donc cette allégation de Ruy Diaz? Comment n'a-t-il pas saisi qu'avant de donner du mal à Barce-

1. Consultez Linturius, *app. ad fascicular temporum in Pistorii script. rer. Germ.*, t. II, p. 106, et *Chronic. archicomitum Oldembourg in Meibomii scriptores rerum German.*, t. II, p. 188. A. J. Sciphover de Meppis.

2. Ruy Diaz, *Contra las bubas*, cap. i.

lone, les hommes de Chrsitophe Colomb eussent dû en donner aux habitants de Séville. Ce médecin obéissait à l'esprit du temps, il écrivait après Oviedo et il voulait corroborer une opinion officielle à la cour d'Espagne; son livre n'a été fait d'ailleurs qu'avec des souvenirs ou des anecdotes.

En France, au contraire, bien que ni médecins ni historiens n'en fassent mention, il y avait une maladie épidémique ou plutôt contagieuse, qu'un acte du Parlement de Paris a visé à la date du 6 mars 1496 [1]. Il y a pour cette année un règlement relatif à l'internement des vérolés où il est parlé *du mal qui existe en France depuis 2 ans*, date qui correspondait à mars 1494 [2], au moment où Charles VIII, loin d'être rentré en France, faisait son entrée triomphale à Naples. Son armée ne pouvait donc avoir apporté le mal napolitain à Paris, le mal n'avait pas d'ailleurs le caractère d'une épidémie. On a bien cité un passage où il est dit qu'il y eut en France beaucoup de malades, au Puy, que la grosse vérole s'est fait connaître pour la première fois dans la ville du Puy l'an 1496. Mais ce document paraît être de l'histoire faite *à posteriori* [3].

Y avait-il une maladie épidémique ou endémique hors de l'ancien monde à l'époque de la peste de Rome, c'est-à-dire en 1492, 1493, au moment où Colomb dé-

1. *Registre du conseil du Parlement de Paris*, 1496 à 1497, registre côté XL, fol. 74.

2. A cette époque l'année commençait le 1er avril. Alexandre VI faisait courir l'année du 25 mars.

3. Le père jésuite ODON DE GISSEY cite le manuscrit où cette mention existe, *Histoire de Notre-Dame-du-Puy;* le dominicain Jacques Echard l'a cité aussi dans l'*Histoire des frères prêcheurs*. Voyez l'indication dans Astruc, loc. cit., t. I.

couvrit l'Amérique, le 11 octobre 1492? Il n'en est nullement question : ce fut seulement au retour du 3e voyage de Colomb qu'on apprit que Pierre Margarit de l'équipage de Colomb, en janvier ou février 1494, aurait pris la syphilis à Hispaniola (Saint-Domingue) où elle aurait alors régné. Ce témoignage a peu de valeur, en effet, on peut ici constater que le mal de Pierre Marguerit n'a été reconnu à son retour, que parce qu'on le connaissait déjà en Europe. Peut-être la syphilis n'a-t-elle été connue à Hispaniola au 3e voyage de Colomb, que parce que ses marins l'y avaient porté au 1er ou au 2e voyage.

Astruc et Falloppe, 1560, ont accepté l'origine américaine de la syphilis d'après le témoignage de Gonsalve Oviedo y Valdez. Ce page de don Juan, devenu gouverneur d'Hispaniola, n'alla en Amérique que 21 ans après la découverte du nouveau monde, en 1513. Son Histoire des Indes qu'il écrivit de mémoire en 1525, puis en 1535, a d'ailleurs été critiquée par Barthélemy de Las Casas qui la déclara fausse et exécrable ; on a accusé Oviedo d'avoir voulu calomnier les indiens pour justifier ses cruautés et masquer ses exactions. Mais les propres paroles d'Oviedo y Valdez sont loin d'être aussi concluantes que l'ont pensé Falloppe et Astruc et ne signifient rien moins que l'importation de la vérole d'Amérique en Europe :

« La maladie de Las bubas, c'est ainsi que les Espagnols l'appellent, la vérole, était commune dans ce pays, mais par un effet de la bonté divine, on y trouvait partout le remède propre à la guérir, le bois de gaïac ; elle régnait aussi parmi les chrétiens mais seulement depuis peu. En Espagne et dans les climats froids elle était plus cruelle et plus dangereuse que chez les indiens, qui, au moyen du gaïac, s'en guérissaient facilement. Entre les chrétiens qui se sont adonnés aux femmes indiennes très-peu ont échappé à cette fâcheuse maladie qui est propre au climat et aussi fréquente aux Indes que les autres maladies le sont ailleurs [1]. » Cette allégation déjà lancée dans l'abrégé de l'Histoire des Indes du même auteur en 1525 n'était pas très-affirmative, il n'est pas dit que la maladie de l'île d'Hispaniola était nouvelle, ni qu'elle n'existait point en Europe, on a fait dire à Oviedo plus qu'il n'a voulu dire. Le chapelain de Fernand Cortez, un prêtre de Séville, F. Lopez de Gomara [2], broda sur le thème devenu à la mode. « Les naturels d'Hispaniola sont tous infectés de la vérole, et c'est pour cela que les Espagnols qui avaient affaire aux femmes indiennes gagnèrent bientôt une maladie si contagieuse et en même temps si cruelle. Se voyant donc horriblement tourmentés sans aucun amendement, ils prirent le parti de s'en revenir en Espagne, la plupart pour se guérir, quelques-uns pour avoir soin de leurs affaires. A leur retour ils communiquèrent cette maladie secrète à quantité de courtisanes, lesquelles la donnèrent à beaucoup de gens qui passèrent en Italie. C'est ainsi que la vérole y fut portée. »

Falloppe avait certainement lu ce passage et sans s'en rendre compte, Astruc s'est bien plus laissé séduire

1. Gonsalve Oviedo y Valdez, *Histoire naturelle générale des Indes*, sect. I, livre X, 1535 ; l'abrégé de l'Histoire des Indes contient la même mention.

2. François Lopez de Gomara, *Hist. gén. des Indes* en espagnol, 1553, in-f°, chap. xxix.

par Lopez de Gomara que par Oviedo. Cependant l'imposture, le parti pris sont de la dernière évidence dans le récit du prêtre. Si le mal était endémique à Hispaniola, comment se fait-il qu'il y fut limité, que les peuples de même race du Mexique n'en n'eussent point reçu un peu les atteintes en 1518, époque à laquelle Fernand Cortez envahit le pays et y demeura en compagnie de Gomara? Ce chapelain n'en dit rien, et à cette époque lui et les siens proclamaient que les Européens avaient porté la vérole au Malabar, en Afrique et même en Chine. On voit l'esprit du clergé espagnol et portugais tout entier dans les phrases de Lopez, l'affirmation dogmatique et assurée contre la contradiction. Il était nécessaire, en effet, d'exonérer les peuples chrétiens du mal nouveau et les infidèles étaient là pour supporter l'accusation.

Ceci n'était point sans exemple, d'ailleurs, déjà l'on avait accusé les Juifs d'avoir transporté la lèpre en Europe, pendant le moyen-âge. Et même dans d'autres contrées, les prêtres de la religion dominante au Maroc, avaient accusé les infidèles les plus voisins d'avoir apporté la syphilis chez eux, les nègres avaient été incriminés; les autres mahométans de Tunis et d'Egypte appelaient la vérole le mal des Francs[1]. Il est à remarquer au reste, que la première fois qu'il est question dans un ouvrage de l'origine américaine de la syphilis, c'est en 1517; Schmauss ou Schmaï, un

1. Pour les Mahométans le mot Franc voulait dire chrétien; depuis leur défaite par Charles Martel, les Maures avaient confondu tous les Européens chrétiens sous le nom de Francs, du nom de ceux qui les avaient arrêtés pour la première fois en Europe.

Arabes), Léonicène s'en tenait au texte, et avait la facilité de montrer que dans la maladie nouvelle, le pied éléphantiasique n'existait pas et que le mal français n'était point l'éléphantiasis. Mais il disait qu'Hippocrate avait décrit une épidémie semblable à celle qui ravageait alors l'Italie [1], et attribuait sa production à un état atmosphérique et aux inondations dont l'Italie avait été le siége vers 1492; de la sorte Léonicène pensait que la maladie avait existé de tout temps. Ant. Montésauro, de Vérone [2], tint pour les Arabes contre Galien et Léonicène et affirma que la maladie française était le saphati ou assafati des Arabes, c'est-à-dire l'impetigo et même le feu sacré. Pour Montésauro l'apparition de l'épidémie était due à l'influence des astres : on était au temps où après la philosophie scolastique et péripatéticienne on commençait à édifier la philosophie magique. Sébastien del Aquila (1498) [3] aborde franchement la question et la tranche : pour lui la syphilis est la lèpre ou éléphantiasis ou albaras des Arabes et pour établir la ressemblance il affirme que dans le mal français les jambes sont malades, que la peau s'épaissit et devient semblable à celle de l'éléphant ; un passage mérite attention : « ce que Galien donne dans le traitement de l'éléphantiasis, Avicenne le prescrit dans le traitement de la lèpre, donc l'éléphantiasis de Galien est la lèpre d'Avicenne. » Ce raisonnement était juste, car l'expérience des modernes a fait la dis-

1. Voy. page 7.

2. ANT. MONTESAURO, *Aphrodisiacus*, Aloy. Lusinus, éd. Boheraave, t. I.

3. SÉB. DEL AQUILA, *Positio de malo Franco*, Lips. ap. Brand, 1498, in-4. Voy. Aphrod. de Grunner, n° 21 et 22.

tinction qu'indique Aquila : l'éléphantiasis de Celse et d'Arétée moins les lésions des jambes est bien la lèpre car les Arabes avaient distrait de l'éléphantiasis des Grecs les lésions que nous appelons aujourd'hui éléphantiasis des Arabes. Ainsi au XVIe siècle le rapprochement entre la vérole et la lèpre saisissait les esprits. Mais la discussion du reste se perdit dans une foule de digressions. En l'absence d'observations cliniques, il ne pouvait exister que des rhéteurs plus ou moins habiles dont tout le mérite a été de pousser les esprits du temps vers les recherches bibliographiques et de provoquer chez les savants une nouvelle ardeur pour les investigations dans les restes de l'antiquité. Aucune description sérieuse de la maladie ne fut donnée, et on continua à appeler la syphilis, le mal français en Italie, la grosse vérole en France : notre pays comparait la syphilis à la variole. Les discussions portèrent d'abord sur la définition d'un des symptômes du mal. L'éruption cutanée fut appelée malheureusement éruption pustuleuse, et comme il y avait des syphilitiques dont l'éruption n'était pas identiquement semblable, il se produisait des divergences, d'interprétations nombreuses, l'un comparaît le mal à l'assaphati, l'autre à l'albotim des Arabes, c'est-à-dire notre lèpre vulgaire ou psoriasis. Pendant toute la durée de la controverse soulevée par l'Académie de Ferrare, la maladie syphilitique ou vérole n'était donc point connue dans ses détails, les médecins raisonnaient sur ce qu'ils avaient entendu dire du mal nouveau.

Les observateurs ont écrit des choses plus utiles : Benedetti ou Benoît, un des témoins oculaires de l'épidémie de Novare, nous l'avons déjà dit, avait signalé quelques symptômes précis tels que les pustules dans la gorge, mais il n'avait pas réuni en corps tous les accidents de la syphilis, quoiqu'il soit le premier qui ait fait rentrer dans le vaste cadre du mal français les bubons et la gonorrhée ; il disait cependant que le mal débutait par un ulcère aux parties. En 1497 Gaspard Torella [1], homme instruit et habile, traite du mal français et lui donne le nom de *Pudendagre*. Ce livre est le premier où l'on trouve une description médicale de la syphilis. Historiquement on peut dire que Torella est le premier auteur qui expose scientifiquement la syphilis, et si j'osais je dirais qu'il est le premier qui ait exposé l'art de pratiquer la clientèle vénérienne, car il comparait l'habile praticien à l'exorciste ou l'enchanteur. Il ne connaissait pas encore les charlatans qui étaient alors moins communs qu'aujourd'hui dans la corporation médicale.

La définition de Torella était voisine de celle de Léonicène : la maladie française est une affection estivale débutant par des pustules sur les organes génitaux et s'étendant ensuite à tout le corps et la face. Cette définition était vague, mais, Torella en parlant des ulcères de la pudendagre décrit des ulcères virulents et par une digression heureuse il admet que l'ulcère virulent des parties génitales existe au début du mal. Pour l'époque cette description était réellement remarquable. Mais outre la théorie, Torella a fourni des faits, ses consultations renferment des cas de roséoles ou taches

1. TORELLA, *Tractatus cum consiliis contra pudendagram seu morbum Gallicum*, ad rev. Cæsarem de Borgia, in-4 gothique (bibl. nat.).

rouges disséminées sur tout le corps, de douleurs rhumatoïdes au début de la pudendagre; d'éruption cutanée trente jours après un chancre. Les éruptions cutanées qu'il décrit sont différentes : ici, il s'agit de pustules peu élevées, rugueuses, couvertes de croûtes blanchâtres dont se détachaient des squammes laissant après elles une ulcération de la peau; là ce sont des ulcérations couvertes de squammes épaisses, analogues aux syphilides crustacées. Des ulcères aux jambes, la céphalée et les douleurs nocturnes ont été aussi indiquées dans les consultations de Torella. Voici une des observations de cet auteur :

« Nicolas Valentin, 24 ans, eut commerce pendant le mois d'août avec une femme atteinte du mal français, aussi dès le même jour fut-il infecté par la maladie, l'infection commença à paraître sur la verge comme cela a coutume d'arriver le plus souvent et cela le jour suivant par un ulcère accompagné d'une dureté allongée se dirigeant vers l'aine, à la manière d'un rayon avec sanie et virulence. Six jours après l'ulcère étant à moitié guéri, le malade fut pris de douleurs très-intenses dans la tête, le cou, les épaules, les bras, les jambes et les côtes surtout dans les muscles avec de grandes insomnies. Dix jours après parurent beaucoup de pustules sur la tête, la face et le cou qui, toutes, aboutirent en douleurs et les pustules n'augmentèrent ni ne diminuèrent jusqu'au 2 octobre... » Je passe le traitement; ce fait est réellement un cas de syphilis et il a été observé en 1496 ou 1497. Mais dans les autres consultations moins concluantes on trouve que déjà à cette époque on mettait sur le compte de la maladie nouvelle des affections qui n'étaient point de la syphilis, la gale par exemple; la cinquième consultation de Torella en est un specimen. Enfin la deuxième consultation de cet auteur renferme cette mention que le malade était considéré comme un lépreux par tous ceux qui l'entouraient, quoiqu'il eût réellement le mal nouveau ou pudendagre.

Mais Torella distingue des variétés dans les éruptions de la syphilis : on peut reconnaître les syphilides papuleuses, les papules humides de la peau, c'est-à-dire deux variétés de la pudendagre sèche. Puis il décrit encore des syphilides ulcéreuses, celles qui rongent, pudendagres virulentes, celles qui émettent une humidité épaisse ou pudendagre sordides [1].

Montagnana le jeune (1498) [2] distingue bien les douleurs des membres de la passion articulaire, il indique les tumeurs dures, en divers points du corps, qui semblent être des gommes [3]. Conrad Cilini ou Gilini (1497) [4] avait aussi vu des gommes et leur attribuait les douleurs nocturnes des os.

Conrad Shellig (1500) [5] avait étudié longuement les syphilides qu'il appelait du nom ancien de formica et à côté des descriptions vagues de formica verru-

1. Torella, *Dialogus de dolore in pudendagra*, Rome, 1499.
2. Montagna, In Aphrodisiacus, Aloysius Lusinus.
3. Rollet place la découverte des gommes plus tard, parce qu'il suppose que si l'épidémie a débuté en 1496, les gommes ne pouvaient être vues que 10 années au moins plus tard ; pour nous qui avons vu des gommes dans les trois premières années de la syphilis la raison n'est pas bonne. V. Rollet traite de la maladie vénérienne. Paris, 1865.
4. Conrad Gilini, *de Morb. gall.*, in Aph. Aloy. Lusinus.
5. C. Shellig, In Aphrodisiacus de Grunner. Voy. Montagnana, *in morb gall. consilium*.

queuse, il étudiait nettement la formica miliaris ou syphilide miliaire, et la formica pustuleuse ou acné syphilitique.

Jacobus Cataneo (1502)[1] donne une définition plus large du mal français : « une affection résultant d'une infection générale de la masse du sang produite par un poison menstruel et caractérisé surtout par deux ordres d'accidents, des altérations de la peau et des douleurs par tout le corps. »

Ailleurs Cataneo dit : « la maladie est confirmée quand les pustules apparaissent sur le corps, particulièrement sur la face, et quand il y aura des douleurs musculaires, des ulcérations du gosier et du palais, et des douleurs nocturnes par tout le corps ; » tout cela est lié à la théorie humorale avec coctions et intempéries, dans le style galénique, mais néanmoins le pudendagre ou mal français se dégage de la peste et de l'éléphantiasis des Arabes et même des Grecs, bien que dans maintes circonstances on constate la ressemblance des pustules de la syphilis avec la lèpre. La théorie humorale triomphe de plus en plus à partir de Catanéo, et il arrive même à cet auteur de formuler un axiome applicable à toutes les fièvres éruptives. « Le sang est primitivement infecté puis refusé par les organes qui n'en veulent plus pour se nourrir, la nature l'expulse vers la peau qui est l'émonctoire de tout le corps. De là part toute la série des manifestations cutanées qui sont proportionnées à la quantité de matière peccante renfermée dans le sang. » Seulement à côté

1. Jac. Cataneo ou Catanée, *de Morbo gallico*, 1505.

il y a encore des réflexions qui tendent à faire croire qu'à cette époque la gale était considérée comme une manifestation de la pudendagre.

Jean de Vigo (1510), chirurgien du pape Jules II, premier chirurgien éminent qui ait écrit sur le mal français, est un de ceux qui sont le plus nets dans leurs affirmations ; il sépare d'abord du mal nouveau les ulcères de la verge et les bubons consécutifs, c'est-à-dire ce qui était déjà décrit dans les livres de chirurgie antérieurs aux épidémies d'Italie. Le chancre gangréneux qu'il considère comme le résultat de la contagion par le coït est encore étudié à part ; toutes ces lésions étant du ressort de la chirurgie ordinaire, Jean de Vigo conseille de leur opposer la cautérisation. Pour ce qui est du mal français, il dit qu'il débute par un ulcère dur, comme Torella. Le reste de sa description est au niveau des connaissances du temps. Toutefois il est le premier qui dit que le mal français engendre des ophthalmies, et des exostoses[1].

Citons de suite Fracastor au lieu de rechercher au milieu de toutes les descriptions écourtées, incomplètes de Jean Grundpek (1496), Vidman dit Meichenger (1497), Pierre Pinctor (1500), Antoine Beniveni (1502), Simon Pistor (1498), Béranger de Carpi (1512), Pierre Maynard (1518), Ulrick de Hutten (1519), Jean Manard (1520) ; Jacques de Béthen-

1. Jean de Vigo, *Practica in arte chirurgica copiosa*, liber V.

Quoique Bassereau attache une grande importance à l'induration signalée par Jean de Vigo, cet ouvrage n'est point considéré comme celui où l'induration chancreuse est réellement décrite, les uns pensent que c'est Thierry de Héry qui l'a le mieux vu, pour nous Torella a bien indiqué dans une de ses consultations un ulcère dur.

court (1527), qui appela pour la première fois le mal français maladie vénérienne, et beaucoup d'autres auteurs dont Astruc et Grunner nous ont gardé les noms et le souvenir.

Jérôme Fracastor, le médecin de Vérone, philosophe, un peu astrologue, poète et médecin célèbre, médecin du concile de Trente, écrivit, en 1530[1], son poème sur la syphilis, et en 1546, dans son livre *de Contagionibus et contagiosis morbis*[2] exposa les idées du temps sur la syphilis.

On voit dans ce livre un résumé des œuvres antérieures condensées, critiquées et mises en ordre et nous allons y retrouver tout excepté une description de l'épidémie, pour cette bonne raison qu'il n'y a pas eu d'épidémie de syphilis au xve siècle. C'est Fracastor qui a changé les mots de mal français et de pudendagre en celui de syphilis qui est désormais resté avec le mot de Béthencourt, morbus venereus, maladie vénérienne. Pour Fracastor la syphilis n'était point une importation américaine, c'était une maladie qui n'était point forcément contagieuse, c'est-à-dire que Fracastor embrassait les idées de Torella qui croyait à l'influence des astres ou de Léonicène qui croyait à une origine atmosphérique, à ce que nous appellerions aujourd'hui une constitution médicale; il connaissait les faits d'infection des nourrices par leurs nourrissons, et réciproquement, indiqués par Torella. A l'époque où écrivit Fracastor, il admettait que la maladie ne créait point

1. Fracastor, *Syphilidis*. Libri tres. Vérone, 1530, traduit en franç. par Macquier et Lacombe, Paris, 1753.

2. Fracastor, *de Contagionibus et contagiosis morbis*, Venise, 1546.

de foyers épidémiques. La maladie ne se manifestait pas d'emblée ; elle restait latente pendant ce temps, le mal accusait sa présence par la langueur, la courbature, puis il survenait autour des parties génitales des petits ulcères, ces ulcères pullulaient à l'infini ; guéris d'un côté ils se reproduisaient de l'autre, on voyait ensuite se développer des boutons croûteux qui débutaient par le cuir chevelu, qui rappelaient les gourmes des enfants appelées achores. Il en existait d'ailleurs plusieurs variétés, ceux-ci avaient une couleur livide, ceux-là offraient une teinte blanchâtre (Cette description est l'exacte traduction de Paul d'Egine, distinguant les condylomes, voy. page 13.) Un fait commun à tous, est qu'ils s'ouvraient, suppuraient, donnaient une mauvaise odeur, s'ulcéraient et devenaient phagédéniques. Lorsque le mal se portait à la tête, les ulcères rongeaient le palais, les amygdales, etc., certains malades perdirent les lèvres, le nez et les yeux, (on retrouve ici les ulcères décrits par Arétée, les ulcères décrits par Léonicène, Benedetti et autres) ; puis Fracastor parle des gommes dont Cilini et d'après lui N. Massa[1] auraient parlé avant Fracastor. Nicolas Massa a dit en effet : « J'ai rencontré aussi cette matière dans les apostèmes durs que le vulgaire appelle gummata, quand on coupe ces dernières et qu'elles se rompent spontanément, on reconnaît qu'elles sont composées de substance blanche, visqueuse, quelquefois jaune ou rougâtre[1] ».

1. Nic. Massa, de Venise, *de fibre pestilentiali*, etc., Venise, 1536, et *de morbo gallico*, Venise, 1563. Cilini avait déjà bien indiqué les gommes à la date de 1497.

Fracastor indique ensuite les douleurs nocturnes non aux articulations, mais dans les muscles et les nerfs. Ceci avait été déjà écrit par Cataneo; mais Fracastor avait aussi connaissance que des éruptions apparaissaient sans être accompagnées de douleurs. Enfin on retrouve dans cet auteur, placé plus haut qu'il ne convient à mon sens dans les histoires de la syphilis, une phrase de Sébastien del Aquila, il parle du gonflement des jambes. Le lecteur se rappelle que del Aquila avait admis le gonflement des jambes dans le mal français pour dire que ce mal était la lèpre des Grecs.

Enfin et comme pour donner la mesure des théoriciens du temps, Fracastor dit que la syphilis s'est atténuée, il ajoute que l'ordre des accidents a été renversé. Nous n'observerons plus, dit-il, autant d'éruptions, mais nous voyons la chute des cheveux, de la barbe et des poils, et enfin l'ébranlement et la chute des dents. Aveu précieux et que nous retrouverons dans l'histoire du traitement de la syphilis. Mais il n'en résulte pas moins une preuve morale qu'au début, les médecins avaient confondu bien des maux avec la syphilis, tous les scorbuts, la plupart des scrofules et des dartres, quelques cas de morve avaient été compris dans le cadre nouveau de la vérole.

Je ne sais pourquoi les médecins attachent au livre de Fracastor autant d'importance, c'est sans doute parce qu'il est plus connu dans le monde et qu'on en a plus parlé. Mais assurément il y a un livre antérieur bien plus curieux, plus scientifique, c'est celui de Torella; cet auteur avait fait une distinction étonnante pour le temps entre les éruptions cutanées ou pudendagres.

Certes les théories de Torella laissent à désirer, mais cet auteur est bien plus précis que Fracastor. Peut-être fera-t-on un mérite à Fracastor d'avoir dédaigné la division des pudendagres en sanguine, bilieuse et mélancolique, les causes primitives antécédentes et conjointes de la vérole, vestige de galénisme ; sur ce point il n'y a rien à dire, mais au milieu des vieilles théories, Torella avait heureusement cherché à distinguer les éruptions que Fracastor appelle banalement pustules.

La syphilis a reçu un nom immortel : le mal français, le mal de Naples, la pudendagre, las bubas des Espagnols appelé aussi Patursa, le pua des Indiens, le French Poken des Allemands et des Anglais, le mal vénérien auront encore cours, mais le XIXe siècle adoptera le nom de syphilis. On reconnaît en elle une maladie généralement gagnée par le coït infectant tout l'individu et causant une série de lésions telles que nous les voyons aujourd'hui. Coordonner les symptômes, toucher à tous les points de la syphilis, corriger des descriptions de ces syptômes, étudier le traitement, voilà le travail que doit accomplir le XVIe et le XVIIe siècle. Ici nous nous trouvons en présence d'une nouvelle école métaphysique, et de l'école d'observation métaphysique d'Érasme et de Bacon. Le surnaturalisme, la magie qui sert de transition entre la scolastique du moyen âge et la métaphysique, influera encore les doctrines médicales. Paracelse, Van Helmont, novateurs illuminés et tous les plus obscurs chercheurs de pierre philosophale interviendront encore dans les choses de la médecine ; c'est dans la discussion des origines de la vérole comme dans toutes les questions d'origine, lieu de rendez-vous des controverses les plus singulières, que paraîtra l'esprit du temps. Les subtilités galéniques et péripatéticiennes seront battues en brèche par les admirateurs d'Hippocrate et par les chimiatres ou les alchimistes.

Et d'abord l'origine extraordinaire de la vérole avait trouvé des interprètes : Ulrick de Hutten[1], Laurent Phrisius, N. Massa et Fracastor croyaient que la conjonction des astres avait causé l'apparition de la syphilis, idée que Torella avait acceptée. C'était la part faite aux habitudes mystiques et astrologiques de l'époque, les universités avaient, en effet, dans leur sein des professeurs d'astronomie, c'est-à-dire d'astrologie.

L'érudit Léonicène avait cherché à établir que l'intempérie du climat de l'Italie vers 1494 était la cause de l'apparition du mal qui, suivant lui, aurait déjà régné en Italie et en Grèce par épidémie. Cette idée a été acceptée par quelques savants de l'époque. C'était la reconnaissance explicite de l'ancienneté de la vérole. Le public qui aimait le merveilleux entraîna les médecins, l'idée de Léonicène est celle qui porta immédiatement le moins de fruit. Au contraire, la proposition de Léonard Shmai ou Schmauss adoptée par les Espagnols, le clergé romain et l'empereur Charles-Quint, eut un plus grand succès.

Il eût été réellement étonnant que l'idée de l'origine lépreuse de la syphilis n'ait pas eu à cette époque de partisans. Il y avait en effet des lépreux et des léprose-

1. Ul. de Hutten, *de Morbi gallici curatione per adm. ligni guiaci*, cap. II, 1519.

ries dans toute l'Europe. La ressemblance entre certaines éruptions déclarées mal français et la lèpre devaient inspirer l'idée que l'éléphantiasis, l'albaras des Arabes, étaient la syphilis. Cette idée déjà défendue à l'Université de Ferrare par Montesauro et Sebastien del Aquila, reparut sous une autre forme, dès qu'il fut admis que le mal français était communiqué par le coït. Jean Manard est le premier qui ait eu l'idée de cette origine, il place le fait en Espagne, à Valence [1]. Un chevalier lépreux aurait eu des rapports avec une courtisane qui aurait à son tour infecté 400 personnages qui auraient porté le mal en Italie avec l'armée de Charles VIII où plusieurs des malades infectés auraient été engagés. Pierre Andre Mathiole [2] dit que les Français en traversant les Alpes avaient eu des rapports avec des lépreuses. On voit que la même fiction séduisait Manard et Mathiole. Paracelse (1536) a été plus loin, il dit que la vérole a pris son origine du commerce impur d'un chevalier lépreux avec une courtisane qui avait des bubons [3]. On trouve dans ces explications une réminiscence des contagions de lèpre par le coït, signalées déjà avant l'épidémie du xve siècle en 1200 et 1300.

Musa Brassavole (1551) [4], de son côté, dit qu'une courtisane atteinte d'ulcère sordide à la vulve avait infecté des hommes qui avaient transmis le mal. Ceci est une simple transmission de syphilis et l'hypothèse de Brassavole est dans la réalité des faits. Astruc pen-

1. Jean Manard, *Epistolæ duo de morbo gallico*, Ferrare, 1520.
2. Pierre André Mathiole, *de Morbo gallico*, 1535.
3. Théophraste, Paracelse, *Chirurgia magna*, lib. I, cap. vii, 1536.
4. A. Musa Brassavole, *de Morbo gallico*, 1551.

sait justement que les hypothèses des trois premiers auteurs, J. Manard, Mathiole et Paracelse étaient l'expression de faits de syphilis transmise. Cet avis est aussi le nôtre, si tant est que les faits aient été observés, mais plus logique qu'Astruc, nous pensons que, comme ils étaient antérieurs à la prétendue épidémie d'Italie, la syphilis serait par ce fait antérieure au xve siècle, ce que nous avons déjà fait remarquer à propos des faits signalés par Bernard de Gordon et autres.

Enfin l'hypothèse du poison a eu aussi ses défenseurs. Fallope (1555) n'a dit qu'un mot, mais André Cesalpin d'Arezzo (1602) [1] y a cru davantage. On a pensé encore que les soldats nourris avec de la chair humaine ou qui avaient bu des eaux empoisonnées par des lépreux avaient contracté une horrible maladie qui était le mal français. L'empirique Fioraventi [2] (1564) a exposé cette origine.

A partir de Fracastor, dans toute l'Europe, on écrit sur le mal français ou la syphilis, mais c'est principalement en Italie que les écrits sont les plus fréquents. Le bubon entre définitivement dans les signes du mal français. Quelques auteurs avec Georges Vella (1508) et surtout Torella que G. Vella a reproduit, reconnaissent que les ulcères qui causent le mal français et sont contagieux sont de même nature que les ulcères décrits par les anciens. D'autres et c'est Vidius Vidius (1550) en particulier qui l'a écrit le plus nettement, pensaient que la vérole pouvait guérir et que le malade

1. André Césalpin d'Arezzo, *Artis medicæ*, lib. IV, cap. III.
2. Léonard Fioraventi, de Bologne, *Caprici medicinali*, 1564.

pouvait être infecté à nouveau mais moins gravement. C'était la récidive qu'il prenait pour une nouvelle infection[1]. Falloppe cependant avait établi une distinction puisqu'il avait séparé la *caries gallica* de la *caries non gallica*. Antonius Francantianus [2] a reproduit cette distinction et a posé le diagnostic différentiel, et dit que l'ulcère au début de la syphilis se reconnaît *ex callositate*, ce qui avait été déjà entrevu par Torella et plus tard par Thierry de Hery, de Paris (1552) [3]!

Falloppe (1560) en Italie, Fernel [4] le médecin de Henri II (1556) en France, écrivirent les meilleurs traités pour leur temps, ils résumèrent les travaux antérieurs et ce fut Fernel qui produisit la meilleure théorie de la maladie vénérienne : il compare le virus ou venin de la syphilis au virus de la rage et au venin du scorpion, et il dit que le mal est gagné le plus souvent par le coït, mais que la salive des syphilitiques, la bouche des nourrissons peuvent donner le mal vénérien ; il n'est pas jusqu'à la sage-femme qui gagne la syphilis aux mains en accouchant une femme malade qui n'ait été signalée par Fernel.

Cet auteur écrit toute la théorie moderne des auteurs sur la syphilis. « Cuicumque particulæ lues primum insederit illic inhœrescens pustulam excitat interim et usculum. » Ricord a promulgué, que de nos jours la syphilis débute par un chancre, seulement les modernes dog-

1. Vidus Vidius, de Florence, *de Morbo gallico*, cap. IX.
2. V. Bassereau, *Affection syphilitique de la peau*, Paris, 1852, p. 244.
3. Thierry de Héry, *Méthode curatoire de la maladie vénérienne*, Paris, 1684.
4. Joan. Fernelii Ambiani, *de Abdit. rerum causis lib. duo, lues venerea*, p. 348, edit. postrema, Paris, 1560.

matisant, on dit *toujours* au lieu de *parfois*. Puis suit une description des accidents dans un ordre assez net : les éruptions de la peau, des douleurs, des articulations et des muscles, puis les ulcères. Les affections du foie et du cerveau, les affections osseuses du voile du palais et du nez, les douleurs nocturnes, tout est placé dans une sorte d'ordre qui est à peu près d'accord avec ce que nous avons vu dans Torella et Fracastor, ordre qui a été mieux étudié de nos jours. La gonorrhée était pour Fernel une affection rentrant dans le mal vénérien, Falloppe de son côte avait insisté sur la couleur cuivrée des pustules du mal français [1]. Nous avons vu qu'il distinguait deux classes d'ulcères au début de la syphilis. Mais les écrits de Falloppe renferment encore des théories empreintes du surnaturalisme italien au moyen âge, touchant l'origine de la syphilis du xve siècle. Malgré cela Falloppe eut le bon esprit de réagir contre Ant. Musa Brassavole qui avait confondu une foule de maux dans le mal français, et avait dit que celui-ci pouvait commencer par une exostose, des douleurs, une éruption cutanée, la chute des dents ou l'alopecie, après avoir fait une forme du mal français correspondant à chacun de ces débuts.

Falloppe avait aussi vu les avortements chez les femmes grosses syphilitiques; notons d'ailleurs que 3 ans auparavant, Augier Ferrier (1553), avait dit que l'enfant pouvait être infecté dans le sein de la mère par la semence du père ou de la mère, et aussi pendant la gestation [2].

1. Gab. Falloppe, *de Morbo gallico*, cap. lxxxi, 1560.
2. Augier Férrier, *lib. de pudendagra*, 1553.

Après Fernel, Léonard Botal écrivit encore sur le mal français ou vénérien, en homme qui observait des malades. Divers auteurs ajoutèrent quelques réflexions très-curieuses. Nicolas Massa [1] a parlé des éruptions du front qui ont une mauvaise couleur, et c'est lui le premier qui a distingué les chancres suivis de bubon qui suppurent, des chancres qui sont suivis de bubon qui ne suppurent pas. « Et sequuntur apostemata inguinum quæ si suppurantur removent ægritudinem. » Était-ce le fait de l'observation, ou le souvenir de cette théorie ancienne que les glandes de l'aine étaient des émonctoires? quoi qu'il en soit, l'indication est précise, mais elle va sommeiller pendant longtemps. J. B. Théodosius (1552) à ce moment parlait des gommes, des muscles [2].

Ambroise Paré (1564), qui a copié Thiery de Hery, n'a pas parlé longuement de la vérole, mais dans les quelques mots qu'il a dit de la nature de cette maladie, il émet quelques idées nouvelles et des observations relatives au psoriasis plantaire et palmaire : il dit que les vérolés *deviennent lépreux*, preuve nouvelle de la ressemblance des malades dits lépreux des temps antérieurs au XVe siècle avec les vérolés du XVIe. Je cite cette mention comme une nouvelle preuve que la syphilis existait au moyen âge et qu'elle était confondue avec la lèpre [3].

Nous voici à la fin du XVIe siècle, les guerres de religion commencent, au milieu des guerres de conquêtes

1. NICOLAS MASSA, loc. cit.
2. THEODOSIUS, *med. epistolæ*, Basiliæ, 1553.
3. A. PARÉ, œuvres, livre XVI, chap. I, éd. Malgaigne, t. II.

livrées entre la France et l'Allemagne, la guerre étrangère finie, la guerre civile reprend avec vigueur. Pendant ce temps les médecins italiens presque seuls continuent d'écrire; les chirurgiens des autres pays, tels que André Vésale (1546) et autres parlent de la vérole dans leurs traités de chirurgie, mais ils n'ajoutent rien aux connaissances acquises de l'époque sur ce mal, seulement on trouve dans leurs ouvrages cette particularité que les ulcères des parties génitales décrites par les anciens ne sont plus dans un chapitre séparé de la vérole, ou sont traités plus brièvement.

Jetons un coup d'œil rétrospectif sur cette période de 80 et quelques années pendant laquelle on a tant écrit sur le mal français, et où la maladie syphilitique est découverte au milieu, et à l'occasion d'épidémies variées en Italie, quoique des documents prouvent qu'elle existait avant cette époque. Il y a trois grands faits qu'il faut signaler ici, deux ressortent de la lecture des livres du temps sur la vérole, le troisième c'est la disparition des léproseries en Europe, moins de 20 ans après l'apparition de la syphilis. Ces documents serviront à établir de la manière la plus nette que la syphilis existait avant le XVe siècle et qu'elle était confondue avec la lèpre et certaines dartres. La critique des œuvres médicales du moyen âge et des règlements de la police des villes au XVIe siècle a déjà été faite et c'était un des arguments jadis invoqués pour prouver que la syphilis était la lèpre dégénérée, idée soulevée par Mathiole et Paracelse, reproduite plusieurs fois depuis et toujours abandonnée. Mais ce qui n'a pas été assez dit, c'est que les lèpres et la syphilis, deux maladies voisines, mais distinctes, étaient confondues[1]. Je n'en veux pour preuve que les travaux récents sur la lèpre de Kabylie. Ce mal a été étudié par MM. Deleau et Bertherand, et malgré l'opinion de ces deux auteurs Arnould l'a considéré comme une forme de syphilis maligne. Si de nos jours la confusion a pu exister, elle a été encore plus possible aux XIIe, XIIIe, XIVe et XVe siècles[2].

Est-il besoin d'ajouter encore que maintenant on admet un psoriasis syphilitique et un psoriasis dartreux ou lèpre blanche qui ne diffèrent entre eux que par la couleur plus foncée des squammes et croûtes, et de la peau au-dessous des squammes, et que cette affection connue au moyen âge sous le nom de morphée et rapprochée de la leucé des Grecs était comprise dans les variétés de formes de la lèpre?

Les livres de médecine des premiers temps de la découverte de la vérole ne parlent presque plus de la lèpre et de la ladrerie, ils copient simplement ce que leurs prédécesseurs avaient écrit sur ce sujet. Aucun diagnostic différentiel n'est fait; il est très-clair que les médecins de cette époque n'avaient point vu de lépreux. Cette absence de descriptions et surtout l'absence de diagnostic différentiel est tout à fait caractéristique. Car si les médecins du XVe siècle ont cherché à établir une relation entre la lèpre et la syphilis c'est seulement au point de vue des textes des Grecs et des Arabes d'une part, et des descriptions des médecins

1. V. DENISART, *Collection de jurisprudence par lettre alphabétique*, art. lèpre, 1754-1756. Nicolas de Blegny avait dit qu'il y avait des syphilitiques dans les léproseries.

2. ARNOULD, *Mém. de méd. et de chir. mil.*, 1862, p. 338.

qui avaient vu le mal français. Pendant tout le moyen âge, sans qu'il soit possible de dire à quelle époque ces habitudes ont pris naissance, les lépreux étaient l'objet d'une répulsion telle qu'ils étaient abandonnés même des médecins. Depuis le code des rois Lombards jusqu'aux capitulaires de Charlemagne bien avant les croisades, depuis 641 jusqu'en 789, les lépreux avaient été traités en pestiférés.

Le code Lombard publié le 22 novembre 643, par Rotharis, ordonne que les lépreux soient relégués dans des lieux isolés et les déclare *morts civilement*. Les coutumes de Normandie, art. 224, celle de Calais enlevaient même le droit de bourgeoisie aux descendants des lépreux, et les frappaient dans leur postérité. Pépin le Bref et Charlemagne[1] ont fait des lois qui retranchaient tout-à-fait les lépreux de la société. Le mal à cette époque paraissait à ce point contagieux ! Après les croisades le mal redoubla et les sévérités des rois ne diminuèrent point. Qu'était-ce donc que ce mal aux allures contagieuses, contre lequel les rois, les prêtres et les seigneurs se mettaient tant en garde ? La lèpre, mais elle est loin d'être contagieuse dans les pays où elle est endémique. Pour les Européens qui ne font que passer en Afrique, en Syrie, et dans l'Amérique du sud, la contagion est problématique.

Il y avait donc autre chose dans ces maladies multipliées et diverses désignées sous le nom de lèpre ; les syphilides qui paraissent longtemps après que les acci-

1. Capitul. reg. Franc., t. I.
Consultez aussi pour l'histoire de la lèpre Phil. Hensler, *Von abendlandischen Aussatze im Mittelalter nebst riner Beitrage zur kentniss und Geschichte des Aussatz*, Hambourg, 1790, in-4°.

dents du côté des organes génitaux ont passé, si elles existaient au moyen âge ne pouvaient manquer d'être comprises dans la lèpre; les eczéma, le psoriasis, l'icthyose, les scrofulides, la goutte, les cancroïdes étendus, toutes ces maladies devaient être mises au nombre des lèpres; ajoutez-y les maladies simulées du peuple des malingreux au temps des pèlerins et de la guerre de cent ans, et l'on aura alors de quoi expliquer la prodigieuse quantité de léproseries et de maladreries qu'il y avait en France peu de temps après la première croisade. En effet le testament de Louis VII porte leur nombre à 2000 [1].

« Donamus et legamus, duobus millibus domorum leprosorum, decem millia librarum, » dit le testament.

L'Eglise et les médecins ne jouaient dans tout cela que le rôle de proscripteurs ou d'agents de proscription. A tel point que les souverains et le pape avaient été obligés de fonder un ordre de chevalerie, l'ordre de Saint-Lazare [2], dont le chef devait avoir été lépreux lui-même pour défendre et soigner les lépreux au moment des croisades.

De bonne heure l'Église avait retranché les lépreux de la communion des fidèles par une cérémonie particulière, les lépreux accusés par la voix publique étaient examinés d'abord par un médecin qui décidait qu'ils avaient la lèpre et alors on les confessait dans une maison à part, on leur donnait un capuchon, un manteau gris, une besace, un petit baril et quelquefois une

1. Testament de Louis VII, art. 13.

MATHIEU PARIS, dans son histoire, dit qu'il y avait en Europe à la date de 1244, 19,000 léproseries.

2. HÉLIOT, *Histoire des ordres monastiques*, t. I.

crécelle, et ils ne pouvaient plus compter pour vivre que sur les secours de la charité publique. Plus tard on avait établi des léproseries qui étaient plutôt des prisons que des hôpitaux, et ou la séquestration des malades était rigoureuse. C'est alors seulement qu'on essaya un traitement que les médecins indiquaient de loin. Guy de Chauliac en effet dit : « les médecins qui entreprennent de traiter la lèpre, » comme si cela n'était point dans les attributions de tous les médecins, et comme si lui-même il n'avait point vu de lèpre. Il expose dans un long chapitre les moyens de reconnaître les lépreux à la requête des souverains. Lorsqu'on lit ce chapitre fait par un des chirurgiens les plus remarquables du temps, on est effrayé à la pensée du nombre de malades qui devaient être retranchés de la société, d'après les signes vagues sur lesquels, au dire de Guy de Chauliac[1], le médecin pouvait établir son jugement. Le chirurgien d'ailleurs sent quelle responsabilité est encouru par le médecin expert puisqu'il dit « qu'il doit invoquer le secours du ciel, pour qu'il ait les lumières nécessaires pour réussir dans cet emploi. »

La découverte de la syphilis a rendu à cet égard un service signalé à l'humanité; en effet, et c'est là un argument historique qui a une grande valeur, moins de 20 ans après la découverte de la vérole il n'y avait pres-

1. Guy de Chauliac connaissait les livres arabes, et il est utile de noter qu'il reproduit dans son chapitre exactement ce qu'avait dit Haly Abbas des moyens de reconnaître la lèpre au début. L'Arabe avait fait ce diagnostic à l'usage des riches Musulmans, afin de protéger ceux qui avaient des esclaves à acheter et les prémunir contre le danger de faire l'acquisition d'un lépreux.

Haly Abbas, filius, *Liber totius medecinæ*, éd. 1492, liber I ; prologus libri, éd. 1523.

que plus de lépreux. Le personnel des Maladreries, des Léproseries s'était éteint et il ne s'était point renouvelé. Jean de Vigo en 1514 disait déjà qu'il n'y avait plus de lépreux, à la date de 1505.

Dans le même temps un arrêt du parlement de Paris disait qu'on louerait une maison pour les vérolés; il y en avait donc déjà un nombre considérable. En 1528, à Toulouse on créa pour eux une maison, dans le faubourg St-Marcel; en 1536 [1] à Paris, l'hôpital de la Trinité dans la rue Saint-Denis leur était affecté. En Italie il y avait déjà des hôpitaux pour les vérolés et peu à peu il y en eut dans toutes les grandes villes, et dans les lieux où il n'y avait pas d'hôpital spécial il y avait au moins des salles à part dans les hôpitaux ordinaires. En 1559 déjà il y avait un hôpital de Lourcine dans le faubourg Saint-Marceau. A la même époque il n'existait plus que deux grands hôpitaux de lépreux à Paris, un à l'hôpital Saint-Lazare, aujourd'hui la maison de correction et de traitement pour les femmes, et un aux Petites-Maisons, c'est-à-dire là où se trouvaient, il y a encore quelques années, l'hospice des Ménages [2]. Cette dernière léproserie ne tarda pas à être transformée en une maison de fous par suite de la grande diminution du nombre des lépreux. La léproserie de Saint-Lazare demeura affectée au traitement des lépreux, c'est-à-dire assurément aux individus scrofuleux ou atteints de maladies de la peau et d'ulcère.

Des documents produits par F. V. Labourt [3] qui re-

1. D. Felibien, *Histoire de Paris*, t. IV, p. 689 et 788.
2. Lamarre, *Traité de la police*, livre IV.
3. F. V. Labourt, *Recherches sur l'origine des léproseries*, Paris, 1854.

vendiquait vers 1853 devant le conseil d'État pour la ville de Doulens les biens de ses anciennes léproseries, affectés à d'autres usages, a prouvé que l'arrondissement de Doulens possédait au moyen âge 8 léproseries riches, les unes d'origine si ancienne qu'on ne retrouvait point la trace de leur fondation, les autres dus à la libéralité des seigneurs féodaux et des rois. Que dès le XVIe siècle elles n'étaient plus occupées, et que leurs revenus avaient été attribués à des gouverneurs, à des familles nobles du pays, ou à des abbayes.

A cette époque beaucoup des biens des léproseries firent retour aux Lazaristes en France. Ceux des léproseries de la Savoie furent réunis à l'ordre des chevaliers de Saint-Maurice par Emmanuel Philibert en 1572. Henri IV régénéra l'ordre de Saint-Lazare, et lui donna des attributions près de sa personne et mit les nouveaux chevaliers en possession des biens des léproseries. Ce ne fut que sous Louis XIV que les biens des léproseries sans emploi autrement qu'en rentes à des seigneurs, furent distribués aux hôpitaux des villes et des communes en 1672. C'est sous ce règne en effet que fut créé le vaste système hospitalier qui régit encore aujourd'hui les hôpitaux en France. Louis XIV disait dans les motifs de l'ordonnance de 1672, que la cessation presque entière et universelle de la lèpre, autorisait à faire un emploi des biens des ladreries plus conforme aux intentions des fondateurs de ces établissements. Les chevaliers de Saint-Lazare et de Notre-Dame du Mont-Carmel y perdirent de gros revenus.

Il y a dans l'ouvrage de Labourt, remarquable au double point de vue de l'archéologue et du philologue, de très-curieuses remarques. Et il en ressort clairement qu'il existait en France, pour ne parler que de notre pays, des léproseries dès la plus haute antiquité, que des temples druidiques leur avaient été affectés et qu'une ville en France du nom de Levroux dans le Berry, témoigne comme les villes du nom λεπρεον en grec que la lèpre était un nom populaire pour représenter de toute antiquité des maladies spéciales dont on allait se faire guérir près d'un temple renommé en certaines villes pour la guérison de ce mal. Cette citation est nécessaire pour démontrer que la lèpre, ainsi que l'ont dit les historiens et dom Calmet, n'a été apportée ni par les Juifs, objets de tant d'accusations au moyen âge, ni par les pèlerins et les soldats au retour des croisades. Je veux bien qu'au moment de ces grands mouvements d'hommes, il y ait eu des épidémies soit au départ d'Europe, soit en route, soit au retour de la Palestine. Il est impossible que la colonne de Gauthier sans Avoir, le premier aventurier parti en croisade avec des chevaliers, des pèlerins et même des brigands, n'ait pas eu toutes sortes de maladies, et que ceux qui revinrent n'aient pas rapporté des maux aggravés par le voyage et la vie aventureuse et débauchée de ces pieux brigands. La syphilis était du nombre assurément et c'est ce qui explique, après les croisades, la recrudescence de ce qu'on appelait la lèpre, recrudescence remarquée par la plupart des historiens.

Ainsi voilà trois gros arguments, la confusion des ulcères des parties génitales et de l'anus, décrits par les anciens, avec la syphilis presque aussitôt après la découverte de la vérole, la disparition assez brusque de la lèpre et l'absence de diagnostic différentiel entre la lèpre et la syphilis, bien que presque tous les auteurs disent que la syphilis n'était point la lèpre. Ces trois arguments conduisent à conclure, ou que l'une des lèpres était la syphilis ou que la syphilis était confondue ainsi que les scrofulides avec la lèpre. Cette dernière conclusion est l'expression de la vérité et il n'y a pas de meilleure preuve de l'existence de la syphilis dans le moyen âge. Et, comme la lèpre du moyen âge était reconnue comme une maladie très-ancienne, originaire d'Egypte et de Syrie, ce dont Hérodote, Pline et Plutarque nous ont laissé des témoignages, il est certain que les anciens ont pu faire la même confusion que les hommes du moyen-âge. Ce point a déjà été développé, et cette opinion est corroborée par la description des anciens à l'égard des ulcères des parties génitales et de l'anus qui se rapportent aux accidents locaux de la syphilis que nous voyons aujourd'hui.

Certes quand on considère les arguments et les écrits des auteurs contemporains ou postérieurs au XVe siècle et qu'on voit les motifs de leur croyance au développement de la vérole par une cause inconnue ou par suite d'importation d'Amérique, si l'on compare la théorie aux faits que nous avons rapprochés, il est impossible d'admettre que la vérole n'ait pas existé de tout temps. On voit alors que la vérole, sous le couvert de la lèpre, comme la civilisation, partie de l'Orient et de l'Egypte, s'est étendue ainsi qu'une tache d'huile de proche en proche de l'Orient vers l'Occident, s'installant dans les grandes villes de la Grèce, à Rome, à Alexandrie et ensuite dans l'ouest de l'Europe. Renouvelant sans cesse un foyer partout où il y avait des grandes villes, des soldats et des courtisanes, la syphilis se perpétuait ainsi d'âge en âge, sous l'œil des médecins dont l'éducation intellectuelle ne leur permettait pas encore de saisir la véritable nature du mal et ses manifestations éloignées.

V

LA SYPHILIS

PENDANT LES GRANDES DÉCOUVERTES ANATOMIQUES

Après les guerres de religion, la paix renaît : Henri IV puis Richelieu forment l'unité de la France, les grandes agitations de la Ligue ont donné une forte impulsion aux travaux intellectuels, les lettres, les sciences et les arts sont en progrès, une foule de grands hommes sortent des rangs de la foule, et la médecine française qui tient la tête en Europe, commence à briller d'un assez vif éclat depuis Fernel et ses élèves, puis est vite éclipsée par les médecins étrangers. La chirurgie était reléguée aux barbiers, on se souvenait encore d'une sorte de réprobation attachée à cet art, par le concile de Tours, qui défendait aux moines et aux clercs la pratique manuelle de la chirurgie ; les médecins en avaient conclu que cet art n'était point digne d'eux. Nous sommes encore à l'époque des barbiers-chirurgiens, sur lesquels se réflétait cependant la renommée d'Ambroise Paré, mais la jalouse envie de l'université repousse les chirurgiens de Saint-Côme, et va les forcer à rentrer dans la corporation des barbiers : la science n'en n'a pas beaucoup profité.

La vérole est l'apanage exclusif des médecins et elle va suivre maintenant les vicissitudes des théories médicales, jusqu'à ce que des chirurgiens comme Hunter aient pu reprendre le rôle que doit jouer la chirurgie, dans la médecine. Dans le reste de l'Europe, soit nécessité, soit que des règlements se soient imposés, les chirurgiens ne traitaient point de la vérole dans leurs livres. Çà et là ils parlaient en termes très-brefs des ulcères vénériens.

Fabrice d'Aquapendente en Italie, Fabrice de Hilden en Allemagne ne s'occupent point de ce mal, Paracelse qui a écrit une chirurgie ne s'en occupait pas autrement que pour en donner une origine appropriée à son esprit et pour dire que le mercure pouvait être pris à l'intérieur. Les facultés et les universités seules traitaient de la vérole. Ainsi depuis le commencement du XVIIe siècle jusqu'à la fin du XVIIIe la médecine ne fit guère de progrès qu'au dehors de la France ; pendant près de 120 ans la vérole fut enseignée par les médecins et resta complétement au point où l'universalité des médecins et chirurgiens Italiens, Français et Allemands l'avaient laissée à la fin du XVIe siècle. Toutes les sciences positives se ressentent des pouvoirs absolus. Louis XIV, le grand roi, épuisa vite ce que le règne précédent lui avait laissé d'illustrations et il n'en fit point naître de nouvelles. Un pouvoir puissant qui reçoit tout et donne tout, ne fait point éclore des savants, il n'élève que des courtisans et des serviteurs. L'Europe qui prenait modèle sur la France, ne brillait pas beaucoup plus si ce n'est en Angleterre et en Suisse et un instant en Hollande où il y avait une atmosphère de liberté plus favorable aux savants.

Jusqu'à William Hunter, l'un des deux plus célèbres chirurgiens de l'Angleterre, l'histoire de la syphilis n'offre de saillant que des travaux sur les origines de la syphilis; celui de Beckett est un des plus remarquables et encore il est du XVIIIe siècle, comme le traité d'Astruc.

La dispute entre les partisans de Paracelse et Van Helmont et les Hippocratistes modernes, eut lieu aussi sur le terrain du traitement de la syphilis. Mais aucune découverte n'est faite, Guy Patin (1632), Hoffman (1687), ne parlent que de la manière d'administrer le mercure, chacun donne encore une explication sur les origines de la syphilis. C'est ainsi que nous voyons François Bacon de Vérulam (1620), accepter que la vérole était arrivée parce que les hommes avaient mangé de la chair humaine. Van Helmont (1648-1652) disait que la syphilis avait une origine bestiale, qu'à Naples un homme avait eu un commerce immonde avec une jument atteinte de farcin, que cet homme avait eu ensuite des rapports naturels avec des femmes et que la syphilis avait été ainsi transmise de la bête à l'homme [1]. Bien plus l'on eut l'idée que le virus syphilitique, comme le venin de la peste, était dû à des parasites microscopiques. Aug. Hauptman (1640) [2], C. Lange (1660),

1. VAN HELMONT, *Ortus medicinæ. Tumulus pestis.* Cette bestialité existe en Kabylie, là où on observe une maladie du coït chez le cheval, des chancres et des bubons; il y a lieu de supposer que là c'est l'homme qui infecte la bête.

2. HAUPTMANN, *Mortis imago*, 1640.

puis Diédier (1723) [1], reproduits par Boile en 1726, exploitant la découverte du microscope croyaient que la syphilis était due à une contagion parasitaire. Ils ont trouvé de nos jours un approbateur, Diday de Lyon, qui a émis l'idée que le virus syphilitique pourrait être dû à un parasite. Pasteur même a dit que c'était un ferment. Le XVIIe siècle n'a guère fourni qu'un ouvrage important sur la syphilis.

Nicolas de Blegny (1673), de l'école iatro-chimique, confond tous les chancres, l'induration n'est qu'une forme, et l'auteur semble devancer l'opinion de quelques modernes en admettant que l'induration est un des premiers signes de l'intoxication syphilitique. Tous les accidents du côté des organes génitaux sont décidément rattachés à la maladie vénérienne. La blennorrhagie constatée déjà par Benedetti, était regardée comme un accident de la syphilis, depuis Musa Brassavole, non-seulement comme un accident de début de la vérole, mais même comme un phénomène secondaire. C'est là ce qui explique pourquoi à cette époque la syphilis paraissait moins grave et comment il a pu se faire que Astruc ait trouvé dans la syphilis trois périodes de moins en moins graves depuis le XVe siècle. La syphilis des enfants est entrevue, les accidents cérébraux, dont les écrivains du XVIe siècle avaient aussi parlé en passant, commencent à être un peu plus observés.

Mais, comme nous l'avons dit, pendant la fin du

1. DIÉDIER, *de Morbis venereis*, Montpellier, 1723. Diédier pensait que le virus était composé d'animaux qui se reproduisaient dans l'économie, de *vers vénériens*.

XVIe siècle la médecine, sans caractère, suit les vicissitudes de la philosophie et des théories chimiques et mécaniques qui ont succédé à la médecine Galénique et Hippocratique. Nicolas de Blégny croit que la matière vénérienne est due à un acide mêlé à des corps ignés [1]. La théorie de Van Helmont, la médecine chimique inspirait, on le voit, Nicolas de Blégny; les médecins du temps la suivirent jusqu'à Boerhaave, qui plus tard (1728) en véritable médecin mécanicien croit que le mercure par son mouvement propre va chercher et chasser le virus vénérien, qui est dans le sang d'abord et qui s'arrête dans les parties où il y a des lésions syphilitiques. Boerhaave du reste admettait que la gonorrhée avec ses accidents et les chancres étaient la maladie vénérienne.

Sydenham (1680) [2] est remarquable par d'autres livres que par ceux qu'il nous a laissés sur la syphilis. Le point capital de ses écrits est la résistance qu'il oppose aux propagateurs de l'origine américaine de la syphilis, il croit en effet que le yaw de l'Afrique qui existait depuis longtemps dans les Indes, peut être l'origine de la syphilis. Sprengel, l'historien médical, a développé cette idée.

Pendant toute cette époque jusqu'à l'apparition du livre du chirurgien Astruc, après des vicissitudes sans nombre de la médication mercurielle, le triomphe des frictions, puis de la mercurialisation jusqu'à salivation, proposée par Boerhaave, on se prit encore à dis-

1. NICOLAS DE BLEGNY, *l'Art de guérir la maladie vénérienne*, Paris, 1673.

2. SYDENHAM, Epistola II, de lue venera ad H. Paman.

cuter les accidents de la syphilis, et l'on ne tarda pas à y faire rentrer toutes les maladies.

Quoique J. L. Petit (1705)[1] n'ait point écrit un traité de la vérole il a néanmoins parlé longuement de cette maladie à propos du diagnostic des exostoses véroliques, qu'il considère comme un accident de la troisième période; ce chapitre de la chirurgie des exostoses, traité de main de maître, est un exposé des doctrines de l'époque de la syphilis. A côté de l'interprétation des exostoses qu'il place dans les accidents tardifs on trouve un passage indiquant que la syphilis est très-répandue, qu'elle cause des accidents sans nombre. Voici le texte : « Les douleurs dans les membres, les insomnies, les inquiétudes, la chute des cheveux et des poils, les lassitudes, la maigreur, les indigestions, le dévoiement, la jaunisse, les inflammations des yeux, la goutte sereine, la cataracte, les fistules lacrymales, les fistules au perinée et à l'anus, celles qui surviennent à certains abcès, la difficulté d'endurcir un cal après une fracture; tous les ulcères du nez, des paupières, de la gorge, du fondement et du poumon, en un mot toutes les maladies peuvent avoir pour cause la vérole, et si peu de gens sont de ce sentiment c'est que peu de gens observent. »

La description des éruptions cutanées de la syphilis n'a pas fait un pas depuis le XVIe siècle. J.-L. Petit ne parle que de pustules sèches humides ou suppurantes. Les bubons et les engorgements ganglionnaires consécutifs aux chancres sont bien exposés par Jean-

1. J. L. Petit, *Œuvres*, p. 238. Bibl. chirurgicale, 1837, Paris.

Louis Petit. Il ajoute même que le bubon peut manquer si le virus pénètre par les veines et est introduit suivant l'expression de l'auteur en contrebande dans l'économie.

L'exposition des accidents de la blennorrhagie, orchite, rhumatismes, maux d'yeux, est bien faite, mais Jean-Louis Petit disait que la vérole était certaine quand ces accidents ne se manifestaient point. On voit par là avec quelle puissance la théorie de la métastase régnait dans les esprits.

En 1679, Bonet avait parlé de gomme syphilitique de la dure mère, c'était déjà une description de la syphilis cérébrale [1].

Le livre d'Astruc (1736) représente exactement les connaissances des médecins du XVIIe siècle et du commencement du XVIIIe siècle sur la vérole. Peu de choses appartiennent en propre à Astruc, sauf ce que l'on appelle aujourd'hui les testicules vénériens et les abcès du perinée dans la gonorrhée; il décrit trois espèces de bubons dont un était le bubon d'emblée; en effet Astruc dit : « D'autres bubons arrivent d'eux-mêmes sans qu'il y ait eu depuis longtemps aucun mauvais commerce, et c'est alors un signe pathognomonique d'une vérole cachée [2]. »

Les variétés de bubons compliqués sont moins heureusement exposées. Astruc signale les chancres sur beaucoup de points du corps et en tous les endroits où nous sommes accoutumés aujourd'hui à les rencontrer. Il distingue déjà une gonorrhée simple d'une go-

1. BONET, *Sepulchretum*, Gen. 1679, lib. IV, sect. IX, obs. I.
2. ASTRUC, loc. cit., t. II., p. 232.

norrhée virulente, du reste le chapitre d'Astruc sur la gonorrhée est très-bien fait, l'on y trouve en effet déjà l'indication nette de la blennorrhagie des glandes vulvo-vaginales. Mais à côté de cela il emprunte à Sydenham une sorte de gonorrhée qui n'est autre chose que l'accumulation de la matière sébacée des glandes préputiales, accompagnée ou non de balanite. Les verrues et condylomes ou végétations rentrent pour Astruc dans la vérole, cependant il dit que, quand ces lésions existent au début, elles peuvent ne pas être suivies d'infection. Astruc dit d'ailleurs que ces verrues annoncent la vérole comme cause ou comme effet.

Enfin Astruc en parlant des rhagades à l'anus décrit les plaques muqueuses de l'anus : il emploie les mêmes termes que Léonide et Aetius, et ceci est encore une preuve à l'appui des propositions que nous avons avancées. Astruc décrit les *thyms* de l'anus et les compare à des fraises [1]. On voit aussi par là que depuis longtemps les médecins avaient introduit dans la syphilis toutes les lésions que les anciens avaient rencontrées sur les organes génitaux.

Astruc a une doctrine peu nette, ce n'est que dans le cours du diagnostic de la vérole confirmée qu'on trouve une sorte de théorie du chancre et de l'infection. S'il y a eu des chancres, on doit avoir la vérole, parce qu'il n'est pas possible que la quantité de virus qui a pénétré soit évacuée en entier par une suppuration aussi modique que celle que fournissent les chancres. Il y a aussi une sorte d'aperçu sur les maladies qui com-

1. ASTRUC, loc. cit., t. III, p. 429. Voy. p. 12.

pliquent la vérole telles que l'épilepsie, la paralysie, le scorbut et les écrouelles.

Les accidents tardifs de la syphilis sont aussi signalés : l'onyxis, les exostoses des os du crâne déjà connues, sont réunies à une foule de maladies des os et témoignent que si l'on connaissait les lésions de la syphilis, on lui prêtait encore bien plus d'accidents qu'elle n'en avait réellement. Astruc én France n'a eu que trop d'imitateurs sur ce point. Au point de vue du pronostic, Astruc est mieux inspiré, car il établit que la vérole est plus ou moins grave, surtout à cause de l'état du sang et des viscères des individus, c'est-à-dire à cause de l'état de santé du sujet qui contracte la syphilis. Pott et A. Cooper qui ont écrit sur le testicule vénérien, avaient été précédés par Astruc qui admettait implicitement des altérations du testicule dans le cours de la syphilis constitutionnelle, seulement c'est à propos de la blennorrhagie que se trouve la remarque d'Astruc.

Mais par contre, il n'est presque point question des éruptions cutanées de la syphilis. A ce moment Lorry (1777) en France, en traitant des maladies de la peau, avait soustrait à la syphilis un certain nombre des maladies cutanées qui lui appartenaient. Sans doute, alors on divisait, comme aujourd'hui, entre chirurgiens et médecins les accidents de la syphilis, et c'est ce qui explique pourquoi Astruc a été si bref sur les lésions cutanées de la syphilis.

En résumé l'étude de la syphilis a fait peu de progrès entre Fernel et Fallope d'une part, et Hunter de l'autre. L'origine américaine de la syphilis a eu beaucoup de partisans pendant cette époque, le traitement mercuriel a régné en souverain. Puis comme on avait cru trouver dans le mercure un remède puissant contre la syphilis, on avait été tenté d'en généraliser l'usage, aussi disait-on au milieu du XVIIIe siècle que la vérole pouvait engendrer toutes les maladies, et prodiguait-on le mercure pour les maladies des enfants et les maladies cérébrales des adultes. La pratique médicale anglaise si portée à généraliser l'emploi du calomel n'est qu'un reste de la tradition des médecins du XVIIIe siècle.

Il en faut dire autant des croyances populaires qui sont toujours en retard d'un siècle au moins sur le progrès des sciences, elles ont conservé intactes les doctrines de Fabre et celle de B. Vigarons (1760) de Montpellier, célèbre encore pour les opinions sur les métamorphoses de la syphilis en scrofule, rachitisme et dartres. Rosen de Rosenstein (1754) [1] attribuait la plupart des maladies des enfants à la syphilis des parents, et c'est ce dont nos livres de médecine classique nous avaient gardé le souvenir, il y a quelque vingt années. Raulin Jh. (1768) avait exposé les mêmes idées.

Malgré l'imperfection des connaissances sur la syphilis, malgré la confusion et le vague dans la conception de la maladie, les médecins n'en étaient pas moins affirmatifs pour le traitement, le mercure était considéré comme un spécifique, un contre-poison merveilleux que l'on donnait à des doses relativement énormes : les chirurgiens avaient conservé la méthode par les frictions et par la salivation, les médecins

1. ROSEN, *Dessertatio de morbis infantum*, Upsal, 1754.

avaient adopté la médication par les préparations internes.

Avant l'apparition du livre de J. Hunter il n'y a guère de nouveautés à signaler dans l'histoire de la syphilis, si ce n'est l'étude de la syphilis congénitale, et une sorte d'ébauche de classification des éruptions de la syphilis. Rosen [1] approfondit la première question, Plenk [2] la seconde. Quoique depuis Catanée l'on connût la syphilis des femmes grosses, des enfants et des nourrices, à peu près comme nous les voyons aujourd'hui, et qu'on traitât la femme enceinte, quoique N. Massa ait déclaré les frictions mercurielle excellentes pour le traitement des enfants, Rosen est celui qui a le mieux décrit la syphilis infantile. Vercelloni et Guyon Dolois cités par Bertin [3] avaient vu les rhagades et les pustules qui existent de bonne heure chez les nouveaux-nés syphilitiques, Levret (1753) avait dit de traiter la nourrice à l'intérieur, pour traiter l'enfant, croyant que le lait se chargeait de médicaments pris par la nourrice, et dans une pensée généreuse pour les nourrices mercenaires, il conseillait de donner les médicaments à des chèvres qu'on ferait têter par les enfants. Rosen admettait l'infection par la génération, il savait que la syphilis cause la mort du fœtus, et les avortements, que les enfants naissent couverts d'ulcères. Mais à côté de cela il y avait des interprétations dues à ce que la syphilis n'était pas bien connue : ainsi ces syphilis données par la nourrice, comparées aux

1. Rosen, loc. cit.
2. Plenk, *Doctrina de morbis cutaneis*, Vienne, 1776.
3. Bertin, *Traité de la maladie vénérienne chez les nouveaux-nés*. 1812.

syphilis existant à la naissance annoncent une erreur d'interprétation; les syphilis à explosion tardive des enfants n'étaient point connues. Il ne faut point s'arrêter à la consultation des docteurs régents de la faculté qui, en 1775, dans une note envoyée aux administrateurs de l'hôpital d'Aix, disaient que les signes de l'infection vénérienne des nouveaux-nés apparaissaient dans les 10 à 12 jours qui suivent la naissance ou l'infection, et placent parmi les accidents de la syphilis l'ophthalmie purulente des nouveaux-nés; cette doctrine était un à peu près, une moyenne d'opinions. Jamais les corps savants en tant que corps n'ont formulé, une idée de progrès, ce n'est pas leur rôle.

Plenk (1776) produisit une sorte de classification des syphilis.

1° Gutta rosacea, 2° Scabies venerea, 3° Herpes syphiliticus, 4° Tinea venerea, 5° Mentagra venerea, 6° Impetigo venerea, 7° Verrucæ venereæ, 8° Condylomata venerea, 9° Aphthæ venereæ, 10° Rhagade venerea, c'est-à-dire les plaques muqueuses.

Cette classification est toute appropriée aux doctrines du temps, où l'on mêlait à la syphilis une quantité de maux qui lui étaient étrangers, la teigne et la gale par exemple. Nisbet (1780) en Angleterre a plus ou moins nettement reproduit cette division.

Enfin, le XVIIIe siècle ne finit pas, sans que les origines de la syphilis aient été étudiées avec un luxe d'érudition des plus remarquables sous la plume de Astruc, Hecker, Hensler, Sanchez, Grüner et Girtanner. Van Swieten (1768) approuvant les idées d'Astruc, étudie le traitement de la syphilis par le sublimé à l'intérieur à l'aide de la liqueur qui porte son nom [1].

On est quelque peu étonné de voir que l'académie de chirurgie en France si brillante, pendant près de 50 ans, ait si peu parlé de la syphilis. C'est que les académiciens étaient presque tous des opérateurs; après avoir subi l'oppression séculaire de la faculté de médecine qui jalousait les chirurgiens au point d'avoir fait confondre les barbiers avec les chirurgiens de Saint-Côme (arrêt du 7 février 1660), ils craignaient encore le retour des persécutions dont ils avaient été l'objet, de la part de la faculté de médecine. Ils évitaient de toucher les sujets que la médecine considérait comme un domaine. Depuis 1731, époque considérée comme la date réelle de la fondation de l'académie chirurgie jusqu'en 1776, au moment où Desault apparut avec son école, il n'est presque pas question de la syphilis à l'académie de chirurgie, si ce n'est du traitement mercuriel. Quesnay [2] déclarait le mercure, le seul antidote reconnu capable de guérir la syphilis. On trouve aussi une observation de J.-L. Petit où il est question d'une tumeur datant de six années et traitée par un charlatan, qui avait sans doute ouvert la trachée artère avec les caustiques dont il s'était servi, et laissé une vaste ulcération qui guérit, grâce aux frictions mercurielles, mais resta fistuleuse; enfin il y a le mémoire de Houstet (1733) sur les paralysies vénériennes, première ébauche des compendieux travaux sur les manifestations cérébrales de la syphilis, mémoire qu'au-

1. Van Swieten, *Commentaires sur les aphorismes* de Boerhaave, 1770.
2. Quesnay, *Mémoire sur l'impureté des humeurs*, acad. de Chir., ed. Didot, t. I.

cun des syphiliographes modernes n'a cité [1]. On trouve dans ce travail cette mention que le mercure ne doit pas être donné par le procédé de la salivation répétée, adopté par Boerhaave; que la chirurgie a depuis quelque temps bien démontré l'inutilité de cette manière de donner le mercure. Quoique l'observation ait trait à une paralysie simple dont la nature syphilitique n'a été établie, que par l'antécédent vague de boutons sur le corps, et par l'efficacité des frictions mercurielles, cette histoire vaut toutes les observations modernes de syphilis cérébrale. Le mémoire de Pibrac sur le sublimé, n'est qu'une discussion contre Astruc et Van Swieten qui en 1770, dans ses commentaires sur les aphorismes de Boerhaave, avait proposé la solution de sublimé qui est encore employée de nos jours.

Des grandes découvertes chimiques et anatomiques, la syphilis tira un certain jour, non pas tant pour ce qui est de ses accidents et de son traitement, mais pour ce qui touche à sa nature. La découverte du système lymphatique et des vaisseaux absorbants, du tégument, découverte connue de Boerhaave, presque contemporain d'Olaüs Rudbek, et à laquelle Mascagni (1784) avait le plus travaillé, doit bientôt intervenir dans l'interprétation de la syphilis et celui même qui va le mieux écrire sur la syphilis, est précisément celui qui avec Mascagni a le plus contribué à approfondir l'étude des vaisseaux et ganglions lymphatiques : j'ai

1. HOUSTET, *Sur une paralysie de cause vénérienne*, mém. Acad. de Chir. Éd. Didot, t. XI.

2. PIBRAC, *De l'emploi du sublimé à l'intérieur*, mém. Acad. de Chir., t. XI.

nommé John Hunter. Le scorbut, la scrofule étudiés concurremment, devaient aussi éclairer les chirurgiens et faire disparaître des maux étrangers à la syphilis pour les faire rentrer dans la scrofule et le scorbut.

VI

JOHN HUNTER

ÉPOQUE CHIRURGICALE DE LA SYPHILIS.

J. Hunter (1786) [1] fait époque dans l'histoire de la syphilis. Son livre a une légitime autorité à cause de l'esprit scientifique de son auteur, et sans doute à cause de ce que Hunter a vu la syphilis en savant qui éclaire le sujet qu'il traite, par les connaissances qu'il a puisées dans un autre ordre d'études chirurgicales.

Hunter reprend la thèse ancienne : la vérole est due à un poison ou virus propre à l'espèce humaine contenu dans le pus vénérien, bien qu'il dise que parfois on ne trouve pas de traces évidentes d'ulcère chez des femmes qui ont donné la syphilis; le pus vénérien est plus ou moins actif, le pus étendu produit des effets moins graves que le pus en nature; enfin la constitution du sujet qui reçoit la contagion, influe sur les accidents qu'il va éprouver.

Faisant allusion à une phrase d'Astruc citée plus

1. J. Hunter, *Traité de la maladie vénérienne*, trad. Richelot et notes de Ricord, Paris, 1845.

haut et surtout à un mémoire de Tode (de Copenhague [1]), il affirme en s'appuyant sur des preuves cliniques qu'il n'y a qu'un seul et même virus. Il explique très-bien que, dans certains cas, des chancres apparaissent à la suite d'une blennorrhagie sur le même individu, mais il avoue lui-même que ce n'est pas la règle et attribue le défaut de coexistence constante entre les chancres et la blennorrhagie, à une sorte de sympathie entre la muqueuse de l'urèthre et le gland et pense qu'une partie étant malade, l'autre doit échapper. Mais la preuve la plus positive qu'Hunter ait invoquée est l'auto-inoculation du pus blennorrhagique qu'il a pratiquée sur lui-même et qui a donné naissance à un chancre.

Suivant Hunter, le pus contagieux est virulent et il agit sur les plaies en produisant une irritation spéciale. Les rapports sexuels, l'allaitement, sont les voies de transmissions du mal, seulement pour ce qui est de la syphilis héréditaire, il croit que l'enfant la gagne au passage, et n'admet point l'infection du fœtus par le sang de sa mère.

On voit à ce tableau la netteté des idées de Hunter, l'esprit clinicien de l'auteur distingué qui a vu si juste sur beaucoup de points. Seulement à cette époque l'orchite était appelée testicule vénérien, les arthrites étaient considérées comme une métastase ainsi que l'ophthalmie. On comprend dès lors la confusion qui était légitimement faite du moment où l'on reconnaissait que la syphilis inoculée cause des accidents éloi-

1. Tode, *Vom Tripper in ansehung semer Natur*, Copenhague. 1774.

gnés. Mais là où est la plus grande question, c'est l'identité d'origine de la blennorrhagie virulente et du chancre. Hunter en effet admet une blennorrhagie simple, mais il croit qu'elle est souvent la syphilis. Hunter pensait que la gonorrhée syphilitique donnait une certaine activité aux maladies des sujets infectés, telles que la scrofule, la phthisie, les affections des voies lacrymales et même le cancer. C'était déjà une distinction très habile pour l'époque et c'est ainsi que l'on va dégager peu à peu de la syphilis toutes les maladies qu'on y avait fait rentrer depuis deux siècles.

Parmi les choses nouvelles qu'a dites Hunter sur la gonorrhée c'est qu'elle peut apparaître sans incubation ou après incubation, et que la gonorrhée peut être due à la goutte, surtout quand le malade a eu antérieurement une blennorrhagie. Imbu du Vitalisme du temps de l'animisme de Sthal, Hunter explique l'épuisement de la blennorrhagie par l'impuissance du principe vital à entretenir toujours l'action irritante, et il en tire cette conclusion, qu'une gonorrhée rend les individus rebelles à la contagion d'autres gonorrhées (Hunter en effet appelle ainsi la blennorrhagie).

La gonorrhée comprend chez l'homme l'uréthrite et de la balanite, et chez la femme l'inflammation du vagin de l'urètre et des grandes lèvres; l'auteur anglais admet qu'il peut y avoir, mais rarement, ulcération des muqueuses, que c'est surtout une sécrétion de la muqueuse qui cause la gonorrhée. Il signale l'inflammation des glandes de Cooper, les chaudes-pisses cordées, les hémorrhagies uréthrales, les douleurs dans le bassin; la cystite du col, l'orchite et sa coïncidence de la disparition de l'écoulement. L'hydrocèle, ce que Rochoux plus tard a appelé la vaginalite, et même, la lymphangite de la verge et les adénites inguinales, quoique les mots n'aient pas encore été inventés, sont parfaitement exposés. L'on n'a rien ajouté depuis Hunter à l'histoire de l'uréthrite blennorrhagique chez l'homme.

Pour ce qui est de la gonorrhée chez la femme, Hunter n'usant pas souvent du spéculum que les Anglais n'emploient point comme nous, avait tout vu excepté les ulcérations du col et la blennorrhagie utérine. Mais l'uréthrite de la partie antérieure de l'urèthre, la cystite du col *sympathique*, dit Hunter, les abcès des grandes lèvres si heureusement étudiés par Huguier à notre époque sous le nom d'abcès des glandes vulvo-vaginales sont signalés; il n'est pas jusqu'à l'ovarite qui n'ait été soupçonnée. Enfin Hunter avait bien remarqué la longueur de la durée des vaginites, et il avait observé érosions de l'anus et même les chancres causés par le contact du pus provenant du vagin.

Comme traitement il propose les calmants, si l'inflammation est violente et si elle a les caractères de l'inflammation commune; au contraire, il propose les astringents, si l'inflammation est modérée, il recommande les diurétiques et les purgatifs mercuriaux et autres. Il donne le mercure comme spécifique en évitant toutefois de provoquer la salivation. Il recommande les injections sédatives à l'acétate de plomb, les injections émollientes d'huile, de lait, etc., et les injections astringentes végétales et minérales, les vitriols (sulfate de cuivre et de fer), les sels de mercure et l'alun. Pour la femme il employait l'onguent mercuriel en onctions dans le vagin, puis les injections, les mêmes que chez l'homme et à plus forte dose.

Le baume de copahu, l'opium, le régime sévère, le purgatif et la saignée chez les sujets forts, les reconstituants chez les sujets faibles, le traitement mercuriel commencé de bonne heure, soit par les préparations destinées à être prises à l'extérieur, cinq centigrammes de mercure calciné, matin et soir, soit par les frictions, tel est le traitement interne des gonorrhées chez l'homme et chez la femme.

Hunter connaissait les chaudes-pisses cordées, les érections douloureuses, la cystite et l'orchite qui compliquent la blennorrhagie et il expliquait tout par des sympathies; l'uréthrite chronique, les douleurs uréthrales sans écoulement, longtemps après les gonorrhées et qu'il traitait par le vésicatoire au périnée et le sublimé à l'intérieur et même l'électricité; le traitement des blennorrhées chroniques par l'usage de la sonde, réinventé de nos jours, les indurations épididimaires, les catarrhes vesicaux, les déviations de la verge, Hunter a tout décrit. Le retrécissement de l'urèthre qu'il attribue non pas à la cicatrisation d'un ulcère, ni aux injections irritantes, mais bien à une disposition spéciale de la muqueuse, en faisant remarquer que les retrécissements avaient lieu là où en général ne sont pas le plus souvent les lésions de la blennorrhagie; la dilatation, les caustiques avec les bougies emplastiques comme traitement sont indiqués nettement.

Hunter connaissait le spasme dans les rétrécissements; ce chapitre traité en maître chirurgien n'a pas été dépassé même de nos jours, il connaissait l'inflammation de la prostate, son hypertrophie, les excroissances ou polypes de l'urèthre et leur relation avec une ancienne blennorrhagie, la prostatorrhée même pendant les efforts pour aller à la selle, et qu'il attribuait à l'irritation des glandes de l'urèthre, l'impuissance et l'atrophie du testicule. De tout ce qu'il a écrit sur la gonorrhée, une seule chose est contestée : le retrécissement spasmodique simple. La rétention d'urine déjà bien traitée à l'Académie de chirurgie et par Pouteau est à la hauteur du reste du livre. Pour toutes ces maladies secondaires Hunter, comme ses contemporains, donnait le mercure en friction ou à l'intérieur.

Hunter a décrit le chancre comme une unité pathologique causée par le virus vénérien appliquée sur une petite plaie ou sur une surface dont l'épiderme est très-mince comme le gland et la face interne du prépuce. Le chancre vient plus tard que la gonorrhée après le coït infectant : jusqu'à 7 semaines après. Le chancre débute par une vésicule enflammée et il survient autour un *épaississement* qui est vraiment de nature vénérienne. *Sa base est dure.* Le chancre retentit sympathiquement au voisinage. Il peut se gangrener et entraîner de la gangrène dans le voisinage. Le phimosis inflammatoire compliquant les chancres est bien décrit. La gonorrhée et le chancre peuvent exister sans arrêter la marche de l'un ou de l'autre. Hunter consacre un court chapitre aux chancres chez la femme, et il dit peu de chose sauf que les chancres s'inoculent eux-mêmes à l'anus et au périnée, le reste est vague : on voit que le grand chirurgien Anglais n'avait point vu beaucoup de femmes atteintes de chancres. Hunter a dit une phrase un peu obscure; il y a en effet dans le texte que ces chancres sont chez les femmes une maladie entièrement locale et qu'elle n'éveille point de sympathies. Il s'agit des accidents de voisinage, car Hunter parle de la sphère de sympathie jusqu'où peuvent s'étendre ces ulcères. Le chirurgien Anglais est plein des mots des théories de Stahl, quoiqu'au fond il se rattache aux théories humorales de la fin du XVIIIe siècle.

Outre le traitement local, cautérisation et excision du chancre ou des chancres, Hunter donnait dans tous les cas du mercure intus et extra, sur le chancre ou sur la peau, en frictions (calomel, précipité rouge, onguent mercuriel, tout est indiqué). Le phimosis chancreux était opéré et s'il se grangrénait c'était une chose heureuse et on donnait encore du mercure. Pour les femmes le même traitement était préconisé et le tampon vaginal était prescrit. Le sublimé corrosif est le caustique recommandé. Le phagédénisme est regardé comme une complication cancéreuse, et Hunter préconise contre ce mal la ciguë et la salsepareille, mais il n'est plus question de mercure.

Hunter décrit des chancres secondaires, c'est-à-dire des ulcérations à la place des anciens chancres et leur ressemblant à s'y méprendre. Hunter a-t-il voulu parler de plaques muqueuses ulcérées ou d'autre chose? il est difficile de se prononcer. Les indurations persistantes après les chancres, les végétations ou poireaux sont brièvement étudiés et Hunter leur opposait les escharotiques, l'électricité et le bistouri ; il ne croyait pas que le mercure pût les guérir, car il admettait qu'il y avait des végétations qui n'étaient point de cause vénérienne.

Ainsi voilà le terrain déblayé sur la question du chancre en tant qu'accident initial de la syphilis, les bases sont posées, le chancre est le produit de l'application du virus vénérien sur quelque point où il est déposé ; tous les chancres sont causés par le contact et ils ont un caractère spécial, la tendance à l'induration.

Hunter qui avait étudié les vaisseaux lymphatiques avec son frère William parlait avec une légitime autorité du bubon qui, pour lui, est la conséquence immédiate de la gonorrhée, du chancre et de la syphilis constitutionnelle. Hunter et Astruc avaient dit la même chose, mais sans explication car ils ne connaissaient point tout le système lymphatique du tégument. Les médecins et Boerhaave avec eux pensaient que la lymphe viciée était apportée dans les glandes par le sang. Drake, un médecin mécanicien (1696), avait eu une lueur d'intelligence des faits, car il disait en propres termes : « Il est probable que le bubon vénérien est produit par le pus contagieux qui est pompé par les lymphatiques et de là porté aux glandes inguinales. » Mais plus loin il ajoute que lorsque les bubons arrivent longtemps après le chancre, c'est-à-dire lorsqu'il y a bubon indolent, les glandes sont gonflées par le sang repoussé par la nature vers les émonctoires des aines.

Hunter admet que le pus peut être porté aux ganglions sans plaie, sans ouverture de la peau ; c'est l'absorption insensible, le bubon d'emblée ; puis il admet l'absorption du pus d'une gonorrhée ou d'un chancre, c'est-à-dire du poison vénérien, par une plaie simple.

Le pus vénérien absorbé produit des abcès dans les glandes ou *dans les vaisseaux lymphatiques*, c'est l'angeioleucite de la verge. Un laps de temps s'écoule entre l'absorption et les inflammations des glandes, enfin Hunter dit que le bubon peut exister partout dans toutes les régions où l'inoculation du virus syphilitique peut retentir. A l'aine, il décrit trois sortes de bubon dont deux correspondent l'une aux lésions anales, l'autre à celles de la verge ou du vagin.

Hunter admet un bubon qui marche vite (le bubon dit chancreux de nos jours), un bubon qui marche lentement (le bubon indolent des modernes), c'est-à-dire le bubon avorté par l'usage du mercure, dit Hunter, car à son époque tous les chancres étaient traités énergiquement par le mercure. Mais l'auteur ne connaissait pas bien l'engorgement multiple des glandes, et il était disposé à le rattacher à une cause étrangère à la syphilis, parce que ces bubons arrivaient, disait-il, après une petite fièvre; cependant plus loin Hunter dit qu'il a vu dans le cours de la syphilis constitutionnelle des bubons indolents. Le traitement mercuriel par les frictions, et le traitement interne est indiqué, seulement Hunter dit qu'il ne faut pas abuser du mercure lorsque le bubon suppure. Il joint une observation de bubon suppuré devenu phagédénique, et il met, cette disposition à l'ulcération rebelle, sur le compte de la santé générale des individus.

Ce que Hunter a bien vu, ce sont les accidents locaux de la syphilis ; il les a vus et décrits avec une précision telle qu'il n'y a presque plus rien à ajouter. Examinons maintenant ce qu'il appelle la syphilis constitutionnelle.

Pour Hunter la syphilis débute ordinairement par une gonorrhée, un chancre ou un bubon; le pus de ces lésions porté dans l'économie, engendre la syphilis. Il repousse une vieille théorie qui admettait que les sécrétions et le sang continssent le virus et pussent engendrer des gonorrhées des muqueuses. Il dit que les lésions qui dérivent de la syphilis constitutionnelle ont de la tendance à former des ulcères, mais que ces ulcères diffèrent du chancre en ce sens que les chancres sont seuls accompagnés d'inflammation. La syphilis héréditaire par l'intermédiaire du sang de la mère est niée par Hunter, quoiqu'il produise un fait où l'infection intra-utérine est évidente. Il n'y a de possible que la contagion au passage, l'auteur invoque cet argument spécieux : si le sang contenait le virus, chaque plaie faite à cet individu deviendrait un chancre. Enfin il affirme que les symptômes de la syphilis constitutionnelle *ne produisent pas un pus semblable à celui d'où ils tirent leur origine*. C'était nier la contagion des accidents secondaires. Une observation où l'inoculation des ulcères secondaires a été pratiquée sur le malade lui-même et n'avait rien produit, avait sollicité la conclusion de Hunter. Le chirurgien anglais, en effet, pratiquait des inoculations et ce fut lui le premier qui vulgarisa ces expériences.

Hunter admettait une fièvre syphilitique, de la céphalagie et des insomnies et parfois des douleurs rhumatismales chez les syphilitiques, soit dans les accidents locaux, gonorrhées et chancres, soit au début des syphilis constitutionnelles, mais il croit que la fièvre est due à l'irritation vénérienne, qu'elle peut exister sans accidents locaux et que, dans certains cas, elle ne saurait être considérée comme exclusivement syphilitique. Il ajoute qu'elle est suivie parfois d'engorgements glandulaires et de nodus (ces nodus sont probablement les tubercules cutanés ou les gommes), et que la rigueur de la saison favorise l'éclosion de la fièvre chez les individus prédisposés.

Les accidents de la syphilis marchent en même temps sans influer l'un sur l'autre, un malade peut avoir chancre, gonorrhée et syphilis constitutionnelle à la fois, quoique l'on voie la blennorrhagie se transformer en chancres. Un bubon vénérien peut prendre les caractères d'un bubon scrofuleux, cependant la vérole ne se termine pas en une autre maladie. Plein des théories des temps sur l'irritation, les sympathies, les dispositions et les constitutions des vitalistes Anglais et Allemands, Hunter admet un pouvoir spécifique d'extension aux accidents syphilitiques, s'appuyant sur ce qu'il appelle la susceptibilité des divers organes. Il conçoit des manifestations syphilitiques de premier ordre sur la bouche, la peau et les muqueuses; des manifestations de second ordre sur les parties profondes, les muscles, etc. Quant à la syphilis viscérale, il l'admet surtout pour le poumon et croit que ce sont des accidents de troisième ordre. Ainsi les accidents locaux seraient suivis d'accidents primitifs secondaires et même tertiaires, arrivant parce que le mal n'a été guéri par le mercure que superficiellement et qu'il reste intérieurement à l'état de dispositions.

Les parties sont attaquées par le virus vénérien plus vite les unes que les autres, en vertu de leur tendance propres, mais le froid a une action très puissante pour favoriser l'apparition des manifestations syphilitiques; c'est ce qui explique pourquoi le nez et la bouche sont le plus souvent affectés. Le froid même agit pour la production des accidents sur les parties du second ordre, puisque ce sont les os de la tête qui offrent le plus souvent les lésions de la syphilis. Hunter ajoute que les parties externes ne sont jamais affectées une seconde fois après que les parties internes ont été prises à leur tour.

Hunter a résumé ceci sous forme de proposition, voici la proposition capitale : le plus grand nombre des parties qui sont atteintes de syphilis constitutionnelle sinon toutes, sont atteintes de l'irritation vénérienne ou infectées en même temps, quelle que soit l'époque où le mal se révèle.

Nous verrons à l'article TRAITEMENT les propositions relatives à l'action du mercure.

A propos des symptômes de la syphilis constitutionnelle, Hunter croit que la syphilis affecte des marches variables suivant les individus à cause de la condition propre des solides; ici Hunter revient au solidisme mais au milieu de ses explications on trouve cette mention qu'il y a des syphilis à marche rapide et d'autres à marche lente, cependant l'époque commune d'apparition des symptômes généraux serait pour l'auteur six semaines après l'introduction du poison. Mais il admet pourtant que la syphilis peut exister du jour même où le coït a eu lieu et en même temps que le chancre débute et suit son évolution.

Les manifestations de premier ordre de la syphilis

décrites par le chirurgien sont des marbrures de la peau (c'est-à-dire la roséole) ; des taches circonscrites qui se recouvrent d'une croûte (c'est-à-dire des papules) ; des petites tumeurs inflammatoires contenant du pus et ressemblant à des papules (c'est-à-dire l'acné syphilitique) ; les taches ulcéreuses recouvertes de croûtes reposant sur une peau de couleur cuivrée puis sur de véritables ulcères (c'est-à-dire les syphilides crustacées); cette lésion est aussi décrite pour la main, et Hunter l'envisage comme une transformation de taches vénériennes plus simples.

Mais Hunter décrit en toutes lettres la plaque muqueuse, sauf le mot muqueuse.

« Les altérations que je viens de décrire, dit-il, sont propres aux parties découvertes. Mais dans les points où la peau est en contact avec la peau, qui y entretient un certain degré d'humidité, comme entre les fesses, à la marge de l'anus, entre le scrotum et la cuisse, dans l'angle rentrant situé entre les deux cuisses, à la face externe des lèvres et dans l'aisselle, l'éruption ne revêt jamais le caractère ci-dessus; au lieu de présenter des écailles et des croûtes, *la peau est soulevée,* et en quelque sorte tuméfiée par de la lymphe extravasée de manière à former une *plaque blanche, molle, humide, de laquelle suinte une matière blanche;* » même les plaques muqueuses de la peau sont décrites : « J'ai vu des lésions locales se rapprocher de cette dernière forme sur les téguments communs, mais seulement dans les parties de la peau, qui étaient couvertes par les vêtements. » Seulement Hunter se demandait si ces lésions étaient exclusivement syphilitiques. Toutefois il ne manque pas d'ajouter ces deux remarques très-judicieuses, qu'on observe ces lésions autour de la racine de l'ongle et sur le cuir chevelu.

Hunter indique bien ensuite les syphilides buccales sur les lèvres, la face interne des joues, la langue, les amygdales où on trouve des ulcères. Mais ici il y a dans l'esprit de l'auteur une confusion : quoiqu'il distingue l'amygdalite simple et l'amygdalite couenneuse de l'amygdalite syphilitique, il n'avait pas vu les plaques muqueuses simples et végétantes de la gorge, car il dit qu'il y a toujours perte de substance dans l'ulcère vénérien de la gorge.

Il parle aussi des indurations de la langue, enfin il donne à entendre que les lésions qu'on rencontre sur le pharynx dans la syphilis, peuvent exister sur le larynx. De tous les accidents de cet ordre, Hunter n'en n'a omis qu'un, l'iritis. C'est à la suite de l'exposé que nous venons de résumer que Hunter place cette observation tant citée d'inoculation du pus d'une gonorrhée ayant produit un chancre, et la syphilis constitutionnelle. Cette observation sera rappelée dans la partie nosographique.

Hunter décrit ensuite les périostoses, le gonflement des tendons et des aponévroses, les nodus des os, les exostoses. Puis il revient sur la fièvre et élimine ensuite toutes les maladies regardées comme syphilitiques par Astruc et son école, quoiqu'il mette encore la fistule à l'anus au nombre des résultats de la syphilis.

Hunter développe la théorie de l'action du mercure, mais il ne néglige point le traitement local, le lecteur retrouvera cette partie de l'histoire dans le chapitre du traitement de la syphilis.

Ainsi Hunter décrit de main de maître, les accidents locaux de la syphilis et considère le chancre, la gonorrhée, le bubon, la syphilis constitutionnelle, comme le produit d'un seul et même virus. Il admet toutefois des syphilis sans accident de début. Malgré des lacunes, malgré des théories solidistes ici, vitalistes là, il a bien décrit les accidents successifs de la syphilis, et leur enchaînement. Inoculant les accidents de la syphilis, il est tombé sur des faits les uns probants, les autres contradictoires comme toutes les écoles qui l'ont suivi. Mais son livre est de la vraie science, et j'ai repris cette œuvre pour avoir un point de départ certain dégagé des fausses doctrines.

VII

LES DISSIDENTS DE L'ÉCOLE DE HUNTER

Après Hunter, de toute part la syphilis mieux comprise, mieux étudiée, est traitée dans les livres, les recueils périodiques et les journaux dont le rôle commençait. Mais si le chirurgien Anglais fournit le fond de tous les traités, il y a des dissidences nombreuses sur des points de détail. L'efficacité du mercure est mise en doute, Clutterbuck (1799), Fergusson, puis Guthrie, Rose et autres ont attaqué la spécificité du médicament : c'est de l'Angleterre que part le mouvement. Mais le premier travail effectué fut de séparer la blennorrhagie de la syphilis. La classification des éruptions syphilitiques et la syphilis des femmes enceintes et des enfants, sont encore étudiées à fond. Bien d'autres sujets ont été effleurés, toutes sortes de théories se sont produites autour de l'œuvre de Hunter, et c'est dans cette époque que les théoriciens modernes vont chercher les précurseurs des opinions qu'ils remuent encore aujourd'hui. La voie ouverte par Hunter lui-même, la distinction des affections syphilitiques avec les pseudo-syphilis, tels que le rhumatisme et la scrofule, est suivie jusqu'à l'excès même. Fr. Beer va décrire bientôt l'iritis syphilitique ou les condylomes de l'iris, après que Shmidt en 1801 aura découvert l'iritis.

Au moment même où écrivait Hunter, la nature syphilitique de la blennorrhagie était discutée. C'est en Angleterre qu'a lieu le grand mouvement scientifique. Swediaur (1784), B. Bell (1786), reprenant la thèse de Balfour et de Tode de Copenhague déclarèrent qu'il y avait une gonorrhée qui n'était point syphilitique. Swediaur s'appuyait sur sa propre expérience, il s'était donné une blennorrhagie par une injection ammoniacale [1] et qui avait guéri en peu de temps. Cette expérience était décisive, et était une confirmation des idées émises *à priori* par Balfour [2] (1767), W. Ellis [3] (1774) et Tode, et après lui Duncan. Swediaur est celui qui fit entrer dans la science le mot de *blennorrhagie*, Turquet de Mayerne avait essayé en vain déjà de créer un mot pour remplacer le terme gonorrhée, le mot πυρροια [4]. Les idées anglaises de B. Bell s'introduisent en France après l'époque tourmentée de la révolution française, et la période oppressive du premier empire. Quand le grand mouvement des esprits vers la liberté et le droit nouveau fut un peu épuisé, toutes les forces vives de la nation, absorbées par la lutte, ou comprimées par le despotisme de Napoléon, qui comme Louis XIV n'a guère su élever que des courtisans, se reportèrent sur les sciences. La médecine et la chirurgie française reçu-

1. SWEDIAUR. *Traité complet sur les symptômes, les effets, la nature et le traitement des maladies syphilitiques*, trad., Paris, 1798. T. I.
2. BALFOUR. *Dissertatio de gonorrhea virulenta*. Edim., 1767.
3. W. ELLIS, *An essay on cure of venereal gonorrhea*, Lond. 1771.
4. TURQUET DE MAYERNE. *Syntagmata psaxeos*, 1690, London.

rent une impulsion nouvelle et reprirent la tradition de Desault, Bichat et Pinel, et dès que la guerre cessa de troubler l'Europe, on reprit les communications scientifiques de pays à pays. L'on peut dire que sauf en Angleterre la science avait sommeillé en Europe pendant près de 12 ans, quoique les hommes instruits et travailleurs ne manquassent point. La syphilis cependant, et les plaies de guerre étaient observées, on en parla, mais ce fut tout. Il n'y eut rien de nouveau, si ce n'est ce qui a trait au traitement de la syphilis par le mercure et le placement de la syphilis dans les classifications médicales.

La syphilis étudiée par Pinel (1798) [1] était envisagée d'après la théorie humorale : suivant Pinel le virus vénérien reçu par les vaisseaux lymphatiques peutêtre porté dans le canal thoracique, et de là dans la masse du sang ou la masse commune des liquides, il en résulte une irritation accompagnée de frissons slégers et si vagues que souvent les malades ne le sentent pas. Le virus circule dans les fluides à peu près cinq ou six semaines, et il se porte sur les glandes par une sorte d'affinité. La syphilis était rangée au nombre des maladies organiques avec le scorbut, la gangrène, le cancer, le carreau ou tuberculose intestinale, la lèpre. La doctrine de Pinel était celle de Hunter, avec cette différence que Hunter était vitaliste et un peu solidiste, tandis que Pinel se rattachait à l'humorisme renaissant.

B. Bell niait que la blennorrhagie simple fût de nature syphilitique, il est le premier qui ait attribué la

1. Pinel, *Nosographie philosophique*, 1798.

production de chancres, au contact du pus blennorrhagique à un chancre existant dans le canal uréthral, un chancre larvé ; et il explique ainsi la syphilis qu'Hunter s'est inoculée lui-même avec le pus d'une blennorrhagie [1].

Mais ce n'est point seulement la blennorrhagie qui est distraite de la syphilis, c'est encore des ulcérations des organes génitaux, toutes celles que l'antiquité et le moyen âge avaient décrites. Ici les travaux des historiens inspirent les médecins, le livre de Hensler [2] plus connu ou plus goûté que celui de Beckett, on ne sait pourquoi, a inspiré les dualistes, Carmichael et autres. L'existence de chancres, de bubons et d'ulcères de diverse nature qui avaient guéri dans l'antiquité sans mercure poussait à conclure que la syphilis était étrangère à ces ulcères. Hunter même avait déjà dit qu'il ne fallait point donner de mercure pour ces lésions. Swediaur s'était rattaché à cette opinion dès 1784. Il avait insisté surtout sur le caractère non syphilitique du chancre phagédénique. Abernethy, en Angleterre (1804), formule cette proposition, que l'induration à la base est le caractère du chancre syphilitique, tandis que la maladie pseudo-syphilitique est constituée par des ulcérations sans induration et qui ont de la tendance à s'étendre. Il ajoute que jamais le chancre phagédénique n'infecte la constitution [3]. On voit dans cette description un abus d'expression, le mot infecter l'économie

1. B. Bell, *Traité de la gonorrhée virulente*, t. I, trad.

2. P. C. Hensler, *Geschichte der Lutseuche*, etc., 1783, loc. cit. Girtanner a fait la même remarque, voy. l'indication bibl. p. 3.

3. Abernethy, *Surgical observations on desease ressembling syphilis*, Lond., 1804.

est faux, puisque celui qui a un chancre induré a la syphilis : il faudrait dire que l'induration du chancre caractérise le début de l'infection syphilitique. Cette manière de parler va longtemps embrouiller la glose des syphiliographes, et soulever une controverse presque séculaire aujourd'hui. Le dualisme chancreux après Abenethy se trouve constitué. Mais sa fortune doit suivre des vicissitudes singulières.

A la même époque, Willan (1798), en Angleterre, venait de produire une classification des maladies de la peau. Presque aussitôt un médecin Français, Trappe [1] (1801), fit une classification des excroissances et pustules vénériennes. Les premières, il les décrit tout en reconnaissant qu'elles peuvent n'être pas syphilitiques. Les secondes sont ortiées miliaires vésiculaires, c'est-à-dire tenant de la gale, ou lenticulaires et squammeuses, c'est-à-dire dartreuses, ou merisées croûteuses et serpigineuses. La gale et les dartres étaient étudiées à cette époque et elles devaient réagir sur les descriptions des syphilides. Trappe est le premier qui parle du pemphigus des nouveaux-nés sous le nom de phlyctènes syphilitiques des nouveaux-nés. On le voit, la science était peu avancée sur ce point, il y avait tout à faire et c'est seulement en 1832 que l'étude des maladies de la peau va entrer dans une phase de progrès vraiment remarquable, et cette fois c'est l'école française qui l'emportera sur toutes les autres écoles.

A la fin du XVIIIe siècle et au commencement du XIXe, Doublet (1781) et Bertin (1810) attachés l'un à un hôpi-

1. TRAPPE, *Excroissances et pustules vénériennes*, diss. inaug., Paris, An X.

tal d'enfants, créé à Vaugirard à l'instigation de Lenoir, lieutenant de police (aujourd'hui l'hôpital des Enfants), l'autre à l'hospice des vénériens (aujourd'hui l'hôpital du Midi) [1] étudièrent la syphilis des femmes grosses et des enfants nouveaux-nés. Bertin n'a fait, il le dit lui-même, que développer les travaux de Doublet. La question de la syphilis des enfants posée par la société de médecine, conduite par Vicq d'Azir, indique bien qu'elles étaient déjà les préoccupations des médecins du temps. Ce ne fut que 20 ans après la révolution toutefois que les travaux sur ce sujet purent éclore.

Le livre de Bertin [2], riche en documents statistiques, montre que la syphilis des enfants était bien telle que nous la voyons aujourd'hui et qu'elle était extrêmement souvent suivie de mort, et qu'on perdait environ 5 enfants sur 7 de la syphilis ou d'une complication. Déjà à cette époque, la syphilis enfantile était considérée comme pouvant être communiquée par le père, par le père et la mère à la fois au moment de la conception et pendant la gestation. Déjà Bertin fait ressortir la conclusion naturelle de l'observation rapportée par Hunter touchant un nouveau-né avec des pustules sur le corps enfant d'une mère qui avait eu seulement des accidents secondaires au moment de la gestation et il en tirait cette conclusion que l'infection de l'enfant avait lieu dans le sein de la mère sans chercher à expliquer le mode de propagation. L'infection au pas-

1. Les services des femmes grosses et des enfants syphilitiques de Vaugirard furent transférés aux Capucines en 1793, et c'est en 1835 qu'ils furent transférés à l'hôpital de Lourcine.

2. Bertin. *Traité de la maladie vénérienne chez les enfants nouveaux-nés, les femmes enceintes et les nourrices.* Paris, 1810.

sage admise autrefois ne faisait plus de doute à cette époque si ce n'est dans l'esprit de Bosquillon, le traducteur de B. Bell. Il est vrai qu'à cette époque l'ophthalmie des nouveaux-nés était considérée comme de la syphilis et cela justifiait sa théorie : enfin on décrivait l'infection par les baisers.

On décrivait comme accidents de la syphilis des enfants : 1° L'ophthalmie purulente, le coryza, les otites qui étaient considérées comme des gonorrhées oculaires, nasales et auriculaires. 2° Les pustules lenticulaires, squammeuses, tuberculeuses ou croûteuses, les observations du temps montrent que ces descriptions se rapportent à des plaques muqueuses et des tubercules de la peau. Le mot de pustules plates se trouve même dans les observations de Bertin.

Doublet mieux inspiré que Bertin ne décrivait pas des chancres des nouveaux-nés. Bertin au contraire mettait au nombre des chancres, les aphthes, les onyxis et les excoriations au nombril. Peut-être avait-il vu des plaques muqueuses de ces régions? c'est ce qu'il est difficile de dire aujourd'hui d'après le texte.

Sur les bubons on trouve d'excellentes remarques générales, à savoir que les bubons au cou et dans les aisselles sont les moins rares chez les enfants. Que les ulcères *primitifs* causent plus de bubons que les ulcères *secondaires*.

Les gommes des enfants étaient admises en principe, mais à en juger par les observations de Bertin, il semble bien prouvé que ces prétendues gommes étaient au crâne des céphalématomes et aux membres des abcès froids. Enfin Bertin cite un cas de gonflement des os du bras et de la cuisse, un seul fait très-discutable qui pourrait être du décollement, épipysaire aussi bien que des périostoses. Doublet avait aperçu le sélérème des nouveaux-nés et le pemphigus des pieds.

La décrépitude en miniature, disait Doublet, révèle la syphilis héréditaire, les ulcères, la macération de l'épiderme, les taches violacées de la peau sont les premiers indices. Mais tous les médecins étaient à peu près d'accord pour admettre que la syphilis héréditaire n'apparaissait en général qu'après le 12e jour, et qu'elle n'apparaissait guère après le 3e mois.

Les auteurs français ne se dissimulaient point la gravité de la syphilis héréditaire. Nisbett et les Anglais, au contraire, ne jugeaient point les choses de la même façon, ils croyaient que la syphilis infantile était plus facile à guérir que celle de l'adulte. Sanchez au contraire avait fait de la syphilis la source de toutes les maladies de l'enfance comme Vigarous et beaucoup d'autres à la fin du XVIIIe siècle.

Bertin résuma les opinions de ces devanciers et le résultat de ses observations sur la syphilis des femmes grosses, sous forme de propositions auxquelles le temps n'a pas eu grand'chose à changer sauf pour ce qui est de la médication.

« La syphilis ne cause pas toujours l'avortement ; le traitement anti-vénérien prudemment administré ne produit pas l'avortement, celui-ci a lieu plus fréquemment au contraire chez des femmes atteintes de vérole invétérée et abandonnées à elles-mêmes ou chez des femmes auxquelles une constitution cachectique ou un état fébrile ne permettent pas d'administrer le mercure; des enfants nés de mères infectées et qui n'ont fait aucun traitement pendant la gestation sont quelquefois exempts de syphilis.

L'enfant peut avoir la syphilis sans que la mère ait rien : il est donc nécessaire que l'enfant ait puisé le germe de la syphilis dans la semence du père.

Un nourrisson peut donner du mal à sa nourrice, quoiqu'il ne présente aucun symptôme à la bouche et aux lèvres.

Une nourrice, saine d'ailleurs, peut quelquefois transmettre à son enfant le virus, lorsqu'elle lui donne le sein que vient de têter récemment un enfant qui a des ulcères vénériens à la bouche, sans qu'elle l'absorbe elle-même.

Le traitement indirect par la mère ou la nourrice soumise aux frictions mercurielles ou au muriate suroxygène de mercure à l'intérieur, fait disparaître les accidents des enfants, mais ceux-ci ne disparaissent que pour reparaitre au moment de la première dentition.

Les enfants supportent bien le muriate suroxygéné de mercure donné à une dose proportionnée à leur âge. »

Néanmoins les esprits restent divisés sur beaucoup de points de détails, Swediaur ne voulait pas qu'on traitât les femmes en couche par les frictions. Doublet, au dire de Bertin qui cherche à l'en excuser, ne traitait pas les femmes à la fin de la grossesse. Petit Radel était d'avis que les frictions mercurielles étaient les plus avantageux de tous les traitements pour les enfants et les femmes [1].

Pour expliquer enfin les enfants sains que mettaient au monde les syphilitiques, d'après Abenethy on disait que la syphilis gagnée pendant les deux derniers mois de la grossesse n'infectait pas l'enfant.

Cette étude de la syphilis chez les femmes grosses, les enfants et les nourrices est la partie saillante de l'histoire de la syphilis au commencement de ce siècle. Les autres travaux portent sur la distinction entre la syphilis et la blennorrhagie et entre les espèces de chancres; Joseph Louvrier (1809) [2] reproduisit en Allemagne les idées d'Abernethy.

Quelques années après, trois idées furent émises, deux appuyées sur des faits et des expériences, une reposant sur une vue de l'esprit. Hernandez, Carmichael, et Caron qui reproduisit les idées de Bru, ont soulevé de grandes controverses pendant près de 20 ans. D'autre part, les Anglais continuaient à parler du traitement de la syphilis sans le mercure. Alyon et Pratt recommandaient l'oxygène comme un spécifique de la syphilis. T. Beddoes vantait l'acide muriatique.

Hernandez (1812) [3] reprenant les idées de Bell et de Vacca Berlinghieri (1810) [4] fit des expériences plus concluantes que celles de B. Bell. Celui-ci avait cité

1. Nisbett W., *frit lines of the theory and pratic inn venereal disease*, 1787, trad. Petit Radel.

2. J. Louvrier, *Nos. und Ther. Darstellung syphilitischer krankheitsformen*, Vienne, 1809.

3. Hernandez, *Essai contre la nature syphilitique de la gonorrhée de nature virulente*. Paris, 1812.

4. Vacca Berlinghieri, *Traité de la maladie vénérienne*, 1800.

le fait de deux jeunes gens qui s'étaient placé sous le prépuce de la charpie imbibée du pus d'une gonorrhée et qui n'avaient rien eu qu'une légère balanite. Mais une expérience avait très-embarrassé Bell : l'inoculation du pus blennorrhagique avait causé une fois un bubon et des ulcères à la gorge. Hernandez, qui complète la série des non identistes : Balfour (1737), Tode, Duncan, Bell et Swediaur, produisit des faits très-nets. Hernandez inocula des galériens, ses expériences démontrent que sur les 17 sujets, aucun n'a eu la syphilis, que trois ont eu des ulcères phagédéniques, que quatre, scrofuleux, avaient eu des ulcères plus rebelles au point inoculé, six avaient eu des ulcères rebelles. Hernandez pratiquait l'inoculation dans une plaie faite avec la lancette à l'aide de brins de charpie trempés dans du pus de blennorrhagie, ce qui explique à la rigueur la quantité d'ulcères qui ont été produits.

Caron en 1811 [1] ou l'anonyme de 1811 reproduisit les idées de Bru (1789) [2] qui niait le virus vénérien. Bru, se fondant sur l'inoculation des ulcères de la syphilis, inoculation faite sans description du sujet où la matière à inoculation a été prise, a bâti une théorie qui a eu des adeptes pendant près de 40 ans. Bru croyait à un mode vénérien provoqué dans l'économie par l'introduction d'un peu de pus sur un point du corps. Cette doctrine mal digérée, produite par un homme de peu d'instruction, n'était que l'expression d'une connais-

1. CARON, *Nouvelle doctrine de la maladie vénérienne*, et anonyme, *Sur la non existence de la maladie vénérienne*, Strasbourg, 1811.

2. BRU, *Manière nouvelle de traiter la maladie vénérienne par les gâteaux toniques mercuriels*. 1789.

sance imparfaite de la syphilis. Caron ne se comprenait guère plus lui-même qu'il n'avait compris Bru fort peu intelligible d'ailleurs. Hunter avait émis une série d'idées singulières touchant le pus des chancres et son action sur l'économie. La sympathie des parties pour subir les effets primitifs ou tardifs du poison vénérien était mal interprêtée. Les doctrines naturistes ou vitalistes de Sthal réagissant sur Hunter, lui avaient fait faire une syphilis, comme plus tard Tessier avait fait une diathèse purulente. Mal comprises, ces idées avaient fait germer les hypothèses de Bru et Caron. Caron nia la spécificité chancreuse et ne reconnaissait au chancre le pouvoir de faire naître la constitution ou mode syphilitique qu'à titre d'irritant spécifique : c'était, on le voit, un jeu sur les mots.

A cette époque les écoles commencèrent à se former dans l'école de la syphilis. Les unes avec Hunter croyaient que la syphilis pouvait provenir de la blennorrhagie et des chancres durs ou non durs : on les a appelées les *identistes*. Les autre sdepuis Balfour, Bell et Hernandez ne croyaient pas que la syphilis constitutionnelle suivît la blennorrhagie : on les a appelées les *non identistes*.

En 1814, le *Dualisme* ou école du dualisme fut institué ; le précurseur avait été Hensler [1], celui-ci croyait à l'importation américaine de la syphilis, et comme l'antiquité et le moyen âge avaient connu les chancres et les bubons et qu'ils en avaient rattaché plus ou moins l'origine à un coït impur, il en concluait

1. Ph. G. Hensler, voy. l'indication bibl., p. 3.

qu'il y avait deux espèces distinctes de maladies des organes génitaux, l'une causant la syphilis constitutionnelle et l'autre ne causant pas d'accidents généraux. Ce postulatum était une simple hypothèse, néanmoins il fut de suite commenté par Swediaur, Abernethy et enfin Carmichael. Follin a justement remarqué que la fortune du dualisme chancreux était associée à celle de la théorie de l'importation américaine de la syphilis et que chaque coup porté à cette dernière avait attaqué et attaquerait le dualisme chancreux.

Carmichael (1814)[1] distingue les ulcères des organes génitaux connus des anciens de ceux qui sont suivis de syphilis et qui ne sont décrits que depuis le xve siècle, et c'est cet auteur qui appelle les ulcères non syphilitiques du nom de *maux vénériens* par opposition à la syphilis. Réservant au chancre induré suivi de roséoles, d'éruptions papulo-squammeuses, l'étiquette de syphilis, il décrivait sous le nom de chancres vénériens les chancres sans bords élevés et les chancres phagédéniques et gangréneux même, suivis d'angines, de pustules à la peau. Carmichael d'ailleurs admettait qu'il pouvait y avoir des symptômes constitutionnels à la suite d'ulcères vénériens, comme Hunter avait semblé admettre que l'orchite fût un accident constitutionnel sympathique de la gonorrhée.

Le dualisme chancreux ou plutôt le *plurisme* chancreux était admis.

Ainsi en 1815, les trois écoles étaient fondées, elles vont dès lors partager en Europe les syphiliographes et

1. Carmichael, *An essay on the venereal desease which have been confounded with syphilis*, Dublin, 1814.

les bibliothèques chirurgicale et médicale vont être encombrées de livres destinés à prouver le pour ou le contre des théories. Au milieu de ces luttes, la syphilis va être mieux étudiée dans les détails. On croirait que les esprits vont se lasser de tant de débats, mais il n'en est rien; cette époque plus moderne ne le cède en rien au commencement du XVIe siècle pour la prolixité des travaux sur la syphilis.

Carmichael a rendu un service pour l'histoire de la syphilis en cherchant à diviser d'une manière rationnelle et d'après des faits, les éruptions cutanées de la syphilis. Quoique des critiques justes puissent être adressées à la théorie et que l'on puisse lui reprocher de paraître établir trois virus syphilitiques, il y a quelque vérité dans la manière dont Carmichael a groupé les faits, seulement il faut dire qu'ils ne sont pas assez fréquents dans l'ordre désigné par l'auteur anglais pour les exceptions qui lui avaient été déjà signalées par ses contemporains :

Voici la classification de Carmichael :

« Certains symptômes primitifs sont suivis d'une série de symptômes consécutifs correspondants, ainsi les chancres syphilitiques donnent naissance aux éruptions du cuir chevelu, *la lèpre*, le psoriasis, les ulcérations profondes des amygdales, les douleurs ostéocopes et les nodus (ou gommes).

L'ulcère sans induration mais à bords élevés et à surface rongeante, la gonorrhée virulente, l'excoriation rongeante du gland et du prépuce sont suivis d'éruptions papulaires qui tombent en desquammation, de douleurs articulaires qui ressemblent à celles du rhumatisme, d'ulcères à la gorge et de tuméfaction des lymphatiques du cou, mais sans que les os deviennent le siége de nodus.

L'ulcère à bords élevés (sans doute des plaques muqueuses ulcérées), est suivi d'éruptions pustuleuses auxquels succèdent des ulcères peu irritables, des douleurs articulaires, des ulcères à la gorge, mais non des nodus aux os.

Les ulcères gangréneux et rongeants sont accompagnés de symptômes constitutionnels remarquables par leur opiniâtreté et leur caractère de malignité qui forment les ulcères dont les bords sont rongeants tandis que le centre se cicatrise, les ulcérations étendues du gosier et du pharynx, les douleurs opiniâtres des genoux et autres articulations avec carie des os du nez [1]. »...

« Je sais combien, dit l'auteur, l'état général peut modifier les maladies locales, et je suis porté à attribuer à cette seule cause le grand nombre de variétés que nous offrent les symptômes de la maladie vénérienne... Si la pluralité des virus syphilitiques est démontrée par la variété des ulcères primitifs, elle l'est aussi par le grand nombre des éruptions constitutionnelles. »

Il y a dans toutes ces propositions des erreurs, des interprétations de faits contraires à l'observation moderne, mais au fond on saisit très-bien que Carmichael avait constaté des formes de syphilis constitutionnelles variables. Ne sachant pas la valeur des tempéraments, il aimait mieux rattacher les formes de la syphilis à la variété du chancre.

1. Carmichael, *Obs. on the symptomes and specific distinction of venereal disease*, Lond., 1818, p. 9 et suiv.

Cette opinion de Carmichael souleva en Angleterre une discussion dont il ressortit des contradictions de toutes sortes. — Th. Rose (1818) disait que les éruptions papulaires s'étaient développées souvent, après des ulcères superficiels qui ont guéri vite, et dont quelques-uns avaient des bords épais mais non endurcis. Clerc pense que Rose était dualiste, je crois qu'il a exagéré, pour les besoins de la cause, les opinions de l'auteur Anglais. Rose avait simplement dit que les ulcères rongeants sont rarement suivis de syphilis constitutionnelle ; cet auteur est le premier qui appelle évidemment l'attention sur ces chancres folliculaires si souvent vus à l'hôpital de Lourcine, par Bernutz, A. Guérin et moi-même, et qui siégent dans les glandes sébacées [1].

Hennen (1820) n'a pas été moins catégorique dans sa contradiction, il a cité des faits où les accidents cutanés ont été les mêmes pour des ulcères très-différents [2], où des accidents cutanés ont été très-variables pour le chancre Huntérien, c'est-à-dire un chancre de même nature.

J. Bacot (1822), sans partager l'avis de Carmichael, fait un retour à la théorie Huntérienne, il ne pense pas que la vérole suive exclusivement une seule espèce de chancre, et il émet cet avis que certains ulcères des organes génitaux sont symptomatiques de la syphilis constitutionnelle [3].

1. Th. Rose, *Med. chir. trans.*, vol. VIII, p. 399 et 419.
2. Hennen, *Principles of mil. surg*, 1820.
3. J. Bacot. *Obs. on syphilis*, etc. Lond., 1821.

D'une autre part, Evans (1819) [1] répétait les expériences d'inoculation de chaudes-pisses, qui prouvèrent que le pus blennorrhagique ne causait pas le chancre. Guthric (1816) [2] croyait que le pus blennorrhagique pouvait donner lieu à des ulcères et réciproquement, et que les ulcères pouvaient prendre le caractère syphilitique, il se fondait sur des faits signalés par Vigaroux, où une même femme avait donné à six hommes des maladies différentes.

En France, vers 1812, Delpech était indécis, presque dualiste, il disait que des chancres guérissaient seuls, et il en tirait cette conclusion que la vérole guérissait seule dans certains cas. Mais d'autre part, il ne croyait pas la blennorrhagie aussi distincte du chancre que le pensaient les inoculateurs Anglais et Hernandez. Seulement, ce chirurgien est le premier, après J. L. Petit, qui admette l'intoxication par le contact du virus sur une plaie qui ne suppure pas et guérit vite, et il ajoute cette remarque essentiellement chirurgicale, que dans ces cas les accidents constitutionnels sont plus généraux et plus rapides [3].

Lagneau, à Paris, resta identiste et n'admit pas la dualité chancreuse, il procédait d'Astruc en ligne directe [4]. Toutefois, reproduisant Cullerrier oncle (1860),

1. Evans, *Path. and pract. rem. on ulcérations of genital organs*, Lond. 1819.

2. Guthrie, *On the trait. of venereal desease without mercury*, Lond. 1816.

3. Delpech, *Œuvres de chir. pratique*, Montpellier, 1812, et clinique chir. T. I, p. 334.

4. Lagneau, *Exp. des diverses manières de traiter la maladie vénérienne*, Paris, 1803.

il admettait une blennorrhagie syphilitique et une non syphilitique. Astruc avait en effet laissé entrevoir qu'il était de cet avis.

Petit Radel, renchérissant sur Astruc, cherche à établir que le chancre non dur et le chancre induré étaient de même essence, et que c'était l'inflammation du chancre mou qui détruisait, dans la plaie chancreuse, le virus, et que celui-ci n'était point absorbé dans de telles conditions [1].

En Allemagne, les mêmes idées avaient cours, mais c'était l'Angleterre qui tenait la tête pour les études sur la syphilis; le traitement sans mercure, les divisions des accidents primitifs de la syphilis y étaient très-nettement posées. En France, un homme vint qui eut une idée féconde sur laquelle vivent aujourd'hui les Allemands, et qu'ils ont appropriée aux découvertes modernes. L'irritation organique de Broussais fit une révolution intempestive dans l'histoire de la syphilis, car l'humorisme moderne, la théorie la plus sensée pour maladies infectieuses, reparaissait à la suite des travaux de Quesnay et à cause des travaux de Velpeau et Bouillaud. Mais comme l'idée de Broussais était juste, comme elle donnait la clef de l'étiologie vraie des maladies aiguës, il était impossible qu'elle n'eût point une influence bonne ou mauvaise sur la syphilis. Quand on se reporte, en effet, aux vicissitudes de l'étiologie de la syphilis, on conçoit sans peine la phase dans laquelle est entrée l'histoire de la syphilis en 1825. Nous avons vu attribuer la syphilis à une influence des astres, par

1. Petit Radel, *Cours sur les maladies syphilitiques*, Paris, 1812, et *Traité des maladies vénériennes.*

les médecins astrologues; à une influence épidémique, par les hippocratistes; à une altération des humeurs ou un venin, par les galénistes; à une impureté acide des humeurs, par les chimiatres; à une stase du sang, par les médecins mécaniciens; enfin à un poison, par les médecins physiologistes.

L'irritation des organes fut un temps à la mode, l'on en profita pour nier le virus syphilitique. Jourdan et Richond des Brus reprirent la thèse de Bru et de Caron, cette fois avec une apparence de raison.

Nous savons que Hunter lui-même, malgré ses remarquables descriptions des accidents de la syphilis, s'était souvent embarrassé de théories des sympathies des écoles vitalistes du temps. Jourdan et Richond des Brus n'admettaient que l'irritation causée par le chancre et les actions sympathiques de Hunter. Suivant cette école, les symptômes syphilitiques existent et se reproduisent par suite d'une disposition, d'une loi générale en vertu de laquelle les tissus analogues de l'économie tendent, quoique avec plus ou moins d'énergie, à reproduire les mêmes actes quand ils ont été une première fois affectés; les symptômes syphilitiques ne se bornent pas à modifier les parties, mais ils impriment à l'économie une modification nouvelle, qui établit entre elle et la partie malade une sympathie, un rapport analogue de stimulation. La forme d'irritation primitive peut se répéter dans tous les points où une vive stimulation s'est produite. Pour être logiques, les novateurs tombèrent dans cet excès, qu'ils admirent la nature inflammatoire de la syphilis et de ses manifestations. Le traitement par les saignées et la diète qui fut la conséquence de la doctrine nouvelle était déplorable, et ce fut peut-être l'application de la doctrine de Broussais à la syphilis qui fit le plus de tort au système de ce médecin.

Lorsqu'on lit les doctrines professées par Jourdan, Richond des Brus et Desruelle [1], on comprend la passion qu'elles ont dû soulever pour et contre. Le mélange du vitalisme renouvelé par Barthez, avec l'irritation organique de Broussais, avait de grandes séductions pour le temps où les idées religieuses et mystiques étaient devenues dans le monde officiel, à la fin de la Restauration, une sorte de tenue civile et politique, dont l'excès a amené dans les affaires publiques, la révolution de 1830, et en médecine l'organisme.

A partir de cette crise singulière dans l'histoire des travaux sur la syphilis, la syphilis est remise à l'étude et, cette fois, c'est la France qui va être, en fait, l'école européenne de la syphilis. Les maladies de la peau ont été la véritable découverte de cette époque, et les saines doctrines de Hunter ont été professées avec éclat par Ricord, qui sans être inventeur, malgré de grosses erreurs qu'il a lancées, a du moins été un brillant vulgarisateur et a comblé plusieurs lacunes de Hunter. En Allemagne toutefois, le *postulatum* de Hensler était appuyé par de jeunes docteurs, Matth.

1. JOURDAN, *Traité complet de la maladie vénérienne*, etc. Paris, 1826.
RICHOND DES BRUS, *De la non existence du virus vénérien*, Paris, 1826.
DESRUELLES, *Mémoire sur le traitement sans mercure*, 1827, Paris. Pour Desruelles les accidents contagieux étaient l'irritation d'une surface par une cause contagieuse.

Jaudt en Allemagne et Alb. Heisch de Strasbourg [1]. Le dualisme chancreux était défendu et étayé sur l'affirmation de l'origine américaine de la syphilis. Les chancres, la blennorrhagie et le bubon ayant existé de tout temps, la syphilis étant un mal nouveau, il y avait donc un mal syphilitique produit du xve siècle et un mal vénérien transmis de l'antiquité.

1. Voy. Clerc. *Trait. prat. des mal. vénériennes*, 1866, fas. I, p. 250. Citations empruntées à Rosembaum.

VIII

L'ÉCOLE HUNTÉRIENNE A L'HOPITAL DU MIDI ET L'ÉCOLE DE SAINT-LOUIS — LES AUTO-INOCULATIONS

Vers 1832, Alibert, Biett[1], puis Cazenave[2], Schedel formèrent à l'hôpital Saint-Louis une école des maladies de la peau. Les manifestations de la syphilis ont été étudiées à cette époque, au plus grand honneur de la médecine française. Trappe, Lagneau (1803) et Cullerier l'ancien (1820) n'avaient fait qu'ébaucher le sujet. Biett surtout eut une influence marquée[3]. Si Alibert a créé le mot de syphilide, c'est Biett qui a fait la classification la plus méthodique pour le temps. Les idées de Batmann[4] et Willan principalement sur les maladies de la peau furent appliquées par Biett, qui s'en servit avec assez de sagacité pour que, désormais, l'école de Saint-Louis ait une place dans la science européenne :

1. Alibert, *Monographie des dermatoses*, Paris, 1832.
2. Cazenave. *Traité des syphilides*. Paris, 1843.
3. *Manuel des maladies de la peau appelées syphilides d'après les leçons de M. Biett*, par Humbert, Paris, 1833.
4. Battmann. *On cutaneous deseases*. Lond., 1817.

nous verrons plus loin que Bazin a, de nos jours, suivi avec une autorité légitime, cette tradition.

Biett divisa les syphilides d'après la forme de la lésion anatomique :

Syphilide exanthématique : Roséole et erythème papuleux.

Syphilide maculeuse : Eczema, varicelle et herpès.

Syphilide pustuleuse : Acné, impetigo et ecthyma.

Syphilide papuleuse : Lichen à petites et à larges papules.

Syphilide squammeuse : Psoriasis et lèpre syphilitique.

Syphilide tuberculeuse : Disséminées en groupes, tuberculeuses perforantes, tuberculo crustacées et ulcéreuses, tuberculo crustacéees serpigineuses.

Des contemporains, Cullerier et Ratier [1], et Rayer [2], revinrent cependant aux classifications anciennes. Cullerier fait, à ce propos, une remarque nouvelle en distinguant les syphilides généralisées, des syphilides circonscrites.

Dans une période de 12 ans la question mûrit, et les syphilides sont bien vues à l'hôpital Saint-Louis. Legendre [3], un des élèves de Biett, établit une sorte de chronologie des syphilides, ce qui est un réel progrès. Les tubercules plats ou plaques muqueuses d'après cet auteur, suivent les syphilides papuleuses, les syphilides tuberculeuses apparaissent plus tard. Ceci est une expression plus rigoureuse des faits que les théories qui avaient précédé.

1. Syphilides. Dictionnaire des sciences méd. 15 vol.
2. Rayer, *Traité théorique et pratique des maladies de la peau.*
3. Legendre, *Recherches sur les syphilides*, th. Paris, 1841.

Cazenave en 1844[1] distingue les éruptions apparaissant aux premières périodes de la syphilis, des éruptions tardives, il dit que les premières sont généralisées et les autres circonscrites. Bazin, de nos jours, a tiré de ces propositions des conclusions plus méthodiques encore que ses devanciers; il a ajouté les fruits de son expérience et l'on peut dire que sur la question des syphilides, c'est lui qui jusqu'à ce jour a fait le plus avancer la science.

Tous ces médecins qui ont traité des manifestations cutanées de la syphilis à l'hôpital Saint-Louis ont été ce que l'on appelle des *identistes*. Bien qu'ils aient eu des bonnes raisons pour croire que les syphilides suivaient certaines blennorrhagies, ils ont eu le tort de ne point suivre le progrès marqué par B. Bell, Swediaur et Hernandez. Ricord à l'hôpital du Midi, grand admirateur de Hunter et convaincu de la justesse des remarques des Anglais sur la différence du chancre et de la blennorrhagie, se livra à des études et à un enseignement dont les dehors brillants et la forme agréable éclipsèrent les travaux de l'hôpital Saint-Louis.

Ricord reprit le système des inoculations appliquées par Hunter. Il démontra que dans la grande majorité des cas, la blennorrhagie n'était pas le point de départ de la vérole. Des aphorismes fondés sur les auto-inoculations, c'est-à-dire les inoculations pratiquées sur le malade avec son propre pus, fondés sur l'examen avec le speculum des femmes atteintes de vaginite en apparence, et de chancres en réalité, furent lancés avec pompe et mises habilement en œuvre par le jour-

1. Dictionnaire en 30 vol. Syphilides, 1844.

nalisme à une époque où cette publicité devenait une puissance. Mais l'un a fait depuis tort à l'autre. Les travailleurs consciencieux ont pris ce qu'il y avait de bon dans la proposition et les expériences en revenant ainsi aux théories de Bell. Ricord a été plus heureusement inspiré dans les annotations dont il a fait suivre le livre de Hunter, et dans ses observations iconographiques[1].

C'est principalement dans les annotations au livre de Hunter en 1845 que les travaux de Ricord ont été mis en lumière. Les lettres sur la syphilis eurent un caractère moins scientifique. D'ailleurs, en suivant pas à pas l'œuvre magistrale de Hunter, Ricord accomplissait un travail utile, il faisait ressortir les vérités incontestées dues à Hunter et rectifiait les erreurs qu'avait pu commettre l'auteur anglais. Il rapprochait ainsi Hunter de ceux qui l'ont suivi, et cela fait mieux voir ce que chacun a apporté de son fond pour l'histoire de la syphilis. En effet à propos de la théorie de la virulence Ricord va procéder franchement de Hunter. Mais de suite il se sépare de lui pour ce qui est de l'identité de la blennorrhagie et du chancre. Il explique à l'aide d'observations d'inoculations suivies d'autopsies que les blennorrhagies dont le pus avait engendré des chancres, étaient causées par des chancres du canal[2]; cette preuve

1. Ricord, *Considération pratique sur le chancre.* Bull. de thér., 1836.
Id. Traité de la maladie vénérienne. Paris, 1838.
Id. Lettres sur la syphilis. Paris, 1851.
Hunter, *Traité des maladies vénériennes,* trad. avec les notes de Ricord, 1845.
Ricord. *Traité iconographique des maladies vénériennes.*

2. Ricord, *Traité pratique des maladies vénériennes.* 1838. Voy. p. 271, 276.

était irréfutable. Ricord ne croyait pas plus que Hunter à une incubation longue des accidents primitifs de la syphilis. L'épididimyte blennorrhagique telle que nous la connaissons aujourd'hui est bien étudiée[1], et c'est une des annotations heureuses du livre de Hunter; il faut en dire autant de la note adjointe au chapitre de la blennorrhagie chez la femme.

En 1838, il n'y avait pas de dualisme admis, le chancre de Hunter était considéré comme l'accident primitif typique de la syphilis; dans l'esprit des médecins du temps, l'induration précédait ou suivait l'ulcération et pouvait être masquée, mais dans le cours de son évolution, on la retrouvait toujours, on était *uniciste* à Paris.

Ricord mit au jour cette proposition : que le chancre est à la vérole ce que la morsure du chien enragé est à l'hydrophobie et qu'à moins d'hérédité, il n'est pas de syphilis constitutionnelle sans cet accident primitif obligé. L'*unicisme*, la *non identité*, triomphent en même temps que tout une théorie est échafaudée pour faire rentrer dans la loi tous les faits connus.

D'abord le virus devait être introduit sous l'épiderme ou l'épithélium ou dans un follicule pour produire le chancre. Le chancre de quelque partie que ce soit, avait autant de virulence que le chancre des parties génitales. L'incubation entre le contact virulent et l'apparition du chancre est courte et, dans certains cas, elle n'existe pas. Le chancre débute par une *pustule*, si le pus est introduit sous l'épiderme; par un abcès, si le

1. Voy. aussi Bull. Acad. de méd., 1838.

pus a pénétré dans le tissu cellulaire; par un chancre d'emblée, si le pus a été déposé sur une surface dénudée. Tout en disant que le chancre est la vérole, Ricord ajoute comme Hunter que le chancre régulier qui n'est le plus souvent qu'une affection purement locale peut passer par ses différentes périodes et arriver à parfaite guérison. Il parle ensuite de chancres masqués par une blennorrhagie, puis de *chancres indurés*, *ulcus elevatum*. Pour lui, l'ulcère précède l'induration de plusieurs jours. Il décrit les chancres phagédéniques sans induration qu'il compare à la pourriture d'hôpital, et le chancre gangréneux, il dit que ces trois variétés peuvent se combiner l'une avec l'autre; l'ulcus elevatum peut se transformer sur place en un accident secondaire, la plaque muqueuse.

L'induration du chancre à sa base ou sur les bords, dit Ricord, n'a d'importance réelle dans le diagnostic que lorsqu'elle existe, le signe équivoque du chancre est l'inoculation du pus qu'il fournit —*le chancre produit le chancre* — et les symptômes d'empoisonnement général. Tout cela dit en 1838 et 1845 par Ricord devait être renversé plus tard par Ricord lui-même et ses élèves. A propos du traitement du chancre, encore des nouvelles loi dont la durée sera courte encore, « le chancre est d'abord une affection locale, et il reste tel tant qu'il ne survient pas d'induration. » Puis « l'induration d'un chancre est la preuve certaine de l'empoisonnement général. » Ricord ajoute : je ne sais pas s'il y a une exception à cette loi.

Aussi la thérapeutique mercurielle de Ricord se ressentait de ses opinions. En même temps qu'il repoussait le mercure à l'intérieur pour le phimosis et certains chancres comme les Anglais, il le préconisait dans le cas de chancre induré pour empêcher les accidents constitutionnels de se produire. Ricord dit bien que les végétations ne sont point syphilitiques. Il distingue le bubon qui suppure et ne marche pas avec la syphilis constitutionnelle et le bubon qui ne suppure pas. Sous le nom de *bubon d'emblée,* il décrit les adénites polyganglionnaires et les rattache à une cause inconnue sans admettre qu'il y a eu une ulcération méconnue : sur ce point Hunter était plus près de la vérité en supposant une absorption insensible. Le bubon benin ou adénite simple par absorption de pus non virulent ou par sympathie est la 3me variété admise par Ricord. Enfin il en est une 4me que l'auteur admet en transformant les mentions d'Astruc, le bubon symptomatique de la syphilis constitutionnelle. Ricord avait pratiqué l'inoculation du pus des bubons et il n'en avait tiré aucune conclusion sauf que, quand l'ouverture du bubon devenait chancreuse, il fallait traiter le chancre comme la syphilis. Il disait que le bubon, qu'il suppure ou non, pouvait être suivi d'accidents constitutionnels.

Ricord donne une division des accidents de la syphilis plus large que celle de Hunter, il divise les accidents en primitifs, secondaires et tertiaires. J. L. Petit avait presque produit cette division, puisqu'il admettait des accidents de 3me ordre, l'exostose appartenant au 3me ordre. Il ajoute que les accidents peuvent se reproduire plusieurs fois pendant des périodes qu'on ne saurait limiter. Mais avec cela il dit que les accidents du côté des os peuvent persister, quoique la syphilis ait terminé son action, quoique les conditions diathésiques soient épuisées, cette remarque perdue dans une note est peut-être ce qu'il y a de plus juste dans les annotations du chirurgien de l'hôpital du Midi.

Mais Ricord avec son maître Hunter nie la contagion de la vérole par le sang et les sécrétions, toujours en se fondant sur les auto-inoculations. Il a nié de même toujours en s'appuyant sur les inoculations, la contagion des accidents secondaires, et il expliquait la contagion du nourrisson atteint d'accidents secondaires, à la nourrice, par ce fait que la contagion avait eu lieu par l'accident primitif avant sa transformation en accident secondaire, et que le médecin avait laissé échapper le moment de la transformation et celui de la contagion.

L'école du Midi a établi que certaines syphilides étaient très-fréquentes, la psoriasis et la lèpre, on voit que les observations étaient prises sur une seule classe de malades, au début de la syphilis. Mais d'après la description on voit que, sous ces titres, Ricord plaçait beaucoup de syphilides papuleuses, à cause de la desquammation qui est une phase de cette syphilide. Cet auteur niait d'ailleurs les syphilides primitives d'emblée sans chancres antérieurs, il y avait là un article de foi. Cependant, on trouve là, à propos des éruptions cutanées de la syphilis, encore une remarque digne d'un observateur attentif. « Je dirai que la peau peut se recouvrir d'un seul trait d'une éruption générale, surtout lorsque celle-ci arrive peu de temps après l'accident primitif, tandis que plus tard elle se montre le plus souvent bornée à une seule région. » A propos des variétés des syphilides, Ricord dit encore que les classifications de Carmichael sont illusoires, que le nombre des syphilides a été multiplié outre mesure ; il donne à entendre que la constitution et le régime du sujet favorisent les éruptions syphilitiques et enfin que la couleur cuivrée du derme n'est nullement caractéristique surtout dans les éruptions de début. Ricord étudia bien aussi les plaques muqueuses. Il décrivit aussi l'albuginite syphilitique, c'est-à-dire le testicule vénérien signalé par A. Cooper [1]. La manière magistrale du professeur de l'hôpital du Midi avait, en 1845, rendu ses lois exécutoires, si je puis ainsi dire, par toute la France. L'école de Saint-Louis, Cullerier à Lourcine enseignèrent sans écho pendant plus de 10 ans. Les propositions de Ricord étaient acceptées. Mais tant il est vrai qu'un brillant enseignement ne peut être au-dessus des faits, il arriva que des élèves obscurs produisirent en se faisant connaître des œuvres qui renversèrent les lois établies par Ricord.

La contagion des accidents secondaires, le chancre mou, le chancre mixte, la syphilis vaccinale furent découvertes. En Allemagne la division des accidents en primitifs, secondaires et tertiaires était renversée ; l'ordre de succession des accidents va être déclaré inexact par Bærensprung, Cusco et A. Guérin. L'entité ontologique de la syphilis que les ingénieuses propositions de Ricord avaient faite si plausible en apparence, a été désagrégée. On a vu tomber bien des propositions lancées avec éclat. Ricord, en homme d'esprit, a dû se ral-

1. A. Cooper. *On structure and deseases of testes*. Lond. 1830.

lier à des opinions qui ébranlaient entièrement ses anciennes lois. Voilà 28 ans que les doctrines de l'hôpital du Midi s'émiettent; la syphiliographie militante a passé de Paris à Lyon en attendant qu'elle revienne à Paris ou qu'elle quitte la France.

Depuis 1835, pendant que Ricord commençait ses cliniques, pendant qu'il soutenait la dispute contre Jourdan et Desruelles, pour faire revivre les idées de Hunter, tout entier à son sujet et attachant peu d'importance aux travaux des Anglais qui depuis Abernethy, Carmichaël, Rose et Guthrie cherchaient à élucider ce que Hunter avait d'imparfait, il laissa passer les travaux de Wallace ou il ne les connut que beaucoup trop tard, c'est-à-dire quand la théorie était faite.

L'Anglais Wallace pourtant venait de commettre une action hardie, j'allais dire criminelle, une de ces expériences sur l'homme que nous devons excuser puisqu'elle a servi la science, mais que tout homme droit ne peut envisager sans une répulsion rétrospective. Wallace a inoculé en 1835 sur des sujets sains le pus des accidents secondaires de la syphilis, et leur a donné la syphilis; les quatre expériences sont encore célèbres [1], mais ce n'est que vingt ans plus tard que la doctrine fut acceptée; la question fut soumise à l'Académie de médecine par Gibert en 1859 et la contagion des accidents secondaires y fut admise même par Ricord [2].

1. WALLACE. *A treatise on the venereal descase and is varieties*. Lond. 1838.

2. Bull. Acad. de méd. 1852 et 1858. La question avait été déjà agitée en 1852, à propos de la syphilisation.

Davasse et Deville étudiaient sous les yeux de leur maître la lésion syphilitique la plus frappante, la plus caractéristique, la plaque muqueuse [1].

Une opinion singulière se faisait encore jour et annonçait de loin la syphilisation. Diday (1849) a inoculé le sang des individus atteints de syphilides tertiaires, c'est-à-dire de périostose, et il espérait garantir des sujets sains inoculés, contre la syphilis. Ces expériences au moins ont prouvé que les accidents ultimes de la syphilis n'étaient point contagieux et que le sang des individus qui en étaient atteints, n'était point susceptible de transmettre la syphilis [2].

A l'hôpital Saint-Louis pendant ce temps Cazenave secondé par Cullerier à l'hôpital de Lourcine et Vidal à l'hôpital du Midi restaient unicistes. Cazenave néanmoins (1843) posait un principe en opposition aux écoles de Hunter et de Ricord, il admettait qu'il y avait des syphilides d'emblée sans chancre antérieur obligé [3]. En 1840, Baumès de Lyon touchant un autre point émettait cette proposition défendue depuis par Cazenave, Vidal de Casis, Cullerier et Clerc que l'induration du chancre était le premier symptôme de la syphilis constitutionnelle [4] et que le chancre était précédé d'une période d'incubation.

Mais d'autre part deux points de la syphilis étaient

1. Davasse et Deville. *Etude clinique sur les maladies vénériennes des plaques muqueuses.* Archives générales de médecine, oct. 1845.

2. Diday, *Vaccination préservatif de la syphilis constitutionnelle.* Gaz. méd. 1849.

3. Cazenave. *Traité des syphilides.* Paris, 1843.

4. Baumès. *Traité théorique et pratique de la maladie vénérienne.* Lyon, 1840.

étudiés. Bouisson de Montpellier (1846)[1] publiait des faits de gommes dans les muscles. Notta de Lisieux (1850)[2] appelait l'attention sur les contractions musculaires syphilitiques.

En 1841, Munck, d'après Sadowski de Prague, signalait les ulcérations syphilitiques de la trachée et des bronches[3]. Ce mémoire a été plus tard l'origine des travaux sur le rétrécissement syphilitique de la trachée.

Martellière (1854)[4] étudiait l'angine syphilitique et parlait d'une diphthérite accompagnant les accidents secondaires. Cette lésion a été mieux étudiée plus tard. Il était fait allusion à une véritable fausse membrane qui se développait, soit sur les plaques muqueuses, soit sur les ulcères de la gorge.

En 1851, un élève de Paris, Prieur[5], émit le soupçon qu'il devait y avoir deux *virus syphilitiques*, mais c'est à Bassereau (1852) que revient surtout le mérite d'avoir mis en lumière, chez nous, les raisons qui militaient en faveur du dualisme. Les idées de Hensler, d'Abernethy et de Carmichael n'avaient pas jusqu'à cette époque profité en France ni en Allemagne. De tous les livres qui ont été écrits depuis Hunter, le travail de Bassereau est sans contredit le plus consciencieux et le plus honnête. Pénétré du peu de valeur absolue des auto-inoculations, Bassereau, quoiqu'il leur attachât de l'importance, a tenté de fonder les diagnos-

1. Bouisson, Gaz. médicale, 1846. *Tumeurs syphilitiques des muscles.*
2. Notta, Arch. gén. de méd. 1850.
3. Munck. London méd. gaz. 1841.
4. Martellière, *De l'angine syphilitique*, thèse, Paris, 1854.
5. Victor Prieur. Thèse de Paris, 1851. *Quelques propositions sur la syphilis.*

tics sur les confrontations. Il a pu être induit en erreur mais il a cherché avec bonne foi, et comme l'esprit de système ne domine point dans son livre ses observations sont consciencieuses au point que l'on n'en voudrait pas d'autres pour établir ce que je crois être la vérité à l'égard de la syphilis. Le dualisme de Bassereau souleva des objections et des controverses.

En 1855, M. Clerc produisit la théorie du chancroïde qui n'était autre chose qu'une interprétation des faits de chancre mou de Bassereau.

Le moment où vinrent au jour ces idées renouvelées des Anglais et des partisans de la théorie de l'importation américaine de la syphilis, était gros de tempêtes et de révolutions. On discutait la vaccine à l'Académie de médecine, et cette discussion comme cela a toujours eu lieu depuis, avait le privilége d'exciter, de passionner ainsi que des questions de foi ou de philosophie. Hunter, sollicité par les tentatives d'inoculation de la variole, apportée du levant et de la Chine en Angleterre, vers le commencement du XVIIIe siècle, et dont l'Académie de chirurgie de Paris[1] avait été saisie, avait pratiqué l'inoculation des accidents divers de la syphilis. La vaccine devait tôt ou tard inspirer quelque bizarre imitation des théories et des pratiques de la vaccine et des expériences de Jenner. On avait fait passer la variole par la vache pour avoir le vaccin. Un médecin français, Auzias Turenne (1844)[2], après les

1. GUIOT. *Sur l'inoculation de la petite vérole.* Mém. Acad. de chir. Ed. Didot, t. VI, 1752.

2. AUZIAS TURENNE. *Lettre à l'Académie des sciences*, 1844, et Bull. acad. des sciences, 1850. Il annonçait, en 1844, qu'il avait inoculé des chancres à des singes.

tentatives de vaccinations de Diday, essaya de faire passer la syphilis par les animaux, pour avoir un agent syphilisateur. La syphilisation, le dualisme chancreux français, sont éclos presque ensemble et vont occuper les livres, les societés savantes, les écoles étrangères, et surtout une école française qui a grandi vite, l'école de Lyon.

Bassereau décrivit les affections syphilitiques de la peau et leur relation avec les chancres [1], reprenant ainsi le mode d'étude entrepris par Martins [2], et que Carmichael avait le premier institué. Tant il est juste de dire que les idées se reproduisent suivant des séries et qu'il n'est point de pensées vraies qui puissent être, pour toujours, étouffées par une théorie victorieuse. Une des premières remarques de Bassereau est de séparer les plaques muqueuses des syphilides tuberculeuses. C'est là une observation judicieuse parmi beaucoup d'autres. Bassereau devance Clerc, il émet sous forme d'hypothèse une théorie du pseudo-chancre calquée sur la théorie de la fausse vaccine, promulguée en 1803 par le comité central de vaccine. Le pseudo-chancre (chancre mou) serait alors le produit d'un virus affaibli qui pouvait se reproduire indéfiniment par contagion sous forme de chancre local. Néanmoins Bassereau admit deux chancres distincts.

Voici la distinction entre les deux chancres :

« Le chancre qui précède la syphilis constitutionnelle est un ulcère ordinairement indolent ; d'un aspect in-

1. Bassereau. *Traité des affections de la peau symptomatiques de la syphilis.* Paris, 1852.

2. Martins. *Mém. sur les causes générales des syphilides.* Paris, 1838.

colore, reposant sur une base indurée d'une manière spéciale et caractéristique; les vaisseaux lymphatiques qui se rendent de la partie ulcérée à la chaîne ganglionnaire la plus voisine s'hypertrophient et s'indurent souvent, moins souvent toutefois que les ganglions qui forment des tumeurs indolentes d'un volume très-variable et dont le pus n'a pas, dans les cas exceptionnels où la suppuration arrive, les propriétés virulentes de celui du chancre. » Il est fait ici allusion à l'inoculation du chancre.

Le chancre qui n'est pas suivi de la syphilis constitutionnelle a des caractères bien différents. Sa base ne s'indure pas, elle est seulement dans quelque cas, le siége d'un engorgement inflammatoire qui disparaît à mesure que l'ulcère approche du moment de sa cicatrisation; une lymphite inflammatoire peut se manifester entre le chancre et les ganglions voisins, mais cette lymphite diffère essentiellement de la lymphite indurée, chronique. L'adenite symptomatique de ce chancre présente aussi des caractères particuliers, tantôt un seul ganglion se tuméfie, suppure et son pus contagieux et inoculable, ainsi que l'a démontré Ricord, donne à ce bubon le caractère d'un vrai chancre ganglionnaire. Tantôt une masse ganglionnaire entre en suppuration avec le tissu cellulaire qui l'entoure et le plus souvent alors cette suppuration n'a pas les mêmes propriétés que celles du chancre, elle ne s'inocule pas.

Cependant le chancre qui n'est pas suivi de syphilis constitutionnelle peut aussi ne pas réagir sur des ganglions prochains ou il peut agir sur eux sans déterminer la suppuration. Toutefois ce mode de terminaison de l'adenite est si fréquent qu'on pourrait le désigner sous le nom de chancre à bubon suppuré, pour le distinguer du chancre précurseur de la vérole, à la suite duquel on voit rarement suppurer les ganglions voisins[1]. »

Bassereau conclut avec Hensler que les chancres locaux étaient connus de tout temps, et que les chancres indurés avaient été observés seulement depuis le xve siècle.

Indépendamment de la distinction entre le chancre non induré et le chancre induré, Bassereau a donné sur la marche de la syphilis et ses symptômes des détails cliniques de la plus grande importance.

Une des propositions de Ricord contre laquelle Bassereau est venu se heurter tout d'abord est cet aphorisme, que le chancre s'indure moins souvent chez la femme que chez l'homme, ce qui voudrait dire que la femme était plus rebelle que l'homme à la syphilis.

Bassereau croit que l'induration chez la femme est masquée. Puis il combat l'idée de Ricord et repousse cet autre axiome, que la différence du chancre mou et du chancre dur tient à l'idiosyncrasie du sujet qui reçoit la contagion et que la généralisation des accidents tient à la nature du sujet, et il fait bien remarquer qu'il a vu des individus avoir des chancres mous, à plusieurs reprises, sans accidents généraux consécutifs, et que ceux-ci ne se sont montrés qu'après l'existence d'un chancre induré.

Bassereau formule cette loi que, *le chancre suivi*

1. BASSEREAU. Loc. cit., p. 213 et 214.

d'accidents constitutionnels tient à ce que le sujet par lequel le malade a été infecté, était lui-même atteint d'un chancre qui a dû être suivi d'accidents constitutionnels.

Le rôle du livre de Bassereau a été considérable, non seulement à cause de la *théorie dualiste*, qu'il a fait vivre en France, mais à cause de ses distinctions entre les accidents constatés au début de la syphilis, et aussi parce qu'il a fait déjà une brèche profonde dans cette otonlogique création qu'on appelle le chancre induré, le chancre syphilitique et le chancre infectant. Bassereau en effet note des variétés principales dans les chancres suivis d'accidents généraux, l'érosion chancreuse, et l'ulcère phagédénique avec induration franche ou douteuse. On sait en effet que Bassereau n'est point dominé par une théorie, qui le dirige dans l'observation, et c'est là le plus grand mérite de son livre.

Bassereau avait bien vu la fièvre syphilitique et les douleurs erratiques, l'anémie même qui précèdent les éruptions ; il signale les douleurs ostéocopes, au début de la syphilis, contrairement à Hunter et Ricord. Mais ce que Bassereau touche du doigt, c'est l'apparition immédiate des accidents après la contagion dans beaucoup de cas très-nettement observés, et comme corollaire il signale les syphilides précoces apparaissant dans le mois qui suit la contagion ; enfin il dit, contrairement à l'opinion de Hunter, assignant à la syphilis une marche concentrique de la superficie à la profondeur du corps, que la syphilis peut attaquer les parties profondes en même temps que les parties superficielles, même au début de la syphilis, et qu'il y a des lésions viscérales et des lésions osseuses avec des éruptions cutanées.

Bassereau divise les syphilides en *syphilide érythémateuse, syphilide papuleuse, syphilide papuleuse humide* (*ou plaques muqueuses*), *syphilide vésiculeuse, syphilide bulbeuse, syphilide pustuleuse, syphilide tuberculeuse* et *syphilide squammeuse.* Il suit ainsi un ordre chronologique et pressent ainsi la division postérieure de Bazin.

Le dualisme chancreux trouva d'abord dans Ricord un adversaire redoutable, les lettres sur la syphilis publiées en 1851 montrèrent Ricord uniciste. Cependant il y a déjà une petite concession : il y a un chancre induré et un chancre parcheminé. Quant aux grandes questions des virus syphilitiques, de la non contagion des accidents secondaires, elles sont vidées avec beaucoup d'esprit contre les novateurs. C'est dans ces lettres que Ricord disait que le virus chancreux, pendant les 4 ou 5 premiers jours de son existence, pouvait être neutralisé par la cautérisation. Cette proposition était certes une réponse à la théorie du chancre non infectant. Il était facile de dire alors qu'il y avait des chancres qui n'infectaient pas, parce qu'ils avaient été cautérisés.

En 1855, Ricord tenait encore pour l'unicisme. Il y eut à la Société de chirurgie à cette époque une discussion sur ce sujet-là[1] : Cullerier, Ricord et Vidal de Cassis, à propos d'un travail de Hammer qui proposait une sorte de ventouse sur les chancres afin de prévenir l'induration, discutèrent le dualisme chancreux de Bassereau et le chancroïde de Clerc. Tous trois,

1. Bull. soc. de chir., septembre 1855, 1re série, t. VI.

à quelques nuances près, reconnurent qu'il n'y avait qu'un seul virus, mais qu'il variait suivant les individus. C'est au milieu de cette discussion que Cullerier produisit un fait indiscutable de malade ayant gagné un chancre infectant au contact d'un sujet n'ayant que des chancres mous, et un autre fait d'inoculation sur le malade lui-même, d'un chancre induré qui donna au point inoculé un chancre induré. Dans la discussion, Ricord disait qu'on n'avait pas deux fois un chancre induré et donnait à entendre que cela tenait à ce que la diathèse syphilitique durait jusqu'à la fin de la vie, que l'induration plus ou moins considérable était un signe de force ou de faiblesse de la vérole et que l'induration du chancre était pour ainsi dire un syphilomètre. La discussion tourna un peu à l'aigre et se termina par une profession de foi *uniciste*.

Cependant avant ce temps, Clerc, ancien élève de Ricord, publiait dans le Moniteur des hôpitaux un mémoire sur le chancroïde [1] syphilitique. C'était déjà une première tentative de conciliation entre l'unicisme officiel et le dualisme de Bassereau. Aussi a-t-on dit que Clerc était *unitei-dualiste*. Appuyé sur cette proposition de Ricord que chez les syphilitiques les contagions nouvelles ne produisaient que des chancres locaux, Clerc formula ces trois propositions :

1° Qu'il existe deux variétés distinctes de chancres syphilitiques, dont l'une est le chancre induré ou infec-

1. Clerc, *Du chancroïde syphilitique*. Moniteur des hôpitaux. Paris, 1854.

En 1866, Clerc a publié une première partie d'un traité des maladies vénériennes, où il a développé de nouveau cette thèse, le chancroïde est décrit avec tous les caractères donnés au chancre simple.

tant, et l'autre le chancre non induré, non infectant ou chancre simple. 2° Que chacune de ces variétés de l'ulcère syphilitique primitif se transmet comme espèce pathologique. 3° Que le chancre simple ou non infectant est le résultat de l'inoculation du chancre infectant sur un sujet qui a ou qui a eu la syphilis constitutionnelle et qu'il est l'analogue de la varioloïde et de la fausse vaccine, d'où la dénomination de *chancroïde* que Clerc proposait de lui appliquer.

Ce moment de l'histoire contemporaine de la syphilis est rempli en France par une polémique qui ne fut pas toujours sincère. On croyait que le dualisme était une révélation et chacun voulait en être le messie ou du moins l'apôtre. Le chancre absorbe tous les esprits; de la syphilis, il n'en est pas question. Sur ce point de détail du début de la syphilis, des volumes de brochures, des correspondances circulent de toutes parts. Si l'on joint à cela la syphilisation qui occupe les médecins même hors de la France, on aura le tableau de controverses semblables à celles des écrivains du XVe siècle et dont la syphiliographie aura bien de la peine à se débarrasser pour dégager la vérité de beaucoup d'erreurs.

En 1855, l'Ecole de Lyon avec Diday et Rollet et Dron embrasse la doctrine dualiste, elle dispute le terrain à Clerc. Diday[1] dit que le chancroïde de Clerc n'est point une entité parce que le chancroïde ne vient pas de la contagion d'un chancre induré, qu'au contraire le chancre mou naît du chancre mou.

1. Gazette hebdomadaire, 1855, p. 325. A. DRON (*Du double virus syphilitique*; Thèse, Paris, 1856), développant les idées de son maitre, nia l'identité du chancroïde et du chancre mou.

Ce fut l'occasion pour Diday de déclarer qu'il y avait 3 espèces de chancres : le chancre induré, le chancre induroïde et la chancrelle; le chancre induroïde correspondant au chancroïde de Clerc, à l'érosion chancreuse de Bassereau, et la chancrelle correspondant au chancre mou [1].

En 1856, Ricord ne voulut pas rester en dehors du mouvement, il suivit le courant bien qu'il ne se ralliât pas à la théorie de l'incubation du chancre induré, il arrangea avec habileté la théorie dualiste et jugea le chancroïde. A. Fournier et Caby recueillirent ses leçons, publièrent des faits, et la parole du maître entourée de vénération, fut disposée pour passer de nouveau en lois immuables [2]. Rien ne semblait changé à l'ancienne doctrine, des atténuations, le rappel de quelques phrases isolées, l'omission des anciens aphorismes laissèrent croire que le dualisme était l'œuvre de Ricord [3]. Un article du Dictionnaire de médecine et de chirurgie pra-

1. Il a été publié à cette époque sur le chancroïde plusieurs thèses, pour ou contre le dualisme chancreux.

MARATRAY. *De la syphilis primitive ou locale et de l'unité du virus syphilitique.* Paris, 1854. L'auteur s'était inoculé à lui-même un chancre mou et avait eu la syphilis.

H. LEROUX, *Une année à l'hôpital de Lourcine*, th. Paris, 1855.

BLACHEYRE, *Sur le diagnostic différentiel du chancre et du chancroïde.* Paris, 1855. C'est dans cette thèse que se trouve pour la première fois le tableau symptomatologique en 2 colonnes du chancre infectant et du chancroïde, où les signes sont opposés. Ce tableau a été imité, et c'est exactement aujourd'hui le tableau du chancre induré et du chancre mou. Là se trouve affirmée l'idée qui appartient à M. Clerc, à savoir que le chancre induré *incube toujours.*

2. RICORD. *Leçons sur le chancre*, recueillies par A. FOURNIER, 1857. V. aussi *Lettres sur la syphilis.*

3. Dict. de méd. et de chir. pratique, art. chancre. Paris, H. Baillière.

tique, dû à la plume de A. Fournier, offre le même genre d'interprétation.

Ricord dit que le chancre induré n'est pas inoculable au porteur, comme Clerc ; que les syphilitiques ne gagnent à un nouveau contact avec un syphilitique qu'un chancre à base molle, qui est le chancroïde. Enfin il dit qu'il a toujours vu des chancres locaux qui ne donnaient point la syphilis, et que ce sont là les chancres mous non infectants qu'il n'a pas niés en principe ; que l'un des caractères du chancre infectant est que son bubon ne suppure jamais. Puis reconnaissant que la science avait fait un pas, il avait enseigné à ses élèves qu'il y avait deux virus. Ricord était devenu dualiste.

Melchior Robert, l'un des élèves de Ricord, Cazenave Gibert, Vidal, Bazin, soutenaient malgré cela l'*unicisme* et l'*identisme*. Melchior Robert[1] soutenait seulement l'*unicisme* contre Ricord et l'école de Lyon, où Rollet et Diday développaient avec éclat et autorité la théorie dualiste. Les idées de Melchior Robert se trouvent dans son traité postérieur à la publication de Marseille, voici ses propositions :

« Le chancre induré reconnaît ordinairement pour cause un chancre infectant. »

« Le virus de ce chancre infectant inoculé à un sujet diathesé produit le chancroïde ou le chancre mou ; le virus du chancre infectant détermine par exception

1. MELCHIOR ROBERT. *Etude sur deux points de syphiliographie*. Marseille, 1857. Pour défendre l'unicisme, Melchior Robert a fait un livre qui a paru en 1861, et où il a fondé l'unicisme sur l'auto-inoculabilité assez fréquente du chancre induré, laquelle ne se distinguerait plus de la sorte du chancre mou : *Nouveau traité des maladies vénériennes*. Paris, 1861.

un chancre simple chez un individu sain, cela en vertu de conditions individuelles qu'il est souvent impossible de préciser. »

« Le chancre simple dépend essentiellement du chancre infectant et résulte : 1° de l'insertion du virus infectant sur les tissus d'un sujet diathesé; 2° de l'inoculation à un individu sain du virus provenant d'un chancre induré à la période de déclin; 3° de la contamination par le virus infectant sur un sujet doué d'une immunité naturelle. »

« Le chancre simple peut se communiquer dans son espèce pathologique, pendant un temps variable qui dépend des conditions individuelles et du siége de l'inoculation, mais les conditions et le siége aidant, il recouvre la propriété d'infection et se comporte comme le chancre induré, en d'autres termes la propriété infectante n'est pas interdite au virus du chancre simple. »

« Dans l'état actuel de la science, rien ne prouve d'une manière péremptoire que les accidents nommés chancroïdes, chancre simple ou à bubon suppuré aient une origine distincte ; pour nous, le chancroïde est un chancre simple et *vice versa.* »

« Le chancre induré, le chancroïde, le chancre simple sont donc des manifestations pathologiques d'un même principe dont les effets variés dépendent moins des propriétés inhérentes au virus lui-même, que des conditions de l'organisme ; « il n'y a donc qu'un seul virus. »

En 1844, Capobianco de Naples [1] d'après Lanza

1. Robert de Weltz, Gaz. méd. 1850.

tenait pour acceptable que les chancres pseudo-syphilitiques des Anglais étaient dus à un virus modifié ou à l'idiosyncrasie des individus infectés. Les Italiens disaient : « La pseudo-syphilis est à la syphilis vraie ce que la varioloïde est à la variole ». Auzias Turenne se chargea de tirer une conclusion de l'idée de Lanza. D'abord il inocula en 1844 des chancres à des singes et des lapins. Cullerier et H. de Castelneau déclarèrent à peu près à la même époque qu'ils n'avaient pas réussi à produire ces inoculations. Les chancres inoculés par Auzias Turenne étaient réinoculables sur l'homme; en 1850, Robert de Weltz s'inocula un chancre mou provenant du singe sur lequel on avait inoculé un chancre mou. Auzias Turenne en fit l'objet d'une communication à l'Académie des sciences[1]. Des inoculations nombreuses ont été tentées depuis sur l'homme : des médecins même, Lindwurm entre autres, s'inoculèrent une quantité prodigieuse de chancres.

Cette idée séduisante de la vaccination chancreuse ou syphilitique entraîna immédiatement Sperino de Turin et Boeck de Christiania; presque partout en Europe elle a été acceptée, la quantité d'inoculations pratiquées atteignit des proportions considérables, mais aucune série de faits démonstratifs n'a été publiée.

Sperino (1851), rappelant à la mémoire des médecins une pratique vaccinale que l'on commençait à oublier justement, les vaccinations multipliées pendant les prodromes de la variole, donnait la syphilisation comme

1. Auzias-Turenne. Bull. Acad. des sciences. 1850.

méthode curative de la Syphilis, tout en admettant néanmoins la vertu préservatrice de la syphilisation[1].

Boeck (1854), partisan de la syphilisation, lança la Norvége dans cet ordre d'idées et jusqu'en 1860 la syphilisation resta à l'essai[2].

Pendant ces tentatives d'ailleurs, plusieurs faits relatifs au chancre mou furent étudiés à fond :

1° La réinoculabilité presque indéfinie du chancre d'individu à individu;

2° L'épuisement progressif de la virulence du chancre sur un certain nombre des animaux syphilisés par Auzias Turenne et sur les hommes syphilisés par Sperino. Ricord disait que ce qu'on sauvera du naufrage de la syphilisation c'est la connaissance de la propriété indéfiniment réinoculable du chancre mou.

Le Dualisme s'empare de ces faits, où il n'était pas fait mention de syphilis constitutionnelle dans la plupart des cas de syphilisation : les chancres mous étaient donc distincts des chancres indurés. L'observation d'inoculations successives de 227 chancres mous à un lépreux ayant toutes réussi, et n'ayant pas empêché l'inoculation d'un chancre induré suivi de syphilis constitutionnelle, alors que le malade était devenu réfractaire aux inoculations de chancre mou, renversa complétement la théorie de la syphilisation. Cette observation est

1. Sperino, *La syphilisation comme méthode curative* et comme moyen prophylactique de la syphilis, 1853, trad. A. Tresal. En 1851, Sperino avait déjà entretenu l'Académie de Turin de la syphilisation.

2. Boeck de Christiania, *Recherches cliniques sur la syphilisation.* Rev. méd. chir. de Paris, 1855.

de Daneilsen de Bergen [1]. La Russie, Vienne avec Sigmund ne repoussèrent pas la syphilisation. Seules l'Angleterre, la Belgique et la France résistèrent, l'Académie de médecine se prononça contre la syphilisation en 1852 et la police française intervint un moment contre cette pratique de la syphilisation. De cette proposition qui n'avait de crédit que celui qu'elle empruntait à la théorie de la vaccine acceptée encore aujourd'hui comme un article de foi, il ne resta chez nous qu'une théorie de la guérison de la syphilis par les suppurations. Les chancres mous inoculés semblèrent à Melchior Robert des exutoires, et Cullerier même, à l'hôpital de Lourcine, en tira cette conclusion qu'on pouvait traiter les accidents de la syphilis par les vésicatoires volants répétés. Les derniers travaux que la syphilisation engendra en France sont ceux de Hagen [2], Auzias Turenne [3], Diday [4] et le dernier chapitre du livre de Melchior Robert [5]; ils n'ajoutèrent rien aux préceptes déjà formulés : Diday ne se montra pas définitivement l'ennemi de la syphilisation comme moyen curatif.

Pendant cette discussion entre les dualistes et les unicistes, pendant l'expérimentation de la syphilisation, l'on étudiait à l'étranger [6] les cas de syphilis viscérales.

1. Cité par Bœck. V. aussi Rollet, *Traité des maladies vénériennes*, p. 55.
2. Hagen, *De la syphilisation*. Thèse, Strasbourg, 1805.
3. Auzias Turenne, *Correspondance syphiliographique*, Paris, 1860.
4. Diday, Gaz. médicale de Lyon, 1860.
5. Melchior Robert, *Traité des maladies vénériennes*.
6. Dietrich, *der syphilitisch Krankheits process im der Leber*. Prager Viertel Jahrschrift, 1849, B. 1.

Diétrich à Prague en 1849 et Budd[1] en Angleterre (1857) parlaient des cicatrices d'origine syphilitique et des gommes du foie ou tumeurs noueuses (*Knotty*). Dans l'intervalle de ces deux publications Gubler disait que la cirrhose du foie et l'ictère des nouveaux-nés étaient en relation avec la syphilis congénitale[2]. Une discussion à l'Académie de médecine avait définitivement rattaché le pemphigus des nouveaux-nés à la syphilis[3]. P. Dubois se montra surtout affirmatif à cet égard. Mais déjà le pemphigus avait été rattaché à la syphilis. Sans compter Doublet qui l'avait entrevu, Dugès en 1821 [4] avait été très-net quant à l'origine syphilitique du pemphigus des nouveaux-nés. En 1837 à la Société anatomique Depaul[5] avait parlé du pemphigus des nouveaux nés et avait établi une relation entre des tumeurs du poumon constituées par des noyaux d'indurations appelés très-proprement foyers pneumoniques, et le pemphigus. Plus tard en 1854 Furher en Allemagne, et Hecker avant lui, avaient parlé d'une pneumonie syphilitique, d'une exsudation bronchique lobulaire. La phthisie syphilitique reparaissait, ou rentrait avec la syphilis viscérale dans l'universali-

1. Budd, *on the disease of the liver.*

2. Gubler, *Mém. sur une nouvelle affection du foie liée à la syphilis héréditaire chez les enfants du premier âge.* Mém. soc. de Biol., 1852, t. IV.

Gubler, Mém. *Sur l'ictère qui accompagne quelquefois les syphilides précoces.* Mém. soc. de Biologie, 1853, t. V.

3. Discussion. Bull. académie de méd. 1851.

4. Dugès, *Recherches sur les maladies les plus importantes et les moins communes des enfants nouveaux-nés.* Thèse, Paris, 1824.

5. Depaul, *Bull. soc. anat.* 1837. Plus tard à la Société de chirurgie, Depaul a présenté des lésions semblables qu'il a appelées improprement des gommes du poumon. (*Bul. soc. de chir.*, 1867.)

sation des maladies à teinte syphilitique de Fabre et Vigaroux. Les lésions signalées par Depaul de la Société anatomique, mal interprétées, étaient en partie la cause de toutes ces découvertes.

Dubois signala aussi les suppurations du thymus dans les cas de syphilis congénitale[1] et, en 1854, Diday résuma bien toutes les conditions de la syphilis héréditaire, soit en empruntant à ses devanciers, soit en puisant dans son propre fond, principalement pour ce qui est de la transmission de la syphilis héréditaire par le père ou la mère.

En 1851, Bedel[2] étudia les syphilis viscérales, cérébrales déjà entrevues depuis le XVIe siècle et signalées même dans l'Académie de chirurgie et dont plusieurs observations éparses dans les livres avaient montré l'existence. En même temps, Richet (1853) décrivait une synovite syphilitique[3]; Follin, la même année[4], publiait des faits de rétrécissements syphilitiques de l'œsophage, Ditrich[5] signalait l'altération des nerfs optiques dans l'amaurose syphilitique.

L'étude des accidents de la syphilis est encore perfectionnée. Les inoculations de la syphilis sont pratiquées sur des sujets sains. Langlebert et Auzias Turenne émettent à Paris l'idée que les accidents secondaires de la syphilis sont contagieux[6]; le premier

1. Consultez Diday, *Traité de la syphilis des nouveaux-nés et des enfants à la mamelle*, Paris, 1854.
2. Bedel, *La syphilis cérébrale*. Thèse, Strasbourg, 1851.
3. Mém. acad. de Méd., *Mém. sur les tumeurs blanches*, 1853, t. XVII.
4. Follin, *Du rétrécissement de l'œsophage*. Thèse, Paris, 1853.
5. Ditrich, Prager, Viertel Jahrschrift, 1849.
6. C'est en 1856, à la Société médicale du Panthéon, que la théorie

se fonde sur la confrontation, le second sur le raisonnement. Et c'est alors qu'on revint sur les anciennes expériences de Wallace, qui, dès 1835, avait inoculé du pus de plaques muqueuses à des sujets sains. Mais Bertherand de Strasbourg, qui connaissait les expériences de Wallace, avait déjà, en 1852, dit que les accidents secondaires, à forme suppurative, étaient principalement contagieux[1]. Colles de Dublin en 1844 avait posé le postulatum que les accidents secondaires de la syphilis étaient ou devaient être contagieux. Ricord, qui en ce moment parlait presque en souverain à l'Académie de médecine, était opposé à la contagion des accidents secondaires. Il y eut à l'Académie de médecine en 1852-53 une longue discussion à cet égard : tous les adversaires de l'inoculation comme moyen de diagnostic, c'est-à-dire tous les identistes, admirent la contagion des accidents secondaires, ainsi Lagneau, Biett, Baumes, Velpeau, Vidal, dans l'Académie ou en dehors de l'Académie. Ricord tenait toujours cependant pour la non contagion des accidents secondaires, en se servant des arguments de Hunter.

Toute cette époque de 18 années qui vient de s'écouler a été employée à des expériences d'inoculations ou d'auto-inoculations pour étudier les chancres durs ou mous et la blennorrhagie. De ces expériences on faisait alors le critérium de tout jugement : en France du moins ce fut la passion dominante. Dans la nouvelle époque où nous allons entrer, le goût des inoculations

fut exposée. Consultez LANGLEBERT, *Du chancre produit par la contagion des accidents secondaires*, 1861.

1. BERTHERAND, *Traité des maladies vénériennes*, Strasbourg, 1852.

qui avait été poussé jusqu'à la syphilisation, fit place à une satisfaction complète chez les dualistes ; si l'on a continué à raisonner encore de temps en temps sur les conclusions qui ont été tirées des inoculations, l'on n'inoculera plus ou presque plus. Les confrontations deviendront un criterium plus apprécié.

IX

L'ÉCOLE ANATOMIQUE ET PHYSIOLOGIQUE MODERNE ET LA SYPHILIS

En 1858, au moment où commence le rôle des modernes, c'est-à-dire de la génération actuelle, la syphilis est encore interprétée diversement. Il y a des identistes : Bazin, à Saint-Louis; des unicistes : Follin à Paris, Melchior Robert à Marseille, Davasse à Paris; des dualistes : Hardy, Ricord et A. Fournier à Paris, toute l'école de Lyon, Diday et Rollet. L'Angleterre, l'Italie et l'Allemagne ne sont point divisées en sectaires syphiliographes, quoique le dualisme soit accepté chez eux par quelques médecins.

Plusieurs bonnes compilations vulgarisent les travaux antérieurs. Tels sont les livres de Lancereaux [1], de Belhomme et Martin [2]. Le dernier surtout offre un résumé concis et sans ambition des travaux connus sur la syphilis.

J'aborde avec regret cette dernière partie de l'histoire de la syphilis, car rien n'est plus difficile que d'é-

1. Lancereaux, *Traité de la syphilis*, Paris, 1866.
2. Belhomme et Martin, *Traité de pathologie syphilitique et vénérienne*, Paris, 1864.

crire l'histoire contemporaine. Les partis n'existent pas seulement en politique, et il est bien difficile d'être juste sans froisser ses anciens maîtres et ses collègues. Je sais bien que nous sommes depuis vingt ans en un temps où la pratique de la syphiliographie est dominée par les préoccupations professionnelles, et que l'on pourrait presque mesurer la valeur d'une idée d'après ce qu'elle rapporte ou ce que l'on espère lui faire rapporter, et que la spécialisation d'un homme dans la pratique de la syphilis l'éloigne de la science autant qu'elle le rapproche d'une pratique fructueuse. En effet, en étudiant à fond le langage de beaucoup, on sent qu'ils acceptent des idées qui leur répugnent et que la craintede compromettre un enseignement ou une clientèle les attache à des préceptes qu'ils ne soutiennent que pour n'être point trop en désaccord avec des chefs d'écoles.

Pendant que l'École du Midi modifiée règne sur les esprits en France, pendant que la syphilisatien est expérimentée en Italie et en Suède, l'École allemande étudie à l'aide du microscope les lésions anatomiques de la syphilis. L'académie de médecine en France reconnaît que les accidents secondaires sont contagieux. L'École de Lyon va découvrir un moyen de conciliation entre les dualistes et les unicistes tout en formulant le dualisme le plus pur. Enfin Bazin à Paris, Diday à Lyon en arrivent à refaire pour ainsi dire la pathologie de la syphilis et c'est au point où l'ont laissée ces deux auteurs que nous avons pris la question.

Baerensprung (1853-1857) [1] a divisé les accidents de

1. BAERENSPRUNG, *Annalen des charités*, t. VI et VII.

LANCEREAUX, dans son *Traité de la syphilis*, Paris, 1866, a emla syphilis autrement que l'École française; il disait que l'induration du chancre était un accident secondaire, que la syphilis secondaire se manifeste surtout par des hyperhémies, et la syphilis tertiaire toujours par des tubercules. Baerensprung généralisait sur des faits isolés : des examens histologiques des lésions du foie étudiées par Virchow, et de celles du testicule dit vénérien exposées par Hamilton et Curling en Angleterre.

Entrant encore plus loin dans le détail, Baerensprung disait que les hyperhémies constituant les accidents cutanés secondaires de la syphilis se manifestent dans la couche superficielle du chorion, et que les affections cutanées tertiaires partent du chorion même. Ici on voit l'influence de l'École de Saint-Louis, qui plaçait les syphilides tuberculeuses parmi les manifestations tardives de la syphilis. Néanmoins on ne saurait méconnaître les lumières qu'a tirées l'anatomie pathologique microscopique de la proposition de Baerensprung.

Virchow, dans sa citation qu'il fait des opinions de Baerensprung, rappelle qu'il avait entrepris déjà une étude de la syphilis viscérale en 1853 (*Canstatt Jahresbericht*, t. II), où il avait montré la nature gommeuse des lésions syphilitiques du foie et leur transformation par métamorphose régressive en une cicatrice, et que

prunté exactement, avant qu'elle ne fût connue en France, la division de Baerensprung quand il a separé la syphilis en période des éruptions cutanées et période des productions gommeuses. Lancereaux cite Baerensprung et dit qu'il divise les lésions de la syphilis *en période hyperhémique et période tuberculeuse.* Cette courte citation comparée à la division des accidents dans le livre français qui reproduit l'idée de Baerensprung ne montre pas assez que l'idée est une transformation réellement allemande de la théorie de Hunter.

les éléments anatomiques de l'induration du chancre induré contenaient les mêmes éléments que les gommes[1].

Ainsi le microscope en Allemagne conduit à prouver ce qu'avait avancé Hunter, que les accidents de la syphilis devenaient avec le temps de plus en plus profonds. Entre beaucoup de descriptions importantes l'Allemagne a fourni encore à cette époque et sous cette impulsion de bonnes remarques.

Sigmund de Vienne (1856)[2], par exemple, dit que les accidents secondaires et tertiaires sont séparés par des transitions si peu marquées qu'il n'y a pas entre eux de démarcation bien nette. Poussant même très-loin cette opinion, il dit que tout ce qui passe le sixième mois après le début des chancres est tertiaire.

Le contre-coup de cette doctrine s'est fait immédiatement sentir. Hermann de Vienne (1857)[3] a rattaché les accidents tertiaires de la syphilis à l'hydrargyrose chronique, renouvelant une thèse déjà très-ancienne, depuis Ulrick de Hutten, qui attribuait au mercure les accidents tardifs de la syphilis. Cette doctrine a été aussi soutenue par Loinser[4] et a été l'occasion d'une indication thérapeutique que le lecteur trouvera à propos du traitement. Michaelis[5] a opposé une dénégation

1. Consultez Virchow, *de la syphilis constitutionnelle*, trad. Picard, Paris, 1860, p. 6 et 7.

2. Sigmund, Viener Méd. Wochenschrift, 1856, n° 3?.

3. Jos Hermann, *die Mercurial Krankeiten und Deren Verhaltniss zur Lustseuche*, Wien, 1865. Là sont reproduites les idées du mémoire : die Behandlung der Syphilis ohne mercur, Wien, 1857.

4. Lorinser, *Merkur und syphilis*, 1858, en Wiener Medizinischen Wochenscrift.

5. Michaelis, Voy. Virchow, *syphilis constitutionnelle*, trad., Paris, p. 11, note.

formelle à la doctrine en affirmant que l'on n'avait jamais trouvé de mercure dans les os atteints de carie syphilitique, tout en laissant debout les faits de nécrose des mâchoires par l'abus du calomel.

Virchow a fait une étude approfondie des lésions de la syphilis. Quoique ses leçons n'aient paru qu'en 1860, ses travaux remontent à l'époque où les auteurs précédents ont examiné histologiquement les lésions de la syphilis, et nous aurons plus d'un emprunt à leur faire dans la partie nosologique de ce travail. Disons cependant qu'il a très-bien distingué les lésions négatives de la syphilis des lésions essentielles, distinction dont il n'a pas tiré toutes les conséquences. La gomme est pour Virchow la lésion essentielle de la syphilis, et il en a étudié les phases dans tous les organes. Aussi tombe-t-il dans cette interprétation, que le chancre renferme les mêmes éléments que la gomme. L'accord sur la constitution histologique du chancre induré était d'ailleurs complet entre Lebert, Robin[1] et Virchow; les auteurs avaient vu chacun de leur côté des noyaux embryoplastiques et des corps fusiformes dans l'induration du chancre : à part les mots, c'était ce qu'avait vu Virchow.

Virchow établit qu'il y a dans toutes les périodes de la syphilis des lésions du sang : Infection spécifique ou discrasie, qui engendre la chloro-anémie, la leucocytose et l'hydrémie. Il admet la division de Baerensprung : lésions hyperhémiques et gommes. Pour cet anatomo-pathologiste, « tout foyer spécifique hyperhémique

1. Note remise à A. Fournier pour les leçons sur le chancre de Ricord.

ou gommeux peut devenir le point de départ d'une nouvelle infection du sang, » et il conclut : « Il n'y a pas de syphilis générale durable, il n'y a que des symptômes durables [1]. »

En 1852 déjà, le mémoire d'Auzias Turenne, à propos de la syphilisation, avait soulevé à l'Académie une discussion sur la contagion des accidents secondaires. En 1859 Gibert réveilla la discussion à l'aide de faits observés par lui et des faits recueillis à l'étranger et en France par Wallace, Baerensprung et Vidal [2]. Cette fois les preuves étaient palpables, on avait inoculé le pus des plaques muqueuses [3]. Rollet de Lyon (1858) avait étudié avec soin la question [4]. Il fut enfin fait justice de cette subtilité de Ricord, qui avait admis que la contagion de l'accident secondaire n'avait lieu que par le pus de la plaque muqueuse née sur le chancre. Rollet avait montré que les chancres céphaliques buccaux et mammaires naissaient au contact d'accidents secondaires de la gorge chez le sujet syphilifère. La syphilis vaccinale devait bientôt apporter son appui à la théorie de la contagion des accidents secondaires. Mais un autre fait non moins important devait être mis en lumière à cet égard, c'est la contagion par le sang des syphilitiques. Certes admettre la syphilis héréditaire chez l'enfant de la femme en puissance de syphilides secondaires, c'était prouver le fait à priori. Mais une expérience a été faite par un médecin courageux; G. Bargioni s'est

1. Virchow, *de la syphilis constitutionnelle*, trad. Picard, Paris, 1860.

2. Vidal, *Traité des maladies vénériennes*, Paris, 1853, et Lassègne, arch. de méd., 1858.

3. Bull. acad. de méd., 1859.

4. Rollet, Gaz. méd. de Lyon, 1859, gaz. méd. de Paris, 1858.

prêté à une inoculation, l'inoculation du sang d'une syphilitique en proie aux accidents secondaires : l'inoculation a été faite sur trois médecins, mais elle n'a produit qu'un seul résultat positif [1] : l'observation ne laisse aucun doute.

Un certain nombre d'accidents de la vaccine conduisit aussi Viennois à une autre découverte, confirmative de la contagion de la syphilis par le sang, la contagion de la syphilis par la vaccine.

On connaissait déjà un procès du docteur Hubner qui, en Bavière, avait vacciné des enfants avec le vaccin d'un enfant syphilitique et avait donné la syphilis à huit enfants, qui à leur tour l'avaient donnée à d'autres enfants par l'intermédiaire de la vaccine [2].

Du travail de Viennois il résulte que Monteggia et Marcolini (1814) [3], et plus tard Cerioli (1821 et 1841) [4], avaient bien vu des faits de syphilis vaccinale, mais les détails manquent; ceux de Viani (1849) sont dans le même cas; en 1856, peu après le procès de Hubner, le docteur Marone, cité dans le journal l'*Imparziale* [5], a signalé une épidémie de syphilis vaccinale à Lupara, mais les faits dont il parle ne sont pas décrits, et l'habitation en commun des malheureux de ce pays justifierait à la rigueur les doutes que ces faits peuvent inspirer. Galligo [6] en 1857 avait aussi vu des faits signi-

1. Obs. de Pelizzari, V. la partie nosographique.
2. Consultez Gaz. hebdomadaire, 9 mai 1855.
3. Monteggia, *Mém. de l'inst.* de Milan, 1814.
4. Cerioli dans Bardantini de Lucques, *del contagio venereo*, trad. Rev. méd., t. III, p. 51, et Gaz. méd. de Milano, t. II, 1843.
5. Dr Marone, in *Imparziale*, mars 1862.
6. V. Gaz. hebd. de Paris, 1860.

ficatifs. Ce qui laisse à Viennois un titre assuré de priorité, c'est l'étude de tous les faits mal connus avant lui et leur interprétation.

Viennois a discuté les faits, et pour expliquer les cas où même avec le vaccin d'un syphilitique on ne donnait point la syphilis au sujet vacciné, il disait que cela tenait à ce que le sang seul de la pustule vaccino-syphilitique était capable de transmettre la syphilis. On voit que l'expérience de Pliezzari sur la puissance contagieuse du sang des syphilitiques était alors une des découvertes dont on exploitait le plus la réalité.

En 1863, Devergie[1] présenta à l'Académie de médecine de Paris un fait positif indéniable de syphilis vaccinale, et Trousseau ainsi que Bouvier se rattachèrent sans restriction à la théorie de la syphilis vaccinale. La même année, malgré la répugnance des médecins Anglais à laisser incriminer leur découverte nationale, H. Lee (1863) admettait la transmission de la syphilis par la vaccine[2], que Whitehead avait déjà acceptée[3].

Le remarquable discours de Bouvier[4] mit en évidence des faits peu connus, et en discutant les observations et les citations de Viennois, on peut dire qu'il fit naître dans l'esprit des membres de l'Académie de médecine la conviction que la syphilis vaccinale existait réellement. Il fallut alors revoir une œuvre de l'académie, l'*Instruction sur la vaccine*, datant de 1830. Elle n'était plus

1. Bull. acad. de méd., 1862, 1863, t. XXVIII, 19 mai.
2. H. Lee, *de l'inoculation de la syphilis*, trad. Baudot, Paris, 1863.
3. Whitehead, *Third rep. on the clin. hosp. of Manchester*, 1859.
4. Bouvier, Bull. acad. de méd., 28 fév. 1865.

vraie; voici cette phrase de l'*Instruction :* « Des faits innombrables ont démontré que le virus vaccin puisé sur des sujets atteints de maladies susceptibles de se communiquer par contagion comme la syphilis et la petite vérole ne se chargeait dans aucun cas d'autres principes, et ne donnait que la vaccine. » Cette instruction avait servi jadis de réponse à une théorie exagérée en vertu de laquelle on prétendait, dans le populaire, que l'on inoculait aux enfants toutes sortes de maladies avec la vaccine.

Les faits se multiplièrent; ils ont été observés un peu partout, tantôt avec exagération, tantôt sans parti pris, et sur ce point on peut dire que la lumière est faite. Car si des instruments de chirurgie qui ont servi pour des syphilitiques peuvent transmettre la syphilis, pourquoi la vaccination ne le pourrait-elle pas au même degré?

L'École de Lyon, nous l'avons dit, accepta franchement le dualisme chancreux. Dron, Diday [1] et Rollet [2], se fondant sur les inoculations et les confrontations, appuyés d'autre part sur le courant nouveau des idées auxquelles s'était rattaché Ricord, leur maître à l'École du Midi, constituèrent un dualisme pur, et admirablement raisonné.

L'École de Lyon a accepté et enrichi de quelques signes diagnostics le tableau comparatif destiné à l'in-

1. Diday, *Exposé critique et pratique des nouvelles doctrines de la syphilis*, 1858, et *Traité de la syphilis des nouveaux-nés et des enfants à la mamelle*, 1854.

2. Rollet, *Traité des maladies vénériennes*, Paris, 1865, et *Recherches cliniques et expérimentales sur la syphilis*, 1861.

telligence de la distinction entre les deux chancres. Voici ce tableau.

CHANCRE INFECTANT.	CHANCRE MOU.
Ulcère dur.	Ulcère mou.
Incubation de deux à trois septenaires.	Pas d'incubation.
Processus d'inflammation adhésive (H. Lée).	Processus d'inflammation suppurative (H. Lée).
Irréinoculable au sujet qui le porte.	Reinoculable indéfiniment au sujet qu'elle porte.
Adénopathie indolente constante (chez les sujets indemnes).	Adénopathie non constante mais suppurant à l'instar de l'ulcère qui en est le point de départ.
Produisant toujours à terme fixe une série de symptômes caractéristiques (Clerc).	Bornant toujours son action à un effet local.
Susceptible de l'influence curative de quelques remèdes généraux spécifiques.	Echappant complétement au pouvoir des spécifiques.
N'affectant qu'une seule fois le même individu de la même manière.	Se reproduisant et avec la même intensité sur un individu autant de fois qu'on le lui inocule.

Plusieurs dualistes avaient ajouté d'autres caractères différentiels; A. Martin et Belhomme, par exemple, avaient relaté les différences suivantes d'après Rollet :

Chancre le plus souvent solitaire.	Chancres le plus souvent multiples.
Debut par une érosion spéciale à l'homme.	Début par une vesico-pustule inoculable à quelques animaux.

Toutes ces formules ont été appuyées par l'école de

Lyon, par Ricord et ses élèves, par Fournier et Nadaud des Islets [1] (1858).

Quoique l'école de Saint-Louis, à Paris, tînt bon pour l'unicisme, quoique Melchior Robert eût produit un fait évident, montrant qu'un homme avait gagné des chancres mous avec une femme atteinte de syphilis secondaire [2] (1859), quoique H. Lee (1862) ait renversé la proposition de l'irréinoculabilité du chancre induré [3], le dualisme nouveau de l'école du Midi et celui de l'école de Lyon résistaient.

Cusco [4] et A. Guérin [5] à Paris tenaient pour le dualisme; Follin, au contraire [6], était poussé vers l'unicisme. Pendant ce temps, alors que de tous côtés, en Europe, au lieu de discuter sur les théories de la syphilis et sur les espèces de chancres, les médecins étudient l'anatomie pathologique et la clinique de la syphilis, les écoles anglaises et allemandes, et des élèves de l'école de Paris à la société anatomique, étudiaient ce côté de la question.

Cependant, il revenait à l'esprit bien des contradictions opposées aux propositions établies par l'inoculation et les confrontations; avec les faits anciennement connus on citait des observations assez nombreuses de chancres mous suivis de syphilis. Telle était même la

1. Nadaud des Islets, *de l'inoculation du chancre mou à la région céphalique*. Thèses, Paris, 1858.

2. Melchior Robert, *Faits et considérations à l'appui de l'unicité du virus chancreux*, Marseille, 1859.

3. H. Lee, *Lectures ou syphilitic inoculation*, the Lancet, sept. 1862.

4. Cusco, *Leçons sur la syphilis*, Gaz. des hôp., 1862.

5. A. Guérin, *Maladies des organes génitaux de la femme*, Paris, 1864.

6. Follin, Path. externe, t. I.

force de ces arguments que l'école de Lyon, Rollet Laroyenne [1], Basset et Nodet, après eux, conçurent l'idée de l'hybridité de certains chancres. Ils créèrent le *chancre mixte,* chancre que Melchior Robert attaqua immédiatement.

Voici la théorie : *un malade peut avoir pris un chancre induré avec un sujet syphilitique et un chancre mou avec un autre, et il peut donner à son tour un chancre mou et un chancre induré alternativement ; le chancre mixte peut même se transmettre dans son espèce ; un syphilitique porteur d'un chancre mou peut donner un chancre mou et un chancre induré, c'est-à-dire un chancre mixte.*

Cette espèce de chancre destiné à réconcilier l'unicisme avec le dualisme, fut acceptée par les syphiliographes d'Europe, H. Lee, Sigmund, Bærensprung. Rollet de Lyon était le véritable créateur de cette nouveauté. Seulement, le point de départ de cette découverte était un fait de réinoculation au porteur d'un chancre reconnu syphilitique et induré, et cela avait été un trait de lumière pour Rollet.

Tous les faits anciens de réinoculations au porteur de chancres indurés entre les mains des dualistes ou des unicistes tels que Ricord, et A. Fournier, Melchior Robert, Cullerier, Dron, Diday, Langlebert, H. Lee, étaient expliqués, on avait inoculé le chancre mixte, rien n'était plus simple [2], mais ce qui manquait le plus

1. Rollet, in Laroyenne, *Etude sur le chancre.* Annuaire de la syphilis, 1859, 1re année, et Rollet, *Recherches sur la syphilis,* 1862, et *Mém. sur la pluralité des maladies vénériennes,* Paris, 1866.

2. Voy. Nodet, *Etudes cliniques et expérimentales sur les diverses espèces de chancre et le chancre mixte,* Paris, 1864, 2e édition.

c'était le caractère clinique de l'ulcère, qui tantôt était dur, tantôt ne l'était pas. Quoique dans les observations de Nodet il y ait une induration notée on sent bien qu'elle est là surtout pour le besoin de la cause.

Après cette création, l'école syphiliographique française ne discutera plus guère l'unicisme et le dualisme, on fera peu de chose sur le chancre. Il y a bien le mémoire de Langlebert (1861), où il est dit que les accidents secondaires donnent l'érosion chancreuse, tandis que les chancres primitifs donnent le chancre induré[1]. A. Fournier, en 1865, publia aussi un travail sur l'incubation longue de quelques chancres infectants[2].

Davasse plaide de nouveau en faveur de l'unicisme en produisant des faits de chancres mous suivis de syphilis[3].

Après 20 années de controverses sur le chancre et les chancres, les médecins sortirent enfin du cadre rétréci des discussions sur l'unicisme et le dualisme. Diday aborda une nouvelle étude. Dégagé de tout esprit préconçu touchant l'évolution de la syphilis, il laissa marcher des syphilis sans les soumettre au traitement mercuriel. Quoique Fergusson, Rose et Guthrie en Angleterre eussent déjà, au commencement de ce siècle, déclaré que la vérole guérissait sans mercure, Diday fit mieux qu'eux dans le même ordre d'idées. La distinction entre les chancres suivis d'accidents constitutionnels rapides et les chancres mous, lui permit de

1. Langlebert, *Contagion des accidents secondaires*, Paris, 1861, et *Traité des maladies vénériennes*.

2. A. Fournier, *de l'incubation du chancre*, Paris, 1865.

3. Davasse, *La syphilis, ses formes et son unité*, Paris, 1865.

mieux préciser les effets de l'expectation sur la syphilis; c'est alors qu'il put voir que cette maladie procédait par poussées d'une intensité décroissante dans des cas qu'il appelle les *syphilis faibles*. Cette seule découverte est un des principaux titres de Diday. Outre les syphilis faibles, Diday reconnaît des syphilis fortes pour lesquelles il emploie le mercure. Il ressortait de cette distinction la vérité de la proposition de Diday que l'évolution et l'intensité de la syphilis étaient variables. Toutes les anciennes divisions des accidents de la syphilis en accidents successifs dans un ordre déterminé, et pour ainsi dire fatal, étaient ainsi renversées. La 1re leçon de Diday est une étude clinique reposant sur l'observation désintéressée des faits et elle renferme nettement une théorie plausible de la guérison spontanée, de la vérole, de la variabilité des véroles due à la graine, c'est-à-dire, due à l'époque variable à laquelle est parvenue la syphilis du sujet qui transmet son mal[1].

Néanmoins Diday ne peut encore faire abstraction des théories dualistes. Mais tout en éloignant de la syphilis la chancrelle (chancres mous, chancres locaux, chancroïde, de ses prédécesseurs), il est obligé de reconnaître que l'induration du chancre manque dans beaucoup de chancres infectants, et il admet une espèce de chancre syphilitique qu'il appelle l'érosion chancriforme. Ici il reproduit une des vues de Carmichael, sur les érosions, *Patthy excoriation*, et surtout de Bassereau qui avait bien noté le caractère érosif de certains accidents du début de la syphilis. Aussi Diday, consé-

1. Diday, *Histoire naturelle de la syphilis*, Paris, 1863.

quent avec lui-même, a tiré de cette distinction une interprétation des différences dans la force des véroles. Les véroles fortes proviendraient du chancre induré, les véroles faibles de l'érosion chancriforme, et inversement le chancre induré donne le chancre induré, et les plaques muqueuses l'érosion chancriforme. Ce raisonnement sagement et habilement construit est séduisant, mais les preuves cliniques manquent. Ajoutons que Langlebert avait dit que la contagion des accidents secondaires donnait un chancre peu grave suivi d'accidents généraux faibles. Chabalier avait déjà annoncé le fait[1].

A part cette concession aux théories du temps sur le chancre, Diday se place en dehors des écoles connues par ses études sur la marche de la vérole. Il montre par exemple que les véroles sont plus graves à mesure qu'on avance en âge, et que le tempérament influe puissamment sur plus ou moins de force de la vérole, mais là où il y a une véritable appréciation clinique des faits c'est dans la division des accidents. Diday divise la vérole en *lésions primitives*, après incubation initiale, puis en deuxième incubation, suivie de prodromes et d'une première *poussée* de symptômes généraux avec adénopathie, puis des récidives et poussées successives. Diday a bien vu que, dans les véroles faibles, la première poussée apparaissait plus rapidement que dans les véroles fortes, que les véroles faibles se bornaient plus souvent à deux poussées que les véroles fortes. Quoique Diday ne raisonne que sur 26 cas, les conclusions sont

1. CHABALIER, thèse de Paris, 1860.

très-légitimes et la science en peut faire un utile profit.

Pendant que Diday exposait à Paris cette théorie nouvelle de la syphilis sans en tirer la conclusion qui semble logique, Bazin à Paris (1856) réformait l'enseignement des maladies de la peau et touchait à l'histoire de la syphilis en maître consommé.

Bazin, après avoir séparé les maladies parasitaires des maladies cutanées, a divisé les maladies cutanées sans s'arrêter exclusivement à la classification de Willan, ou à celle d'Alibert seulement; il a pris à l'un et à l'autre. Au premier il prend la dichotomisation anatomique ou organicienne, à l'autre la classification nosologique; en d'autres termes, Bazin a été *Willaniste* pour la description de la lésion, et *Alibertiste* pour la classification de la lésion. Énorme progrès qui a ouvert à ce dermatologue de larges horizons qu'il a, on peut le dire, parcourus en savant.

Bazin a fait, dans sa grande classification, une section des affections cutanées symptomatiques de lésions constitutionnelles, qu'il divise en *Herpetides, Arthritides, Scrofulides, Syphilides* [1], et chacune de ces maladies de la peau offre des variétés semblables, identiques ou analogues, dont il fait ressortir la concordance. De la sorte quelques lésions anatomiques seulement, peuvent être considérées comme la caractéristique de l'herpetis, de la scrofule, de l'arthritis ou de la syphilis. Quoique Bazin ne l'ait point dit, cela ressort de la lecture du tableau dont nous parlons.

Avant toute exposition, Bazin qui est uniciste, éta-

1. Bazin, *Leçons sur la scrofule*, Paris, 1858, et *Leçons sur la syphilis*, Paris, 1859.

blit des formes de syphilis au nombre de 4. C'est toujours l'idée de Carmichael, qui reparaît.

Syphilis débutant par un chancre induré.

Syphilis débutant par la plaque muqueuse.

(Cette opinion a rallié plusieurs des chirurgiens qui se sont succédé à l'hôpital de Lourcine.)

Syphilis débutant par chancre induré ou plaque initiale et caractérisé par des *syphilides polymorphes*.

Syphilis débutant par un chancre phagédénique ou un chancre mou ou syphilis malignes précoces.

Le premier groupe étant le seul qui présente comme accidents généraux syphilitiques des éruptions généralisées d'abord puis circonscrites ensuite, tantôt sans ulcères, tantôt avec ulcères.

Ici une remarque doit être faite, depuis près d'un siècle, l'école de Saint-Louis est uniciste à quelques exceptions près. Sur le chef du début de la syphilis par des plaques muqueuses, elle se rencontre avec les chirurgiens de l'hôpital de Lourcine, elle diffère de l'école du Midi sur presque tous les points. Il y a une raison à faire valoir et qui est la critique des spécialisations en médecine. Au Midi, en effet, l'on ne voit que le début de la syphilis chez des hommes qui quittent l'hôpital à peine guéris. A Saint-Louis au contraire, on ne voit que les accidents tardifs de la syphilis, et souvent pendant longtemps, on y voit des hommes, des femmes et des enfants; souvent des malades n'ont eu aucun autre accident général de la syphilis dans les vingt années qui séparent un chancre mou ou un bubon et l'apparition d'une syphilide pour laquelle ils entrent à l'hôpital Saint-Louis. Ces faits manquent dans les hôpitaux où l'on ne voit que des hommes et des femmes au début de la syphilis.

Bazin divise heureusement les syphilides en *syphilides généralisées*, et *syphilides circonscrites*, avec deux formes : la forme ulcéreuse et la forme résolutive. Il les décrit comme suivant une marche assez régulière dans la généralité des cas. Mais il décrit à part les plaques muqueuses et il fait remarquer que celles-ci existent sous forme d'éruption sur la peau et même aux pieds et aux mains où on les décrit improprement comme des psoriasis palmaires. Ceci n'est pas la moindre des découvertes de Bazin, car cet auteur a décrit le mieux entre tous les auteurs modernes la plaque muqueuse.

Bazin montre qu'il y a des syphilides malignes précoces qui marchent avec le chancre phagédénique, il déclare que le chancre mou et le chancre induré procèdent d'un même virus, car il a vu des chancres mous suivis de vérole, non pas seulement dans des cas où les accidents ont apparu rapidement et que Rollet et Laroyenne ont expliqués à l'aide de la théorie du chancre mixte, mais bien dans les cas où, 15 et 20 ans après les chancres mous, on voit paraître des syphilides circonscrites. Ces cas ne sont pas rares à l'hôpital Saint-Louis et ils sont tout à fait significatifs.

Bazin admet la division des accidents en primitifs, secondaires, tertiaires et quaternaires, ou période des syphilis viscérales. Sur ce point, il n'est pas aussi avancé que ses contemporains qui rejettent cette classification et ne l'acceptent plus que pour les besoins des descriptions dans les livres. Il rejette la théorie de l'empoisonnement du sang par un virus pour expliquer la syphilis. Il admet que cette maladie est une diathèse, c'est-à-dire une maladie constitutionnelle, constituée par une prédisposition interne, mise en activité par une cause spécifique, le virus ou vice syphilitique. Cette idée est la même qui avait été reprise par Hélot[1] à Jourdan qui l'avait empruntée à Richond des Brus, et n'est autre que la thèse de l'Ecole physiologique de France (1826).

Bazin n'admet pas les scrofules-syphilides, il n'admet pas le mélange des deux diathèses ou des deux principes syphilitiques et scrofuleux, au moins à titre de maladie héréditaire.

Nous aurons beaucoup à prendre pour la partie nosographique dans le livre de Bazin sur les syphilides. Notons seulement en passant que Bazin est le premier qui décrivit des syphilides gommeuses, c'est-à-dire des syphilides de la peau dont la lésion est une véritable petite gomme dont la réunion constitue souvent une plaque circonscrite de syphilide tuberculeuse.

Bien des remarques isolées sont l'œuvre de nos contemporains. Graeff et ses élèves ne croient pas que l'iritis des syphiliques aient un cachet spécial. Quoique Virchow admette une iritis gommeuse, en dehors des abcès de l'iris, les anatomo-pathologistes n'ont pas encore pu préciser les caractères propres de l'iritis. Cullerier (1854)[2] parle d'une entérite folliculeuse tertiaire, Follin cite un cas de chancre induré chez un individu, trois ans après, un autre chancre induré; de là est venue

1. Hélot, Thèse, Paris, 1844.
2. Cullerier, *Entérite syphilitique*, Union médicale, 1854.

la théorie de Diday, sur les réinfections syphilitiques [1]. Dixon (1858) [2] signale les névromes syphilitiques. Baerensprung range l'iritis parmi les accidents secondaires ou hyperhémiques de la syphilis.

En (1859), P. Yvaren [3] ayant rappelé les faits antérieurs de syphilis cérébrale, la question fut remise à l'ordre du jour. On produisit des observations de gomme du cerveau et de ses enveloppes. Déjà il avait été question des accidents cérébraux de la syphilis. Van Swieten est celui qui donne le mieux la mesure des idées des temps antérieurs [4].

En (1860), l'Académie de médecine met au concours la question de la syphilis du système nerveux.

Gros et Lancereaux [5] étudient à fond la question et rassemblent tous les faits connus avec beaucoup d'ordre et de discernement, ils établissent qu'il existe des méningopathies syphilitiques, et des gommes de la dure-mère, des encéphalopathies syphilitiques, des lésions de la moelle et des lésions des nerfs. Avant ces auteurs, C. Lagneau [6] avait déjà réuni un bon nombre de faits de syphilis cérébrales, les bulletins de la So-

1. Follin, Gaz. heb. 1854, et Diday, Arch. de méd., juillet et août 1862, et *Hist. nat. de la syphilis.*

2. Dixon, Méd. Times and Gaz. 1858, oct.

3. Yvaren, *Des métamorphoses de la syphilis*, 1854, *Des lésions cérébrales de la syphilis*, Gaz. méd. de Lyon, 1858.

4. Van Swieten, Commentaria in H. Boerhawi aph., 1773, t. V. Van Swieten dit : « Sæpe observantur cerebri lesiones ex lue venerea inveterata a levissime vertigine usque ad lethalem apoplexiam.

A une époque où l'on faisait rentrer toutes les maladies dans la syphilis, cette induction était forcée. Bon nombre d'auteurs ont reproduit Van Swieten.

5. Gros et Lancereaux, *Des affections nerveuses syphilitiques*, Paris, 1861.

6. G. Lagneau, *Maladies syphilitiques du système nerveux*. Paris, 1860.

ciété anatomique de Paris fournirent une ample moisson aux auteurs. Mais la question n'a pas fait beaucoup de progrès : en dehors des gommes ou tubercules du cerveau et des exostoses des os du crâne, il y a peu de syphilis viscérales du système nerveux bien démontrées.

H. Lee (1859-1863) publia des lésions sur l'inoculation syphilitique, et parmi les choses entièrement nouvelles qu'il a dites, il y a ce fait, que de même que des vaccinations, faites sur un sujet à plusieurs jours d'intervalle, donnent une série de vaccin régulier, de même il peut y avoir des inoculations successives de chancre infectant. Puis il fournit un fait de réinoculation sur l'individu d'un chancre induré, après avoir irrité le chancre qu'il voulait inoculer. Ici, Lee était d'accord avec Melchior Robert qui a dit avoir inoculé sur un malade syphilitique un chancre induré. H. Lee est d'ailleurs uniciste; il dit : « Deux formes de la maladie syphilitique sont auto-inoculables, la forme suppurante pendant toute sa durée, la forme adhésive pendant les premiers jours de son existence » [1].

En dehors de ces travaux, citons encore les travaux d'hier : des études sur les syphilis viscérales qu'on observe un peu partout, lésions du larynx et du poumon. Bouisson [2] avait parlé des gommes des muscles du larynx. Les bulletins de la Société anatomique avaient fait mention des laryngites syphilitiques bien constatées sur le cadavre. G. Lewin, Jenistius en Allemagne,

1. H. Lee, *Leçons sur l'inoculation syphilitique*, trad. Baudot, Paris, 1863, p. 21, etc. ; déjà cité en Anglais.
2. Gaz. méd. 1846.

avaient fait des constatations analogues [1]. Mais la nouveauté se trouve dans la thèse de Dauce, qui montra qu'il existait des lésions syphilitiques du larynx, pendant la période secondaire de la syphilis ; tous les auteurs précédents croyaient que les laryngites syphilitiques étaient des accidents tertiaires [2].

Après cela, vinrent des mémoires divers sur des accidents attribués à la syphilis. Puis la discussion à la Société de chirurgie (1867), soulevée par Dolbeau, à propos de l'efficacité du bichromate de potasse dans la syphilis. Puis la théorie que nous avons soutenue après Diday, de la possibilité de l'élimination spontanée de la maladie syphilitique, et surtout l'assimilation de la syphilis à la variole, et à l'infection purulente, assimilation qui sera développée dans ce livre [3].

Ajoutons encore les idées développées par A. Guérin [4] sur l'apparition des plaques muqueuses d'emblée, sur le défaut d'ordre invariable dans la succession des accidents de la syphilis, le mémoire de A. Fournier [5] sur le pseudo-chancre induré des syphilitiques, c'est-à-dire des indurations des ulcères des syphilitiques en dehors du début de la syphilis; une discussion acadé-

1. Barth, Bull. soc. anat. 1849, t. XV, E. Labbé, Bull. soc. anat., 1857.

Lewin, Virchow's, arch. B. XXIII, p. 587, 1862. — Jenistius, *De laryngitide syphilitica. Diss Griefswald*, 1862.

2. Dance, *Eruptions du larynx survenant dans la seconde période de la syphilis*, th. Paris, 1864.

3. A. Després, Bull. soc. de chir.. 1867-1868-1869 et 1870.

4. A. Guérin, *Leçons sur les maladies des organes génitaux de la femme*, 1864.

5. Fournier, *Du pseudo-chancre induré des syphilitiques*, Arch. de méd., juin, 1868.

Bull. acad. de méd. 1866.

mique sur la syphilis vaccinale du Morbihan et une étude sur l'évolution de la syphilis, où reprenant une des propositions de Cusco et de Diday, nous avons montré que la syphilis n'avait point un accident initial de début obligé (1869)[1].

Toutes les expériences déjà faites ont été recommencées encore de nos jours.

En Amérique on a repris la théorie parasitaire de la syphilis ; Salisbury croit que le parasite est un champignon. En Angleterre Massenger Bradley[2] a répété les inoculations de pus syphilitique sur des animaux et il aurait obtenu sur des chats et sur un cochon de lait, des accidents constitutionnels et sur le cochon des chancres mous réinoculables; ces faits, comme ceux d'Auzias-Turenne, sont en très-petit nombre.

Certes je n'ai point cité tous les ouvrages où brille quelque point nouveau. Dans la revue rétrospective de la bibliographie syphilitique qui renferme tant de livres, de mémoires ou de brochures, il fallait faire un choix et suivre une ligne de conduite. L'histoire n'est pas obligée de prendre à tous les historiens, car il y a des hommes qui voient mieux et plus juste, qui citent les bonnes sources contemporaines, et ceux-là seuls ont une véritable valeur. J'ai tâché de rendre à chacun la part qui lui revient. Ma tâche a été facilitée par la lecture des excellents historiens de la syphilis et de leurs critiques, car il n'y avait qu'à choisir pour avoir des renseignements tout trouvés. Quelques erreurs à recti-

1. A. Desprès, *Du début de l'infection syphilitique*, Arch. de méd., janv. 1869.

2. Bradley, Britisch, méd. journ. 1871.

fier çà et là, mettre en lumière les idées premières qui ont fourni les théories successives auxquelles se sont ralliés les médecins, dégager des erreurs du temps, des vérités obscurcies à dessein par des rivaux, par des hommes à système, tel a été mon but. J'espère avoir facilité l'étude de la syphilis en faisant ce travail. Les spécialisations des syphiliographes, leurs discussions sur des mots, des querelles parfois puériles, les controverses souvent intéressées ont rendu presque incompréhensibles les subtiles distinctions des chancres pour ceux qui n'ont point lu ce que j'ai eu le dessein de résumer. Il a été écrit en effet trop de gros volumes sur de très-petites choses et trop de phrases sur le même fait retourné par chacun, suivant le besoin de sa cause. Cet historique aura pour le lecteur, suivant le mot de Bacon, un avantage réel, dont moi-même j'ai tiré des fruits en l'écrivant. Car il est vrai que la connaissance des erreurs que l'esprit humain a commises empêche de tomber dans des fautes semblables.

DEUXIÈME PARTIE

NOSOGRAPHIE

Théories des infections.

Morve. — Variole. — Charbon. — Rage. — Infection purulente. — Syphilis. Rougeole. — Scarlatine. — Anthrax ou charbon spontané. — Peste. — Typhus. — Suette. — Infection urineuse. — Fièvre typhoïde et fièvre éruptive. — Infarctus et Métastase. — Comparaison entre les poisons végétaux et inorganiques.

Il y a des infections de l'économie par les poisons d'origine animale de deux ordres : les unes sont apportées du dehors par inoculations ou contagion médiate; les autres se développent à la fois spontanément et par contagion, dans des cas exceptionnels, et pour lesquelles la preuve n'a pas été rigoureusement faite. Dans le premier groupe de maladies, il y a un poison animal que l'on a expérimentalement inoculé à des sujets sains, quoique l'on ne pût préciser sa nature et son essence, soit par les examens chimiques, soit par les examens microscopiques. Dans le second groupe de maladies, l'inoculation n'a rien donné de certain et le mode de transmission, lorsqu'il existe, est encore insaisissable pour nos moyens d'investigations. Mais entre les deux groupes, il y a une maladie intermédiaire, l'infection purulente; tantôt, en effet, elle est inoculée comme la morve, tantôt elle est spontanée, c'est-à-dire que c'est l'individu lui-même qui fournit le poison qui le tue.

Toutes ces infections ont un côté commun : le sang est altéré, les globules sont détruits et l'examen microscopique montre que, au moment où la maladie est arrivée à sa période d'état, le sang offre ces deux caractères que les globules sont diminués en nombre, qu'ils sont plus petits et qu'il y a ce qu'on appelle des noyaux libres en plus grand nombre dans le sang du sujet infecté que dans le sang d'un sujet sain. Chauveau dit que dans le sang intoxiqué il y a des bactéries associées. Suivant Davaine et Robin, ces bactéries seraient des algues du genre Leptotrix.

A une époque plus avancée de leur évolution, la plupart de ces affections offrent un caractère commun, la métastase à plus ou moins longue échéance, c'est-à-dire des lésions sous-cutanées et viscérales causées par des infarctus, c'est-à-dire des embolies capillaires. Le fait a été démontré pour l'infection purulente depuis Virchow, Feltz et Coze, et pour les inoculations de tubercules ou de matières purulentes depuis Gaspard, Cruveilhier, Robin et Vellemin.

Voilà pour l'anatomie pathologique. La clinique offre des preuves qui ne sont pas moins éclatantes, eu égard à la métastase. Les abcès métastatiques et farcineux sont communs à la morve, à l'infection purulente, à la peste, à certaines varioles. Si dans les autres maladies, les phénomènes sont moins évidents, moins semblables aux premiers, ils ne sont pas moins réels, tels sont la tuberculose qui suit certaines rougeoles, la maladie de Bright qui suit la scarlatine dans certaines conditions. Je ne voudrais pas avancer ici des choses non démontrées et cependant je ne puis m'empêcher de rapprocher des auto-infections la maladie qui commence par le pemphigus foliacé et se termine par la tuberculose, et une variété d'adénie qui débute par des érysipèles ou des éruptions bénignes et des engorgements ganglionnaires et se termine par la tuberculose des ganglions. Un jour viendra où ces maladies mieux étudiées rentreront, j'en suis persuadé, dans le groupe des infections causées par un poison animal engendré par le malade lui-même.

Le poison animal agit sur les globules et les détruit ou les altère et il en résulte dans toutes les infections une anémie plus ou moins passagère qui accompagne, précède ou suit la manifestation la plus commune des infections, les éruptions qui procèdent du même mécanisme que la métastase.

Toutes les maladies infectieuses causées par un poison animal offrent en effet, à un moment donné, une *éruption;* les pustules morveuses et varioleuses, les pétéchies et les abcès dermiques du charbon; il n'est pas jusqu'à la rage, si peu connue aujourd'hui, qui n'offre cependant des éruptions des muqueuses, si l'on en croit ce qui a été dit des lysses. Les éruptions vésiculeuses de certaines infections purulentes, les papules de la syphilis, les macules et les éruptions miliaires de la scarlatine, les acnés et les furoncles avortés qui sont comme des gommes chez les individus atteints de furoncles multiples, les taches rosées lenticulaires de la fièvre typhoïde et du typhus, les éruptions de la suette et les plaques et les tubercules de la lèpre sont des phénomènes constants. S'il est un fait démontré cliniquement et par l'expérience de plusieurs siècles, c'est certainement la phase éruptive des maladies infectieuses.

Les métastases ont été assez cliniquement prouvées par l'expérience de Cruveilhier qui, après avoir injecté du mercure dans les veines, a provoqué des noyaux apoplectiques du poumon autour d'une gouttelette de mercure; par celles de Claude Bernard qui a trouvé du mercure dans le tibia et dans le foie d'un animal auquel il en avait été administré. La théorie de la production des abcès métastatiques par des infarctus est encore prouvée par la connaissance des faits qui accompagnent la présence de corps étrangers dans les tissus ; un abcès se forme autour de ce corps immédiatement ou se produit, quelquefois, de longues années après son introduction dans les tissus. L'on peut donc conclure de ces faits que les lésions viscérales de toutes maladies infectieuses, dont les caractères principaux sont communs, pour ce qui est des lésions cutanées, obéissent à une loi commune, les transports de matériaux nuisibles vers la peau et incidemment dans les viscères ou dans les tissus divers tels que les muscles, les articulations et le derme.

En résumé on peut donc poser ce principe qu'anatomiquement les infections détruisent les globules du sang et causent des infarctus composés de globules altérés, et des métastases; que ces maladies, après un accident initial de début variable, se révèlent par des éruptions constantes et des métastases exceptionnelles; que l'éruption et la métastase sont communes seulement à des infections spéciales telles que la morve, la peste et l'infection purulente où elles sont fatales lorsque la maladie a duré un certain temps, et parce que la poussée éruptive est insuffisante pour l'élimination du mal.

Voici du reste un tableau qui rappelle immédiatement les points de comparaison.

	INOCULATION OU DÉBUT	ÉRUPTION.	MÉTASTASES.
INF. PURULENTE	Accidents locaux de début nuls, ou inflammation variable. Inoculation directe.	Vesico - pustules discrètes se transformant en papules quelquefois.	Abcès métastatiques, infarctus, tuberculose quelquefois. Abcès multiples consécutifs.
INF. VARIOLEUSE	A l'inoculation expérimentale, bouton de variole ou rien.	Rasches et pustules.	Abcès sous-périostiques, nécroses, ulcères tardifs des jambes dans la vieillesse.
INF. MORBILLEUSE, ROUGEOLE.	Rien.	Roséole et plaques irrégulières, papules quelquefois.	Gangrènes, abcès sous-cutanés, tuberculose, abcès sous - périostiques.
INF. MORVEUSE.	Rien, ou ulcère, ou lymphangite au point inoculé.	Tubercules cutanés, ulcères des muqueuses.	Grands abcès multiples dans le tissu cellulaire, sous le périoste, dans les articulations, dans les viscères.
INF. CHARBONNEUSE.	Rien, ou pustule maligne ou lymphangites.	Vesico-pustules, petéchies.	Abcès mutiples du tissu cellulaire et noyaux apoplectiques dans les poumons, le foie et les reins.
INF. RABIQUE.	Rien.	Lysses.	Rien.

	INOCULATION OU DÉBUT	ÉRUPTION	METASTASES.
INF. SYPHILITIQUE.	Plaie sans accidents ou ulcère ou inflammation.	Plaques muqueuses et papules.	Tubercules et gommes du tissu cellulaire, abcès sous périostiques, inflammation interstitielle rare des viscères.
FIÈVRE TYPHOÏDE ET TYPHUS.	Origine Gastro-entérite.	Eruption, taches rosées lenticulaires.	Tubercules mésentériques, pneumonie lobulaire, méningopathies, tubercules des ganglions.
SCARLATINE.		Roséole, miliaire ou en plaques.	Infarctus du rein. néphrite albumineuse.
INF. FURONCULEUSE, PETITE PESTE.	Irritation du tégument ou embarras gastrique.	Furoncles multiples ou anthrax unique.	Acès sous-cutanés et retour de furoncles; noyaux apoplectique des poumons.
INF. URINEUSE URÉMIE.	Plaie des organes urinaires ou ulcères.	Roséole, éruption papulo-vésiculeuse discrète.	Abcès sous-cutanés, abcès renaux, encéphalopathie urémique.

Les poisons végétaux et inorganiques, tels que certaines eaux et les gaz, offrent quelques analogies avec les agents infectieux, ils agissent quelquefois sur les globules qu'ils tuent ou qu'ils altèrent si rapidement qu'en un tour du circuit du sang tous les organes ont subi l'effet du poison. C'est le cas de la strychnine, de la belladone et de l'acide prussique. Mais dans d'autres cas ils agissent comme des infections, au moins pour ce qui a trait à l'éruption : ainsi, la roséole copahique, l'urticaire qui suit l'ingestion de certains poissons ou crustacés qui ont vécu sur des terrains spéciaux ou des eaux spéciales, l'éruption pellagreuse chez les individus nourris avec du maïs altéré. Dans d'autres cas enfin, ils agissent en produisant des lésions profondes à longue échéance, tels que l'adénie dans l'infection paludéenne.

Les empoisonnements par les gaz ont leur analogie avec certaines infections putrides sans éruption, qui ne doivent point figurer à mon sens dans les infections et pour lesquelles le mot septicemie doit être réservé. En effet il n'y a point de poison animal spécial produit. Les individus qui succombent en peu d'heures après des traumatismes violents, ou au moment où des gangrènes étendues se produisent, sont empoisonnés par le gaz hydrogène carboné et ammoniaque qu'ils absorbent dans leurs plaies, comme ils les absorberaient par les voies respiratoires, et ils meurent asphyxiés. Dans ce cas il y a empoisonnement et non point infection.

Nature de la syphilis.

Comparaison avec les autres infections. — Différences, analogies. — Nature de la syphilis.

Réduite à sa plus simple expression, la syphilis est une infection du sang par l'introduction dans l'économie d'un malade infecté, du pus ou du sang d'un syphilitique. Le sang du sujet contaminé par ce poison animal ou virus renfermant des éléments syphilitiques, est altéré peu à peu au contact des débris de pus syphilitique avec des globules sains du sang, et les rend malades, de là ce qu'on a appelé la multiplication du virus. Immédiatement, c'est-à-dire aussitôt qu'il y a excès de globules malades, une ou plusieurs éruptions successives apparaissent sur le corps. Chacune de ces éruptions est un mode d'élimination du poison, que dis-je, du sang devenu malade; plus rarement des congestions partielles des viscères existent, ainsi les congestions de l'iris et de la choroïde, les congestions du foie.

Dans les cas les plus ordinaires c'est sous forme de papules et de plaques muqueuses, que se présentent les éruptions. Puis tout est dit, le malade est guéri. Dans des cas rares pourtant, 5 ans ou 20 ans après, on voit apparaître des tubercules syphilitiques ou gommeux dans les viscères vasculaires ou même dans l'épaisseur de la peau, et par opposition aux premiers accidents éruptifs de la syphilis, ils s'éloignent des organes génitaux et sont toujours circonscrits. Ces accidents tardifs sont beaucoup plus communs chez les individus qui n'ont pas eu les accidents éruptifs que chez ceux qui les ont eus. Ce sont des dépôts métastatiques dans l'acception la plus étendue du terme. Ils ne résultent pas, comme le pense Virchow, des accidents hypérémiques secondaires devenus des foyers d'infection, mais bien de foyers existant dès le début de la syphilis ou au moment où la période éruptive a été troublée et où le sang malade était emprisonné dans des réseaux capillaires, comme l'est parfois un corps étranger, indolent pendant des années, et qui cause de la douleur, un jour où un abcès se forme et où le corps étranger est éliminé après avoir causé des accidents qui nécessitent son extraction.

Ainsi la syphilis est une infection susceptible d'être éliminée par des éruptions discrètes ou confluentes comme la variole, mais plus exceptionnellement encore que la variole elle cause des dépôts métastatiques. De la sorte, la syphilis dans son évolution lente présente deux périodes distinctes et sur lesquelles Baerensprung de Berlin a appelé l'attention le premier, d'une manière nette et précise, sous les noms de *période hyperhémique* et *période de production tuberculeuse*. L'auteur Allemand en catégorisant ainsi les manifestations de la syphilis a mieux interprété les faits que l'école du Midi, et même l'école de Saint-Louis. Les accidents primitifs secondaires et tertiaires ne signifient plus rien, ils ne correspondent ni à la marche de la syphilis régulière ni à des époques fixes.

Quoique Baerensprung, auquel Lancereaux a pris la division en la transformant sous les noms de *période éruptive* et *période de production gommeuse,* ait donné une bonne division des accidents de la syphilis, excellente en ce sens qu'elle ne préjuge pas l'époque d'apparition des hyperhémies et des productions tuberculeuses, il fallait ajouter quelque chose à la conception. Telle que nous la voyons, la syphilis se présente sous deux phases : une phase d'élimination normale et une phase accidentelle de métastase, de façon que la syphilis ressemble à un moment à une fièvre éruptive qui guérit ou à une fièvre éruptive qui se termine par l'infection purulente avec abcès métastatiques. Comme la variole, la morve et l'infection purulente, la syphilis est une infection qui, à part la rapidité des accidents dans la variole avec l'infection purulente, ou la morve, présente les mêmes phases dans le même ordre, mais avec des intervalles variables suivant les climats, les sujets et les âges.

Quelques rapprochements sont nécessaires : d'abord, il est facile de faire ressortir les analogies plus ou moins nombreuses qui existent entre la morve, l'infection purulente, la variole, la rougeole et la syphilis. A des degrés divers les mêmes phénomènes existent, ce sont d'abord des accidents de début variables mais réels. Il y a de la fièvre et des frissons ou au moins ce que les anciens appelaient la fièvre lente, puis une éruption apparaît, grave, faible ou forte, sur la peau ou les muqueuses, et cela existe chez tous les sujets indistinctement ; puis dans un laps du temps plus ou moins rapproché des métastases existent. Dans la variole, la pneumonie centrale, les abcès sous-périostiques et les abcès articulaires sont quelquefois presque simultanés avec l'éruption; la métastase pourrait être discutée, mais il faudrait considérer que, dans la généralité des cas, c'est pendant la période de dessiccation des pustules que l'on observe les abcès soudains, c'est-à-dire métastatiques de la variole. Dans l'infection purulente l'éruption est peu marquée, par contre les abcès métastatiques sont communs, la morve au contraire représente tous les traits de la syphilis seulement avec une grande rapidité de succession des phases de la maladie. La rougeole même offre des analogies remarquables avec la syphilis. L'éruption ordinairement normale présente des variations parfois, et elle se termine à échéance plus ou moins longue par des gangrènes et de la tuberculose dans quelques cas rares où, l'hérédité tuberculeuse n'existant pas, on est obligée de voir, dans la rougeole, au moins la cause prochaine de la tuberculose.

L'on peut dire après ces comparaisons que la syphilis est la moins immédiatement grave entre toutes les intoxications par les poisons animaux ou virus. Au haut de l'échelle est la morve et au bas est la syphilis. Dans cette maladie en effet le mal marche avec une excessive lenteur, et le médecin peut détailler, mois par mois, des phénomènes maladifs qui dans les autres infections ne durent souvent pas un jour ou pas une semaine.

Un grand fait est commun à la syphilis et à deux de ces infections, c'est que la santé revient après la période éruptive et que dans plusieurs cas au moins il est démontré que la syphilis s'est bornée à une éruption comme des varioles et des rougeoles. Ainsi *la syphilis est une infection causée par des produits du sang syphilitique et qui se manifeste par une ou plusieurs éruptions et rarement par des dépôts métastatiques.* Comme la variole la maladie tend à être éliminée sous forme d'éruption et ce n'est que dans des conditions exceptionnelles qu'il y a des métastases, c'est-à-dire des accidents tuberculeux syphilitiques ou gommeux. Il est inutile de donner cette preuve clinique que tous les syphilitiques n'ont point de gommes. Et je n'ai pas besoin de réfuter à l'avance cette objection que les gommes n'existent que chez les sujets qui ont été mal traités par le mercure, car chez des malades régulièrement traités, on a observé un grand nombre de fois des gommes.

Inoculation et début de la syphilis.

Du mode d'introduction du poison syphilitique. — Inoculations expérimentales. — Chancres, érosions, lymphangites. — Valeur des inoculations pour le diagnostic. — Relation entre l'accident de début et la forme de la syphilis.

La syphilis a été contractée :

Par le coït, ou les baisers;

Le contact avec des instruments de chirurgie sales ou des instruments de travail [1] sur une écorchure ;

L'allaitement;

L'inoculation directe pendant la vaccine;

L'inoculation exprimentale.

La syphilis ne pénètre pas dans l'économie sans une porte d'entrée. Le poison syphilitique, comme tous les poisons animaux, le pus varioleux en particulier, doit être déposé dans une écorchure ou une plaie de la peau ou des muqueuses. Les chirurgiens et médecins ou gens de service qui traitent des syphilitiques gagneraient, sans cela, la syphilis à tout instant.

On a cherché depuis des années à établir quel est l'agent de la contagion syphilitique, on a cherché à établir des lois en confrontant le syphilifère avec le syphilisé, mais on est arrivé à bien des contradictions. Fort

1. Les ouvriers verriers qui se repassent le tube à souffler se sont communiqués la syphilis. Les faits nets et précis sont relatés in Rollet, *syphilis gagnée par le soufflage du verre*, arch. de méd. 1859, Viennois, in congrès méd. chir. de France, 1863.

heureusement pour la science il y a eu des expériences faites sur l'homme, elles ont été pratiquées sur des médecins qui s'y sont prêtés, dans l'intérêt de la science, et sur des malades qui y ont consenti. Toutes les théories étayées sur des confrontations douteuses ne valent rien à côté de ces expériences et celles-ci seules ont une valeur indiscutable, et si elles pêchent ce n'est que du fait de l'observateur. Les inoculations de syphilis vaccinale ont aussi leur importance mais les derniers faits publiés à propos de la syphilis du Morbihan [1] ont été si peu étudiés à ce point de vue qu'il est impossible de leur accorder autant de valeur qu'aux expériences faites sur l'homme.

Il existe 26 observations significatives d'inoculation de syphilis à des sujets sains (le nombre des expériences où l'inoculation a échoué n'est point connu). Nous possédons en outre l'observation de Hunter qui s'était inoculé à lui-même la syphilis. Enfin il y a quelques relations étudiées de syphilis inoculée par la vaccine.

Les inoculations sont des expériences qui doivent servir de critérium, et si les faits cliniques observés successivement conduisent à une interprétation semblable à celle des expériences, on peut dire aujourd'hui quelle est la loi de l'inoculation de la syphilis.

Le pus syphilitique pris pour inoculer les sujets sains, est le pus d'un chancre syhilitique induré, ou le pus de plaques muqueuses, ou le pus de syphilides de la période éruptive de la syphilis. Personne, en effet, n'a réussi à inoculer la syphilis avec le pus d'une syphilide

1. Bull. acad. de méd. 1866-1867.

tuberculeuse ou d'une gomme [1], mais on a réussi à inoculer la syphilis avec le sang des malades atteints d'éruptions syphilitiques. Cette expérience d'ailleurs n'était pas nécessaire puisque des femmes grosses qui prennent la syphilis pendant la grossesse la transmettent au fœtus. Ici les propriétés contagieuses du sang sont d'une telle évidence que toute expérience était inutile.

Voici ces expériences. Tous ceux qui les ont citées, ont toujours cherché à les interpréter d'après les théories du temps. Les observations mêmes n'ont pas été à l'abri des suggestions des mots et des idées de leur époque. Les faits doivent être réduits à ce qu'ils ont de saillant et il ne faut prendre pour positif que ce qui est rigoureusement expliqué.

Inoculation de la syphilis à des sujets sains.

1re expérience.

Observation de Lindvurm (*Ueber die Verschiedenheit der Syphilischen Krankeiten.* Trad. Lortet *in* Rollet, *Traité des maladies vénériennes,* Paris, 1865, p. 492, et suiv.).

Inoculation sur une scrofuleuse du sang d'une femme atteinte de chancre ancien et de roséole. Injection sous-cutanée du sang par deux piqûres. Une seule des piqûres produisit le 28e jour un tubercule du volume d'une pièce de 1 franc à base indurée et couvert d'une croûte; une syphilide papuleuse a paru plus tard.

1. Ceci ressort encore des expériences de Diday qui a inoculé le sang d'individus atteints d'accidents tertiaires. Voy. l'historique, p. 142.

Voici un exemple de chancre induré.

2e expérience.

Observation de Baerensprung (*Gaz. heb.*, 1862, et Rollet, loc. cit.)

Inoculation, sur une femme saine, du pus d'un chancre induré. Le 30e jour des piqûres qui depuis 5 jours faisaient une saillie, deux deviennent des tubercules ulcérés à leur sommet, le 42e jour ils offrent par leur réunion une tumeur élevée et très-dure recouverte de diphthérite; le 60e jour des plaques muqueuses apparaissent.

Ici encore il est possible d'admettre le chancre induré quoique le peu de distance qu'il y a entre l'apparition du chancre et des plaques muqueuses puisse être opposé à cette conclusion.

3e expérience.

Observation Pellizari (in Rollet, *Traité des maladies vénériennes*, et Gaz. hebdomadaire. 1862.)

Inoculation de sang d'un syphilitique atteint de plaques muqueuses, sur le derme dénudé et incisé du bras d'un sujet sain. Le 31e jour prurit, le 36e jour papule recouverte de squammes, le 44e jour ulcération, le 51e jour ulcère creux à bords durs; le 77e jour, l'ulcère commence à se réparer et la syphilide papuleuse paraît. Aucun traitement n'était fait.

Voilà un tubercule qui s'indure et s'ulcère et qui s'indure en l'absence de tout traitement; le malade se pansait avec de la charpie sèche. Ce fait est un exemple de chancre ulcéré à bords indurés débutant par un tubercule.

4e expérience.

Observation de Lindmann et Vidal. (*Ann. de la syphilis et des maladies de la peau*, t. IV.) Inoculation sur le bras d'un homme sain de pus pris sur les amygdales d'un sujet ayant la vérole constitutionnelle. Le 10e jour, élévation d'un rouge vif qui se recouvrit de croûtes, et devint, lorsque les croûtes furent tombées, une ulcération indurée. Il est dit plus loin que plus tard le 68e jour il y eut une roséole.

L'observation est fort courte et il est douteux que ce soit un véritable chancre induré.

5e expérience.

Observation de Baerensprung. (Rollet, loc. cit.) Inoculation par piqûre de pus de plaques muqueuses, sur la cuisse d'un sujet sain. Le 30e jour trois tubercules rouges à la place des piqûres, le 34e jour il y a des ulcérations qui se réunissent; la base de l'ulcération est dure, cartilagineuse.

Ce fait est douteux, les détails manquent et surtout on ne sait point si le malade a eu la syphilis.

6e expérience.

Observation Cullerier (Obs. communiquée. Rollet, loc. cit.) 2 inoculations de pus d'un chancre induré, sur un sujet atteint de carie de la clavicule. Le 17e jour après la seconde piqûre papules sur une base indurée, le 49e jour roséole, point de syphilis ultérieure.

Ceci peut être encore considéré comme deux petits chancres parcheminés, mais l'observation est bien peu claire. Au moins s'il y a eu chancre induré est-il de ceux qui ne sont point suivis de syphilis.

7e expérience.

Observation de Rollet (*Traité de la maladie vénérienne*).

Ce fait où l'auteur lui-même n'a vu qu'une papule et n'a pas vu le chancre induré, ne peut pas entrer ici en ligne de compte.

8e expérience.

Observation de Rinecker (*Arch. de méd.*, 1858, et Rollet, loc. cit.).

Inoculation de pus d'une syphilide pustuleuse d'un enfant ayant des plaques muqueuses, sur un vésicatoire au bras d'un homme sain. Erythème vésiculeux autour du vésicatoire vers le 13e jour après l'inoculation ; le 27e jour transformation du vésicatoire en une plaque dure infiltrée, sur laquelle on reconnaît *plusieurs élevures papuleuses;* le 42e jour ces tubercules se sont recouverts de croûtes et ressemblent à du rupia, lés ganglions de l'aisselle sont douloureux. Traitement mercuriel. Le 59e jour après l'inoculation, malaises, mal de tête, et d'après la description de l'auteur ce qui apparaît ce sont des plaques muqueuses de la gorge et de la bouche, c'est-à-dire une récidive.

Ici au début il y a érythème vésiculeux et les premiers accidents qui apparaissent ensuite sont des plaques muqueuses, ce qui arrive plus tard c'est une seconde poussée.

9e expérience.

Observation de Rinecker (*Arch. de méd.*, 1858, et Rollet, loc. cit.).

Le pus pris chez le malade de l'expérience précédente sur les tubercules qui couvraient le vésicatoire, fut inoculé sur le docteur Warnerey, également sur la surface d'un vésicatoire, il y eut une démangeaison avec une forte *éruption prurigineuse* sur tout le bras, c'est-à-dire un érythème ; 35 jours après, le vésicatoire se recouvrit d'excroissances tuberculeuses indurées ; ces tubercules sont recouverts de croûtes ou squammes. 80 jours après l'inoculation, plaques muqueuses et syphilide papuleuse, l'auteur dit syphilide lenticulaire ; il y avait eu céphalalgie prodromique.

Ici la première lésion est l'érythème, la seconde des plaques muqueuses, la troisième une récidive de plaques muqueuses.

10e expérience.

Observation de Belhomme (in *Bull. de la Société des sciences médicales* de Lyon, 1864, et Rollet, loc. cit.).

Sujet scrofuleux, inoculé sur le bras avec le pus d'un chancre induré à l'aide de la lancette, 6 inoculations successives. Au 30e jour après l'inoculation, il y a au niveau des piqûres des *rougeurs* avec desquammation furfuracée. Au bout de 60 jours il y a trois ulcérations sur la poitrine, le malade prend du mercure ; au 100e jour ulcères aux points inoculés, au 190e jour papules cuivrées sur le corps, iritis.

Ici le premier accident est une papule de la peau voisine de la plaque muqueuse près du point inoculé, les autres accidents sont des ulcères hors du point inoculé, puis apparaissent les ulcères aux points inoculés, puis arrive l'éruption sur le tégument et un iritis.

11e expérience.

Observation de Wallace (in Rollet, loc. cit., et *Ann. de la syph. et mal. de la peau*, t. IV.)

Inoculation par piqûre avec du pus de pustules syphilitiques (plaques muqueuses de la peau); rien au lieu d'inoculation; papules croûteuses le 30e jour; le 58e jour ulcère au niveau des piqûres. Ces ulcères, dit Wallace, sont en tout analogues à des *tumeurs condylomateuses*, et 8 jours après le malade avait déjà des papules au cuir chevelu, et des plaques muqueuses dans la gorge.

Ici la lésion caractéristique qui, aux yeux des partisans de la doctrine du chancre induré, est le chancre ne se montre que fort peu de jours avant l'éruption, de sorte qu'on est en droit de dire que les premiers ulcères constatés, appartiennent à la période d'éruption de la syphilis, et que les accidents de début sont les papules qui ont été passagères. Wallace d'ailleurs dit que la lésion est un condylome, c'est-à-dire une plaque muqueuse.

12e expérience.

Observation de Wallace (loc. cit.).

Inoculation par dépôt du pus provenant d'un tubercule ulcéré (c'est-à-dire d'une plaque muqueuse ulcérée), sur des surfaces dénudées d'épiderme, à la cuisse d'un sujet sain. Inflammation simple du derme, avec tendances aux végétations le 15e jour; le 38e jour, la suppuration forme des croûtes.

Les tumeurs, dit Wallace, ne sont pas peu semblables le 40e jour à un condylome irrégulièrement ulcéré, en même temps existe la céphalalgie prodromique de l'éruption syphilitique ; le 70ᵉ jour le malade est couvert d'une éruption de plaques ou papules, plus tard il survint un iritis. Ici depuis l'inoculation, le mal local ne cesse de marcher progressivement ; à l'inflammation première, succèdent les plaques muqueuses, puis la syphilide papuleuse.

13ᵉ et 14ᵉ expériences.

Observation de Gibert. (*Traité des maladies de la peau et de la syphilis*, t. II, et Rollet, loc. cit.).

Inoculation pratiquée sur un scrofuleux, avec du pus de plaque muqueuse, porté sur la surface d'un vésicatoire. Au 18ᵉ jour, une papule sur le vésicatoire, au 32ᵉ jour, il n'y a plus qu'une excoriation ; au 55ᵉ jour, il y a un véritable tubercule, et en même temps existe une syphilide papuleuse, acnéiforme sur tout le corps.

Ici l'auteur lui-même croit que la lésion qui existait au 55ᵉ jour, était une plaque muqueuse, et il avait raison car, déjà à ce moment, il y avait sur le corps une éruption généralisée.

Dans un autre fait beaucoup moins détaillé de Gibert, l'auteur lui-même dit que la première lésion observée chez un scrofuleux inoculé avec du pus de plaques muqueuses, avait paru le 25ᵉ jour, et que c'était un tubercule plat.

15ᵉ expérience.

Waller (*Annales de la syphilis et des maladies de la peau*, t. III.)

Inoculation de pus de plaques muqueuses sur un teigneux, dans des plaies faites avec un scarificateur, inflammation des plaies; le 25e jour, 14 tubercules dans les plaies et à côté des plaies, ces tubercules étaient des *élevures plates légèrement excoriées;* le 53e jour, une syphilide papuleuse miliaire existait; un mois après, l'éruption était devenue papuleuse.

Ici les lésions premières sont encore des plaques muqueuses.

16e expérience.

Observation de Gibert (loc. cit., et Rollet, loc. cit.).

Inoculation d'un scrofuleux, avec du pus d'une plaque muqueuse, le 50e jour, « papule rougeâtre, étalée irrégulière, légèrement squammeuse... rappelant très-bien, dit Gibert, la papule squammeuse qui avait servi à l'inoculation. » Autour, il existait en même temps, des taches cuivrées, qui s'étendirent au reste du corps. La syphilis continua ensuite.

Ici les accidents arrivent au 50e jour, et tout est simultané, l'éruption et l'accident local. Cette observation manque de détails sur ce qui s'est passé pendant les premiers jours de l'inoculation, mais il est encore évident que la première lésion, observée au point inoculé, est une plaque muqueuse.

17e expérience.

2e observation de Lindwurm (*Ueber die Verschiedenheit der syphilischen Kranheiten.* Trad. Lortet, p. 146)

Inoculation, avec la lancette, de pus d'un chancre induré d'un malade atteint en outre de plaques muqueuses, sur la cuisse d'une femme saine ; le 15e jour piqûres rouges, puis élévation papuleuse le 21e jour ;

le 35e jour excoriations recouvertes de minces croûtes brunâtres ayant une base légèrement indurée, en même temps il y a un érythème papuleux. Pansement avec le mercure, l'induration augmente ensuite autour des excoriations primitives.

Ici la rapidité des accidents, l'apparition de l'éruption avant l'induration complète montre que le début du mal n'est pas le chancre induré. Ce serait plutôt des plaques muqueuses précoces qui ont été le premier accident.

18e expérience.

Observation Waller (*Ann, de la syph. et des mal. de la peau* T. III et Rollet, loc. cit).

Inoculation du sang d'un syphilitique atteint d'accidents secondaires dans des plaies faites à la cuisse gauche d'un jeune rachitique atteint de lupus. Le 35e jour deux tubercules ayant la largeur d'un pois ; la peau qui supportait les tubercules était résistante, les tubercules s'ulcèrent ; le 50e jour les tubercules étaient réunis et formaient une tumeur du volume d'un gros œuf de pigeon avec un ulcère au sommet dont le fond était lardacé et saignait facilement sur ses bords ; en même temps il s'était formé un tubercule sur l'épaule droite; le 65e jour le malade avait une éruption papuleuse.

Ici le début de la syphilis a été deux papules sur la peau enflammée qui ont formé un chancre induré mais il y avait déjà une éruption locale au moment où ce qu'on appelle le chancre s'est induré.

19e expérience.

Observations de l'anonyme du Palatinat. (*Arch. de méd.*, 1858.)

Inoculation de pus provenant de lésions syphilitiques d'une femme atteinte d'accidents secondaires ; inoculations pratiquées avec la lancette ; inflammation et pustules aux points inoculés durant quelques jours, puis tout disparaissait ; puis il survenait vers le 14e jour aux piqûres des taches rouges élevées au-dessus de la peau et desquamment à leur sommet, on les appelait des ulcères ou des tubercules.

Chez un malade les tubercules rétrogradèrent et il n'y eut pas de syphilis constitutionnelle.

20e expérience.

Observation Lindwurm (loc. cit., et Rollet, loc. cit.).

Inoculation de pus de plaques muqueuses sur une surface dépourvue d'épiderme, au cou d'un scrofuleux atteint de lupus. Au bout de 3 semaines inflammation et papule ulcérée, il y eut ensuite des plaques cuivrées.

Observation laconique. Il n'est pas possible d'admettre que ce soit autre chose qu'un ulcère ; il n'est pas question d'induration.

21e expérience.

Observation de Lindwurm (loc. cit. et Rollet, loc. cit.).

Inoculation de pus de chancres d'inoculation de la malade qui fait l'objet de l'observation 2e de Lindwurm, à une jeune fille atteinte de chancres mous. Chancres mous immédiats ; nouvelle inoculation, 2 jours après érosions superficielles qui guérissent en 3 jours; 19 jours après les 5 piqûres qui avaient été faites devinrent des tubercules qui s'ulcèrent, toutes les piqûres présentèrent le même état, il y eut des engorgements ganglionnaires et une roséole.

Ce fait est caractéristique, les plaies au niveau des inoculations présentent, d'abord, une inflammation franche et même des chancres mous.

22e expérience.

Observation de Wallace. (*Annales de la syphilis et des maladies de la peau*, t. IV, p. 37).

Inoculation du pus de plaques muqueuses sur une surface dépouillée d'épiderme par frottement à la cuisse d'un homme sain. Immédiatement dépôt plastique sur la plaie, 18 jours après la plaie est guérie mais reste rouge.

Le 28e jour proéminence de la surface inoculée, elle est douloureuse; le 49e jour escharre de la peau, aréole inflammatoire autour; le 58e jour l'escharre est remplacée par un ulcère à bords taillés à pic.

Le 71e jour Wallace dit que la tumeur avait complètement le *caractère d'un très-gros condylome*, une éruption papulo-squammeuse existait depuis 8 jours.

Ici le début de la syphilis est une inflammation de la peau suivie de grangrène.

23e expérience.

Observation de Wallace (loc cit. et Rollet, loc. cit.).

Inoculation de pus de plaques muqueuses sur une surface dépouillée d'épiderme par frottement à la cuisse d'un homme sain; inflammation immédiate de la surface inoculée, elle est entourée d'une aréole rouge et suppure, avec ce pus l'on inocule l'autre cuisse, l'inflammation avait duré 9 jours; le 66e jour les plaques sont recouvertes de tubercules, en même temps le corps est couvert de syphilides papulo-squammeuses et dans les 15 jours qui suivent les tubercules augmentent en nombre sur les cuisses.

Ce fait est des plus clairs : inflammation immédiate d'abord, au 2e mois des plaques muqueuses, ce que Wallace décrit sous le nom de tubercules, et de syphilis généralisées.

24e expérience.

Observation de Wallace (loc. cit. et Rollet, loc. cit.)

Inoculation sur le dos de la verge d'un sujet sain de pus de syphilide pustuleuse; le 28e jour inflammation de la plaie, pansement avec une plaque de diachylum; le tour de la plaie est rouge sombre sans élévation de la peau, une aréole tuméfiée entoure la plaque qui est seulement excoriée, pas d'induration; le 44e jour douleur dans une épaule, le 54e jour syphilide papuleuse, plaques muqueuses du scrotum le 90e jour.

Ici nous n'avons pas trace d'induration, c'est là un exemple d'érosion au lieu d'élection pour ainsi dire des chancres indurés.

25e expérience.

Observation de Vidal. (*Traité de maladies vénériennes*, p. 359.)

Inoculation de pus de plaques muqueuses par ponction au bras d'un interne en pharmacie sain, M. Boudeville, le lendemain inflammation, douleur, papule suppurant pendant 14 jours ; le 34e jour inflammation nouvelle. Deux pustules suppurant réapparaissent aux points inoculés et durent 46 jours; le 90e jour croûtes du cuir chevelu, plaques muqueuses de la gorge le 180e jour.

Voilà un type de syphilis débutant par les chancres mous aux points inoculés.

26e expérience.

Observation de Guyenot. (*Gaz. hebd.*, avril 1856.)

Quatre inoculations de pus de plaques muqueuses avec la lancette sur le bras d'un enfant de dix ans atteint de teigne faveuse ; les plaies sont pansées avec le diachylum. Le 30e jour, 3 pustules suivies d'ulcère avec aréole inflammatoire, pas d'induration ; le 50e jour une ulcération est dure, le 54e jour, c'est-à-dire 4 jours après que l'on trouve une induration, il existe une syphilis papuleuse.

Cette observation offre les caractères de chancres mous, et ces lésions sont de toute évidence celles qui ont été les premiers accidents observés.

27e expérience.

Observation de Hunter. (Hunter, *Traité de la syphilis*, p. 560, trad., Paris, 1845.)

L'observation de Hunter est une inoculation de pus d'une blennorrhagie sur deux piqûres de la muqueuse du gland et du prépuce. Il y a de suite, au point inoculé, un érythème et un vésicule remplis d'une matière jaunâtre, quelque chose comme un chancre mou avec érysipèle du prépuce, mais toutes ces lésions ont été cautérisées immédiatement; le 120e jour, les chancres reparurent, le 180e jour, il y avait des plaques muqueuses de la gorge.

Le début de la syphilis dans ce cas a été un chancre et une lymphangite.

Ces expériences montrent que la syphilis a eu pour premier accident local, après l'inoculation, en prenant les expressions des auteurs :

Chancres indurés, dont deux douteux	4
Chancres parcheminés dont deux fort douteux	3
Plaques muqueuses précédées d'un érythème papuleux	2
Plaques muqueuses ou papules	8
Un cas douteux	1
Ulcères sans caractère	2
Inflammations de la peau	3
Erosions	1
Chancres mous	3

Il faut faire remarquer que sauf 2 expériences d'inoculation, toutes les autres ont été faites sur le tégument, au bras, à la cuisse ou au cou sur des parties exposées à des froissements très-propres à provoquer de l'induration. Les deux premières ont été faites sur la verge, une fois sur le prépuce, une fois sur le foureau de la verge, et dans aucun de ces deux cas il n'y a eu de chancre induré huntérien. Notons encore que toutes les fois qu'il y a eu des accidents immédiatement après l'inoculation, ce n'était jamais un chancre induré qui prenait naissance.

Les inoculations de syphilis vaccinale n'offrent pas un moindre intérêt que les inoculations précédentes.

Syphilis vaccinale.

Faits de Rivalta, observés par Pachiotti. (*Sifilide transmissa per mezzo della vaccinazione in Rivalta presso Aqui.* Trad. Cerise, Union méd., 9 et 30 novembre 1861 et 21 février 1862).

17 enfants vaccinés le 2 juin 1861 avec du vaccin de 10 jours provenant d'un enfant supposé syphilitique et probablement infecté par sa nourrice. Au 4e mois, les enfants ont été examinés par une commission médicale :

5 présentaient une induration dans la cicatrice de la pustule vaccinale.

12 avaient des cicatrices livides ou brunes et larges.

Tous les enfants examinés présentaient des plaques muqueuses en divers endroits et des syphilides papuleuses ou des cicatrices de syphilides ulcéreuses.

Dans ces cas, en 4 mois il y avait eu l'incubation attribuée à la syphilis, l'accident primitif au point inoculé et les accidents éruptifs. Remarquons que le chancre induré évident est en minorité ; il n'existait pas dans le 1/3 du cas. Au contraire, les ulcères larges suppurants ont été observés, et ce sont eux qui ont laissé de larges cicatrices.

Les faits du docteur Marone sont plus significatifs si l'on s'arrête à la mention qu'il en a donnée. Des enfants vaccinés en novembre eurent à la mi-janvier de l'année suivante, c'est-à-dire dans le 2e mois, des éruptions syphilitiques, puis des plaques muqueuses ; il est dit, eu égard à la marche de l'éruption vaccinale, que les pustules vaccinales présentèrent une marche plus irrégulière et plus longue que d'ordinaire[1].

Il y a une relation sommaire des faits de syphilis vaccinale observés dans le Morbihan en 1866. (Depaul, *Rapport lu à l'Acad. de méd.* 1866, 1867, t. XXXII.)

Bien que ces faits soient un peu brefs et surtout qu'ils soient observés avec un esprit de système préconçu tout à fait apparent, nous en pouvons tirer des renseignements.

42 enfants sont vaccinés avec du vaccin pris sur deux enfants dont la syphilis n'a pas été constatée et dont les mères qui les allaitaient étaient saines ; premier doute sur l'origine de la syphilis.

Cependant, le 74e jour, 13 enfants n'ont eu aucune trace d'ulcères sur le vaccin et aucune lésion éruptive de la syphilis.

6 ont eu pour le médecin du pays une induration du vaccin et n'en ont point eu pour les commissaires nommés par l'Académie.

4 avaient une cicatrice indurée.

7 avaient une cicatrice *un peu indurée,* c'est-à-dire où il fallait de la bonne volonté pour trouver une induration.

12 n'avaient pas trace d'induration sur la cicatrice vaccinale. Ces 29 enfants avaient tous, à cette époque, des plaques muqueuses ou des taches cuivrées sur le corps, ou des ulcères des amygdales.

Ici à supposer que ces faits soient à l'abri de toute

1. H. Lée, *Leçons sur l'inoculation syphilitique,* trad. Baudot, Paris, 1865, et loc. cit. Voy. *Historique*, p. 182.

contestation, on voit que les points inoculés n'ont présenté rien de spécialement caractéristique.

Il y a une seconde série d'enfants vaccinés le 12 juin avec du vaccin pris le 7ᵉ jour à un enfant de la série précédente. Le 65ᵉ jour, sur 17 enfants, 4 n'avaient pas traces de syphilis.

Sur les 13 restant, qui avaient des symptômes de syphilis constitutionelle, 7 avaient une cicatrice indurée.

3 n'avaient pas d'induration sur leur cicatrice.

3 avaient une cicatrice à peine indurée, c'est-à-dire que l'induration n'était pas certaine.

Ici encore, en 66 jours, il y a l'inoculation, l'incubation, l'accident primitif déjà cicatrisé et les accidents éruptifs complets.

Les inoculations, chez les enfants, ne produisent donc pas les mêmes résultats que chez l'adulte, le mal marche chez eux avec une rapidité excessive comme l'on voit l'érysipèle marcher beaucoup plus rapidement que chez l'adulte.

Les faits observés par les médecins pendant l'évolution du vaccin syphilitique témoignent que la vaccine suit d'abord régulièrement sa marche, qu'une croûte se forme, mais que bientôt la plaie devient ulcéreuse et tourne assez souvent au phagédénisme, et qu'il y a des engorgements ganglionnaires. L'ulcère grandit et finit enfin par se cicatriser en laissant à sa place une cicatrice plus ou moins résistante dont les observateurs ont plus ou moins voulu faire un chancre induré, suivant la doctrine régnante.

Le résumé des faits de syphilis chez les femmes que j'ai observées à l'hôpital de Lourcine indique nettement que le début de la syphilis n'a rien d'absolu, que l'accident initial n'est point *un*. Sur 764 malades ayant la syphilis récente, c'est-à-dire depuis moins de 1 an, soit que j'aie vu débuter la syphilis, soit que les renseignements aient pu être pris, ou aient été bien donnés et avec précision par les malades, j'ai constaté comme premiers accidents de la syphilis :

572 fois des plaques muqueuses seules ou existant avec une syphilide papuleuse.

66 fois des chancres mous multiples avec ou sans phagédénisme.

59 fois un chancre induré franc, soit le chancre huntérien, soit une ulcération seule à bords indurés.

42 fois une érosion circonscrite ou diffuse.

32 fois une lymphangite de la vulve.

10 fois il y avait un chancre induré à côté de chancres mous multiples.

3 fois il y a eu chancre induré franc sans accidents consécutifs.

3 fois il n'y avait eu qu'un abcès de la glande valvo-vaginale.

6 fois il n'y avait rien eu au point inoculé, le premier mal apparu était une syphilide papuleuse ou tuberculeuse.

Chez les hommes, la proportion des plaques muqueuses d'emblée est beaucoup moins forte, mais, en revanche, l'érosion est beaucoup plus souvent observée. Si l'on consulte l'excellent livre de Bassereau, on y voit, comme l'a fait remarquer Diday, que l'érosion chancreuse est au chancre induré ou parcheminé comme 174 est à 137. Le bubon d'emblée est aussi assez fréquent chez l'homme, le bubon d'emblée, c'est-à-dire la syphilis sans accident de début au point inoculé.

Il y a aussi des faits d'inoculation de syphilis du nourrisson à la nourrice; les mêmes observations qui ont été faites sur la syphilis des adultes ont été vérifiées chez les nourrices. Il y a des ulcérations au mamelon qui s'inoculent au contact des lèvres de l'enfant syphilitique, quelques-unes ont eu des caractères du chancre induré, d'autres étaient de simples fissures comme celles qu'on observe en dehors de la syphilis; enfin un certain nombre de malades ont eu des engorgements ganglionnaires dans l'aisselle et des accidents éruptifs qu'elles ne rattachaient point à une ulcération apparente du sein.

Dans un mémoire que j'ai publié dans les Archives en janvier 1869, j'ai montré un cas d'inoculation de la syphilis dans une plaie résultant de l'arrachement d'une portion de l'hymen dans un premier rapprochement, sans accident local consécutif[1]. Des faits particuliers bien suivis ont prouvé après confrontation qu'une malade avait gagné des chancres mous, d'un malade atteint de chancres mous, et que les chancres mous multiples de la première avaient été suivis de syphilis. On connaît des exemples de syphilis gagnée à la suite du cathétérisme de la trompe d'Eustache et où les premiers accidents ont été l'éruption cutanée sans qu'il y ait eu le moindre accident au point inoculé.

Que résulte-t-il de ces expériences et des statistiques? Il n'y a aucun accident initial obligé fatal, au point

1. A. Desprès, *Du début de l'infection syphilitique*, Arch. de méd., janv. 1869.

où le poison syphilitique est introduit dans l'économie; ici encore la loi des infections trouve son application dans la syphilis en particulier. La variole inoculée a produit tantôt un bouton avorté, tantôt une pustule franche, tantôt une lymphangite, tantôt aucune lésion locale quoique le virus varioleux absorbé ait produit plus tard la variole. Le pus dans la piqûre anatomique cause l'infection purulente, tantôt sans qu'il y ait rien au point inoculé, tantôt après une lymphangite ou une adénite seule, ou une plaie qui reste ulcéreuse; le charbon ne cause pas toujours la pustule maligne.

La syphilis inoculée prouve qu'il n'y a pas d'accident de début obligé, la syphilis vaccinale inoculée prouve que mélangé au pus vaccinal le virus syphilitique cause toujours un ulcère et ceci parce que le fond de la pustule vaccinale lui-même est un ulcère au moins lorsque le vaccin a pris, car dans le cas contraire il n'y a qu'une papule.

La syphilis est gagnée dans les rapports sexuels ou dans les contacts en un point quelconque du corps, soit parce qui existe une *plaie récente*, soit parce qu'il y a des érosions qui servent de portes d'entrée. Chez les femmes en particulier, lorsqu'elles ont leurs règles, il y a des érosions de la vulve, et si ces femmes ont des rapports pendant ou peu après les règles, elles offrent une porte d'entrée facile au virus syphilitique.

Au point où le pus syphilitique est inoculé, il n'y a *rien* ou peu de chose, c'est le cas le plus rare; il y a une écorchure qui se ferme en quelques jours et c'est tout.

D'autres fois il y a une rougeur avec disparition de

l'épiderme et tuméfaction inflammatoire au voisinage, c'est-à-dire ce que l'on a appelé l'*érosion*.

D'autres fois on ne voit point d'érosion mais l'épiderme est fendillé et offre quelques petites vésicules, les parties sont œdematiées et un cordon de *lymphangite* part de la rougeur diffuse et se rend à un ganglion. Cet état est passager, il dure quelques jours, et je n'hésite pas à penser qu'il a été souvent le premier accident chez les femmes qui paraissent avoir des plaques muqueuses d'emblée; c'est ce qui paraît être évident dans les deux observations de Rinecker, exp. 8 et 9.

Dans des cas, assez communs chez les hommes et rares chez les femmes, il y a un *ulcère unique* peu étendu, lent à se fermer (15 à 20 jours) dont les bords sont un peu élevés et qui quelquefois tourne au phagédénisme. C'est là ce que l'on a appelé tour à tour *chancre parcheminé*, érosion chancreuse, chancre infectant.

Rarement il existe soit chez la femme, soit chez l'homme une tumeur plus ou moins élevée dont le sommet est érodé ne suppure point ou se recouvre quelquefois d'une fausse membrane diphthéritique, une tumeur enfin dont la base est dure et que l'on appelle *chancre huntérien* [1]. Ce chancre a été vu le plus sou-

1. Le chancre Huntérien peut exister après des accidents secondaires. Il y a une observation que j'ai fait publier (Un. médicale, 1867, t. III, p. 335), où un chancre induré de la lèvre supérieure s'est montré deux mois après l'existence de plaques muqueuses à la vulve. Voici l'observation telle qu'elle a été publiée par Michaud.

La nommée K... (Victorine), 32 ans, mariée depuis dix ans, a présenté, il y a quatre ans, un écoulement symptomatique d'une ulcération du col. Cette année, vers la fin du mois d'avril, elle a constaté sur la grande lèvre gauche l'apparition d'un bouton assez dur qui était probablement un chancre infectant. A un interrogatoire ultérieur, la malade a dit qu'elle avait eu plusieurs boutons consécutivement, dont

vent sous cette forme à la face, sur le dos de la verge, sur la partie cutanée des grandes lèvres.

le nombre avait progressivement augmenté jusqu'à la fin du mois de juin, en même temps, disait-elle, elle avait eu des croûtes dans les cheveux et avait maigri.

Le 29 juin, la femme K... est venue à Lourcine à la consultation de M. Després qui reconnut l'existence de plaques muqueuses nombreuses, étendues à toute la surface muqueuse des grandes lèvres, et de la marge de l'anus, puis des engorgements ganglionnaires multiples indolents dans les deux aines.

Cautérisation avec la solution de chlorure de zinc, pas de mercure, régime tonique.

Le 20 juillet la malade revint à la consultation de M. Després ; les plaques muqueuses touchaient à leur guérison, mais il y avait sur la lèvre supérieure un chancre induré gros comme une petite noisette. Voici comment s'était développé cet accident : huit ou dix jours après la première consultation de M. Després, la malade s'aperçut qu'elle avait au niveau d'une gerçure de la lèvre supérieure, dont elle avait enlevé la croûte la veille, une petite grosseur qui peu à peu a augmenté de volume et s'est recouverte de croûtes.

Le 27 juillet la malade se présente pour la troisième fois à la consultation de M. Després. A la vulve les plaques muqueuses n'étaient plus indiquées que par des macules blanches sur la muqueuse des grandes lèvres ; à la lèvre supérieure le chancre atteignait la largeur d'une pièce de 1 franc. L'induration annulaire était bien accentuée, à la base d'une croûte peu épaisse qui recouvrait la tumeur ; l'adénite sous-maxillaire existait ; un ganglion sushyoïdien était aussi engorgé, et l'est encore maintenant. Une plaque muqueuse existait sur l'amygdale droite.

Le 22 août la malade entra à l'hôpital de Lourcine dans le service de M. Liégeois, salle Sainte-Marie, où elle a été soumise au traitement mercuriel. Le 5 septembre, toutefois, quelques plaques muqueuses ont récidivé sur les grandes lèvres. M. Liégeois se fondant sur l'engorgement ganglionnaire assez peu marqué, et prenant en considération la marche habituelle de la syphilis, était porté à penser qu'il s'agissait là d'une plaque muqueuse, empruntant à son siége et au contact de l'air des caractères spéciaux.

M Després, au contraire, voyait dans cette lésion tous les signes du chancre induré. Pour trancher la question, cette malade devait être présentée à l'Académie le 4 septembre, mais un ordre du jour très-chargé ne l'a pas permis ; toutefois plusieurs académiciens, MM. Ricord, Gueneau de Mussy et Depaul, ont vu la malade, et n'ont pas hésité à reconnaître un chancre induré de la lèvre. M. Ricord ne mettait en doute que l'existence intérieure des plaques muqueuses.

Enfin l'on voit aux points inoculés un *chancre mou*, c'est-à-dire un ulcère irrégulier à fond jaunâtre à bords taillés à pic, et s'inoculant progressivement aux parties voisines. Ces chancres deviennent parfois phagédéniques.

Il y a aussi dans la science des observations de blennorrhagie suivies de syphilis, mais ces faits ont été mal interprétés. Ricord les a fait rentrer dans la classe des chancres larvés, mais il vaut mieux à l'exemple des syphiliographes de l'école de Lyon dire qu'il y a eu inoculation de pus syphilitique en même temps que transmission de la blennorrhagie.

Il convient de s'arrêter ici un moment sur ces faits qui sont entièrement en désaccord avec les opinions de l'école du Midi et de celle de Lyon. Le dualisme chancreux est-il réel ou ne l'est-il pas? Des faits prouvent que des individus atteints de chancres mous francs évidents ont eu la syphilis avec ses caractères normaux et aux termes habituels, et que d'autres ne l'ont point eue. Mais il y a aussi des individus qui ont eu des chancres indurés et qui n'ont point eu la syphilis. Il est constant que des syphilitiques en puissance de syphilides ont quelquefois des chancres mous qu'ils ont gagnés par un nouveau coït et s'ils ont des rapports avec des individus sains ils doivent donner à la fois le chancre mou et la syphilis. Clerc, Nodet et Laroyenne ont produit des observations qui le démontrent. Le *chancre mixte* adopté par l'école de Lyon comme terrain de conciliation n'est en réalité qu'une expression de ces faits, et semble destiné à expliquer tout ce qui est contraire à la théorie du dualisme chancreux.

Dans le cours de l'histoire des théories de la syphilis toutes les hésitations, toutes les affirmations qui ont vu le jour au moment des discussions byzantines sur le chancre, ont été exposées. Il est inutile d'y insister plus longtemps en présence du résultat des expériences.

Y a-t-il une incubation pour l'intoxication syphilitique comme il y en a une de quelques heures pour la piqûre anatomique, de quelques jours pour la morve et d'une semaine à peu près pour la variole?

Les expériences d'inoculation vont encore répondre.

Pour l'inoculation de syphilis vaccinale il n'y a pas d'incubation, la plaie de l'inoculation reste ulcéreuse mais les accidents généraux, c'est-à-dire l'éruption, ont alors une incubation de un mois en moyenne.

Pour l'inoculation sur les adultes on arrrive à une moyenne de 25 jours d'incubation, mais ici le calcul est trompeur, car il y a une incubation de 66 jours dans un cas et une incubation de 8 jours dans un autre. Il est facile pourtant de donner l'explication de cet écart, les inoculations à la suite desquelles on a observé seulement des plaques muqueuses ne peuvent être comptées comparativement aux chancres mous; puis dans les deux faits très-significatifs de Rinecker, il y a un érythème papuleux le 13e jour et presque de suite après l'inoculation, et, c'est seulement vers le 40e jour qu'apparaît ce que je considère comme les plaques muqueuses. Dans ce cas il n'y a pas pour ainsi dire d'incubation.

Il y a dans les ouvrages des syphiliographes des faits de longue incubation. Fournier par exemple [1] a cité

1. FOURNIER. *Incubation de la syphilis*, Paris, 1865, ouv. cité.

le cas d'un jeune homme qui, après un coït, fut enfermé dans son collége et ne pouvait avoir de rapports avec aucune femme et qui eut un chancre après une incubation de plus de 70 jours.

J'ai observé un cas analogue et j'en ai trouvé l'explication facile dans un état particulier de la verge. Le malade avait des kystes sébacés multiples de la verge et du scrotum et des follicules remplis de matière sébacée; c'était l'un deux qui offrait la trace d'une inflammation. Sans doute pendant des rappports suspects 4 mois auparavant, du pus syphilitique s'était introduit dans le goulot d'un des follicules et par suite de l'inflammation progressive, une ulcération s'était faite et le pus syphilitique, plus ou moins desséché, avait pu être liquéfié puis absorbé à une époque éloignée du coït infectant.

Ces faits sont réels, incontestables.

Mais on ne saurait établir de règle avec des faits aussi exceptionnels, il est bon de les signaler seulement à titre de raretés.

Ceci posé il ressort ce principe qu'il n'y a aucune marque caractéristique, qui, plus ou moins de temps après un coït suspect, puisse indiquer si le mal est l'accident primitif de la syphilis. Il y a certaines probabilités mais il n'y a pas de certitude. Il n'y a pas de syphiliographe qui n'ait été surpris, après avoir posé le diagnostic d'ulcération simple sur les organes génitaux, de voir la syphilis constitutionnelle suivre une marche régulière. A une certaine époque où le dualisme chancreux était tout à fait adopté, on a fait de l'inoculabilité du pus des ulcères le critérium du diagnostic, mais des faits assez nombreux ont été observés ou, après des auto-inoculations de chancres mous qui étaient considérées comme la preuve que le chancre n'était pas infectant, la syphilis constitutionnelle s'est développée sans nouvelle exposition au contact virulent. D'autre part il y a eu quelques faits d'inoculation de pus de chancres indurés qui ont donné des chancres mous, témoin les expériences de Guyenot et de Vidal (Voy. pages 212 et 213).

Ce sont ces derniers faits qui ont été l'origine de la théorie du chancre mixte de l'école de Lyon.

Des syphilitiques ont souvent aussi une blennorrhagie ou une vaginite en même temps que des chancres et des érosions, ils peuvent transmettre l'une et l'autre, ici une ulcération cachée et une blennorrhagie, là une blennorrhagie et un chancre évident; dans le premier cas on pourrait croire que la blennorrhagie est un accident de début de la syphilis. Mais le nombre très-grand de blennorrhagies tout à fait locales qu'on observe permettent de rejeter entièrement le caractère syphilitique de la blennorrhagie.

De toutes ces raisons il faut tirer cet enseignement, que la syphilis n'existe réellement que quand il y a des phénomènes généraux; que des ulcérations ou des inflammations des organes génitaux ne sont point fatalement suivies de syphilis. Cependant comme il y a des blennorrhagies et des chancres mous qui ne sont suivis d'aucune espèce de symptômes généraux, il est possible d'établir les règles suivantes :

1° Une érosion avec ou sans érythème ou lymphangite apparue peu après un coït suspect est très-probablement le fait de l'inoculation du poison syphilitique et dans les deux mois elle est ordinairement suivie de la première éruption de la syphilis.

2° Un ou plusieurs ulcères superficiels irréguliers, plats ou recouverts de pellicules blanchâtres avec œdème des parties sous-jacentes développées peu de temps après un coït suspect sont souvent le premier terme de l'infection syphilitique. Il y a des cas où un de ces ulcères devient un chancre huntérien.

3° Des ulcères chancreux mous simples ou phagédéniques réinoculables sont plus rarement le point de départ de la syphilis.

4° L'ulcère dur, le chancre huntérien développé assez longtemps après le rapport suspect et presque en même temps que des plaques muqueuses et une roséole, est le signe de la syphilis confirmée et ne peut être envisagé comme l'accident de début de la syphilis. Mais il y a des chancres huntériens qui ne sont point suivis de syphilis. Clerc est un de ceux qui ont dit avec le plus de raison que l'induration du chancre est le premier des accidents secondaires, aussi l'induration d'un chancre est-elle généralement l'indice d'une syphilis confirmée.

On voit que nous faisons bon marché de l'auto-inoculation : en effet cette pratique est puérile, car dans la plupart des cas les chancres mous s'inoculent eux-mêmes aux parties voisines, malgré le chirurgien, et l'expérience se fait d'elle-même, sans danger, tandis que l'on a vu des individus mourir à la suite d'un phagédénisme d'un chancre mou inoculé. D'ailleurs comme la syphilis s'est développée quelquefois avec sa forme normale à la suite de chancres mous multiples inoculés, spontanément au voisinage ou inoculés par le chirurgien, il n'est pas utile de faire des inoculations expérimentales qui ne sont pas toujours innocentes et qui ne rendent pas le diagnostic certain. On ne peut dire en effet qu'une seule chose, c'est que les chancres mous multiples sont moins souvent qu'un unique ulcère avec ou sans inflammation de voisinage, l'introduction ou la préface de la syphilis constitutionnelle.

C'est en vain qu'on chercherait à établir une relation entre l'accident de début de la syphilis et les phénomènes éruptifs et métastatiques ultérieurs. Carmichael et Bazin l'ont tenté, mais ils n'ont rien prouvé; ce que l'on peut dire de moins incertain, c'est que plusieurs accidents de début correspondent à une marche moins rapide ou plus grave de la syphilis.

Les chancres mous sont suivis de syphilis normales dans des cas assez peu fréquents mais, dans un bon nombre de cas, ce n'est que 20 ou même 30 ans après qu'il existe des syphilides tuberculeuses circonscrites ulcéreuses et elles représentent toutes les manifestations de la syphilis.

Les sujets scorbutiques ou scorbutiques et scrofuleux au moment de la contagion, sont ceux chez lesquels le début de la syphilis est le plus souvent marqué par des chancres, ou ulcères phagédéniques.

Les syphilis paraissent être moins graves lorsqu'il existe parmi les premiers accidents le chancre dit huntérien.

Les syphilis normales débutent le plus ordinairement par des ulcères passagers ou des érosions avec ou sans lymphangites, et c'est la plus ou moins grande quantité de poison syphilitique absorbé qui fait l'étendue des éruptions, et la présence ou l'absence de lésions métastatiques.

Des manifestations essentielles de la syphilis.

Plaques muqueuses et papules. — Tubercules. — Gommes métastatiques. — Interprétation des lésions.

Il y a dans la syphilis des lésions essentielles, qui caractérisent la syphilis, comme la pustule varioleuse caractérise la variole. Je ne parle pas des accidents de début, mais des éruptions qui sont constantes dans la syphilis. Il y en a deux, la plaque muqueuse ou papule avec la papule simple qui en est une miniature et le tubercule cutané. Les syphilides malignes précoces qu'a décrites Bazin et qui pour la plupart sont des syphilides tuberculeuses, sont une expression anticipée de mêmes faits qui peuvent être vérifiées chaque jour avec l'interprétation que nous lui donnerons.

La métastase dans la syphilis a un cachet spécial, la gomme du tissu cellulaire et les tubercules gommeux.

Ces manifestations caractéristiques ne ressemblent à aucune autre éruption, elles s'en distinguent nettement malgré des analogies. Si le tubercule syphilitique ressemble au tubercule scrofuleux, si la gomme ressemble à un furoncle pour quelques points, il y a dans l'évolution et la durée du mal, dans la nature du liquide des tumeurs ramollies une différence très-sensible; si la plaque muqueuse ressemble aux fongosités aplaties qui avoisinent des fistules et à des tubercules érodés de la lèpre, la plaque muqueuse a un volume et un cachet spécial qui n'est représenté par rien exactement dans aucune autre infection. La papule ou syphilide papuleuse est une petite plaque muqueuse, qui n'est exactement représentée dans aucune autre maladie.

Plaques muqueuses. Plaque syphilitique (Bazin). *Pustules plates* (Bertin). *Papules des muqueuses* (Hunter). *Syphilomices* des Allemands. *Condylome* des Anglais. La plaque muqueuse est une élevure du derme de la peau et des muqueuses, arrondie, se confondant parfois avec des plaques muqueuses voisines pour former des plaques en cercle ou de forme variable; leur surface est blanche pointillée, elle laisse suinter un liquide un peu citrin analogue à la *lymphe* et qui coule en assez grande abondance surtout aux parties génitales. Sur la peau du tronc des membres et de la face la plaque muqueuse se recouvre de croûtes noirâtres; ce qui a fait appeler improprement ces plaques muqueuses du nom de syphilide tuberculeuse ou pustulo crustacées très-improprement; et c'est à Bazin que revient le mérite d'avoir bien démontré ce fait que la plaque muqueuse existe sur la peau à l'état d'éruption générale aussi bien qu'à l'état d'éruption locale, et que le psoriaris palmaire n'est autre chose que la plaque muqueuse de la main. Les lignes suivantes de Bazin sont l'expression exacte de la vérité. « Je dis que les disques de la paume de la main et de la plante des pieds sont des plaques syphilitiques ou si vous aimez mieux des plaques muqueuses... comment en effet, étant admise la supposition d'une syphilide précoce, l'éruption resterait-elle circonscrite à la paume des mains et à la plante des pieds si elle n'était pas constituée par des plaques syphilitiques? Est-ce qu'au début de la syphilis et en dehors du traitement mercuriel, on voit apparaître des syphilides circonscrites... le seul fait de la circonscription dans les circonstances indiquées doit par conséquent porter à admettre l'existence de plaques syphilitiques bien plutôt que l'existence d'une syphilide. » Bazin d'ailleurs a ajouté le complément de la démonstration en disant que les plaques muqueuse des orifices naturels existaient en même temps que la syphilide palmaire ou psoriaris palmaire [1].

Mais ce n'est point encore assez, si l'on prend la description de Barsereau on voit qu'il a observé des faits semblables à ceux qui ont été visés par Bazin, car il parle de syphilides squammeuses dans les premiers temps de la syphilis [2].

Quant aux plaques muqueuses de la peau étudiées par Legendre en 1841, elles ont été encore mieux appréciées par Bazin qui a très-bien fait ressortir que l'on rencontrait sur le corps et le visage des individus atteints de plaques muqueuses aux orifices naturels des éruptions croûteuses qui n'avaient aucuns rapports avec des syphilides tuberculeuses plates, car c'est ainsi qu'on avait dénommé ces éruptions depuis Cazenave. « Je trouve, dit Bazin, dans cette coïncidence à peu

1. Bazin, *la Syphilis et les Syphilides*, p. 229, ouv. cité.

2. Sur 25 cas de psoriasis palmaires que j'ai observés, 15 fois l'éruption de la paume de la main et quelquefois de la plante des pieds, coïncidait avec une syphilide papuleuse et des plaques muqueuses, 9 fois elle existait avec des plaques muqueuses des organes génitaux ou de la bouche, 1 fois seulement elle existait seule.

près fatale, une nouvelle preuve de l'identité complète qui existe entre la plaque syphilitique et la plaque muqueuse. »

L'identité des plaques syphilitiques de la peau et des plaques muqueuses a déjà été établie par Legendre; mais j'ai vérifié le fait, pour ma part, nombre de fois à l'hôpital de Lourcine. Si l'on place un cataplasme sur les éruptions croûteuses qui existent sur le tégument, on trouve 24 heures après la chute des croûtes une plaque muqueuse franche aussi nette que celle de la vulve; cela a été particulièrement évident sur une malade qui avait le tronc couvert de plaques muqueuses et chez laquelle l'expérience a été renouvelée plusieurs fois. J'ajoute que la durée même de cette éruption généralisée de plaques muqueuses est une preuve qu'elle est réellement constituée par des plaques muqueuses : en 3 ou 4 semaines, l'éruption disparaît grâce à l'emploi des seuls bains salés et sulfureux, au contraire les éruptions papuleuses et tuberculeuses, surtout celles qui ne se produisent pas en une seule fois, durent de 3 à 5 mois.

La *syphilide papuleuse*, *érythème papuleux*, et *syphilide papulo-tuberculeuse* de Bazin, ou *Lichen syphilitique*, est encore une éruption, qui appartient en propre à la syphilis; elle siège comme la plaque muqueuse dans la partie superficielle du derme, elle est la plus fréquente entre toutes les éruptions rattachées à la syphilide, elle offre des degrés variables, depuis l'état désigné sous le nom de roséole papuleuse, ou érythème papuleux, jusqu'à la plaque muqueuse de la peau dont elle est la miniature. Tantôt elle est discrète, tantôt elle est confluente, tantôt elle apparaît en une ou deux poussées, qui s'intercalent l'une dans l'autre, tantôt elle apparaît par poussée successive. Bazin a dit de cette syphilide : elle « est caractérisée par des papules, ordinairement coniques, quelquefois hémisphériques ou semblables par la forme et le volume au fruit de l'*ervum lens* ou lentille. Bazin n'a pas rapproché la plaque muqueuse de la papule, et cependant il avait bien remarqué qu'il y avait des papules dans les mains en même temps qu'il en existait sur le corps.

Cette syphilide apparaît à la fois sur plusieurs points du corps, elle existe en même temps que des plaques muqueuses à la vulve, au pénis et au scrotum, et sur les muqueuses. C'est au cuir chevelu qu'elle est le plus fréquente, et que même avec un petit volume elle ressemble le plus à la plaque muqueuse. La papule syphilitique a la forme d'une petite lentille, elle ne suinte pas, si ce n'est au cuir chevelu et à la face, le suintement se traduit par une petite croûte très-mince qui apparaît seulement au bout de la 2e semaine, puis une écaille épidermique recouvre la croûte, elle se détache ensuite de façon que le pourtour de la papule est circonscrit par un petit cercle furfuracé sur lequel Biett a insisté pour dire que c'était là un caractère syphilitique. Mais, en réalité, cela est le terme de l'évolution de la papule, et cela n'existe qu'au moment de la guérison. Une plaque brunâtre persiste encore un certain temps à la place où a existé la papule [1].

1. Sur 446 éruptions syphilitiques généralisées à la période de dé-

La *syphilide tuberculeuse* est encore une lésion syphilitique. C'est la gomme de la peau, c'est-à-dire un infarctus spécial distinct du tubercule, lépreux et scrofuleux et du furoncle en ce que la suppuration ou le ramollissement y sont moins fatals, ils produisent lorsqu'ils se résorbent une cicatrice sous-cutanée plus ou moins apparente.

La syphilide tuberculeuse est quelquefois généralisée, et dans ce cas, les tubercules sont volumineux, ou bien ils sont petits et ne dépassent pas le volume d'une tête d'épingle.

La syphilide tuberculeuse circonscrite forme des cercles, elle affecte la disposition d'un corymbe, c'est l'ancien lupus syphilitique exedens, c'est la syphilide tuberculeuse circonscrite de Bassereau, Hardy et Bazin.

La lésion élémentaire du tubercule syphilitique est

but d'état ou de déclin, observées à l'hôpital de Lourcine en 6 années, il y a eu : 106 roséoles primitives ou récidivées.
40 roséoles papuleuses, c'est-à-dire des roséoles qui se transformaient sous nos yeux en éruption papuleuse.
261 syphilides papuleuses primitives ou récidivées.
20 éruptions de plaques muqueuses simples ou ulcérées disséminées sur le tégument.
18 syphilides papuleuses miliaires.
9 syphilides véricnleuses ou acnéiformes, mais mélangées à des papules.

Ces éruptions appartiennent aux premières manifestations éruptives de la syphilis.

Enfin il y a les 9 syphilides tuberculeuses généralisées appartenant à la première poussée éruptive de la syphilis, et qui ont été désignées sous le nom de syphilide tuberculeuse maligne précoce.

Chez les malades traités par le mercure comme chez mes malades qui étaient traités sans mercure, les faits ont été les mêmes. Malgré les perturbations causées par les traitements mercuriels les éruptions avaient encore des caractères qui permettaient de les reconnnaître.

(Consultez le registre-manuscrit déposé en double à l'hôpital Saint-Louis et à l'hôpital de Lourcine, à Paris.)

un infarctus qui tend à se résorber, elle forme une petite tumeur dure, à sommet légèrement aminci, quelquefois ayant une couleur violacée. Ces lésions se terminent parfois par une desquammation épidermique qui forme une croûte brune ou verdâtre, et ceci existe surtout pour les syphilides tuberculeuses circonscrites. Sur les tubercules généralisés la production de croûte est extrêmement rare; il y a tantôt une légère desquammation épidermique, tantôt une tache brune ecchymotique qui succède à l'affaissement du tubercule, tantôt enfin il y a une assez large dépression du derme, là où existait le tubercule.

La *gomme* est un infarctus qui siége dans le tissu cellulaire ou dans tous les points où il y a du tissu cellulaire; c'est en grand la même lésion que le tubercule; il n'y a d'autre différence que le siége et le volume de l'infarctus. Virchow et Robin chacun de leur côté ont trouvé des éléments de tissu conjonctif et fibro-plastique et des cytoblastions dans les gommes comme ils en avaient trouvé dans l'induration du chancre, c'est-à-dire dans des tissus où des réseaux capillaires sont manifestement oblitérés et où la disposition caractérisée sous le nom d'infarctus existe [1]. Les examens répétés que j'ai faits à cet égard ne montrent pas autre chose que des débris de tissu conjonctif et des éléments cellu-

1. Cependant Virchow est devenu moins affirmatif, les gommes n'ont plus pour lui un caractère spécial. Voici ce qu'il dit : « Chaque année en m'apportant de nombreux et nouveaux matériaux d'observation m'a confirmé dans l'idée que même la tumeur gommeuse, la granulation syphilitique ne se distinguent pas plus de la granulation inflammatoire que la roséole ne se distingue de la roséole simplement fluxionnaire. (VIRCHOW, *Traité des tumeurs*, 20e leçon, trad., Paris, 1869, t. II, p. 465.)

laires analogues à ceux qu'on trouve dans des bourgeons charnus en voie de cicatrisation.

Les gommes sont généralement tardives, et représentent dans la syphilis ce que l'abcès métastatique est dans l'infection purulente.

La plaque muqueuse et la papule, le tubercule non suppurant, telles sont les manifestations éruptives de la syphilis; telles sont les caractéristiques de la syphilis en dehors de toute intervention thérapeutique. La gomme est l'abcès métastatique de la syphilis, dans le tissu cellulaire il correspond au furoncle et à l'anthrax. Dans les viscères il représente l'abcès métastatique de l'infection purulente.

Quel est le siége précis des lésions essentielles de la syphilis? La plaque muqueuse siége à la partie tout à fait superficielle du derme dans le corps muqueux, c'est-à-dire là où est le réseau lymphatique superficiel, le liquide qui coule des plaques muqueuses ne contient que de rares cellules de pus et il ressemble à la sérosité du vésicatoire, à cela près qu'il est un peu plus visqueux, c'est-à-dire plus voisin de la lymphe pure. La couleur, l'aspect pointillé de la plaque muqueuse la rapproche beaucoup de la surface du vésicatoire permanent avant la production des bourgeons charnus. De ces faits on peut tirer cette conclusion que la plaque muqueuse est un îlot de capillaires lymphatiques suppurant qui ne se répare que quand toute la lymphe malade qu'il renfermait a été éliminée; les séries de plaques muqueuses qui partent de la vulve en rayonnant vers l'aine seraient une nouvelle preuve à l'appui de cette proposition. Ajoutons enfin que les grandes séries de plaques muqueuses sont toujours en coïncidence marquée avec des engorgements ganglionnaires indolents.

La papule est une lésion analogue ayant son siége dans la même partie du derme, seulement elle présente cette différence avec la plaque muqueuse qu'elle paraît provenir du cheminement du sang syphilitique de dedans en dehors, tandis que dans un certain nombre de cas les plaques muqueuses semblent être quelquefois purement locales et se propager par voisinage en suivant les réseaux lymphatiques dans leurs mille détours.

Le tubercule est un infarctus dans les capillaires sanguins qui occupe l'épaisseur du derme.

La gomme est un tubercule métastatique dans le tissu conjonctif de tous les organes, principalement le tissu cellulaire sous-cutané. Nous verrons plus loin qu'il y a une gomme mercurielle qui ressemble à beaucoup d'égards à la gomme des syphilitiques.

Des syphilis dites viscérales.

Il y a des lésions viscérales dans la syphilis, ce sont les métastases et ces métastases sont des infarctus des capillaires sanguins, dans le foie, le poumon, la rate et même dans le cerveau. Chez l'enfant il y en a dans le thymus. Ce sont ces infarctus qui donnent lieu aux cicatrices, et ils ont été déjà observés dans les infections autres que la syphilis. Ces infarctus donnent lieu très-rarement à des abcès et un peu moins rarement à des gommes. Mais il y a toujours un problème à résoudre à l'égard des gommes. D'après les observations recueillies jusqu'ici, il est constant que sauf le foie aucun organe ne présente la véritable gomme telle qu'on la rencontre dans le tissu cellulaire, encore y avait-il en même temps du tubercule dans les poumons. Je ne parle pas de cette observation d'un nouveau-né, due à Depaul et qu'il a donnée pour des gommes du poumon, et qui n'a pas encore été suivie d'un fait semblable; il est vrai que l'examen microscopique avait été fait avant qu'on connût bien les infarctus. Depuis Depaul a présenté à la société de chirurgie un fait à peu près analogue, mais l'examen microscopique n'a pas montré qu'il s'agissait réellement d'une gomme, il a été dit qu'il s'agissait de pneumonie interstitielle.

Les lésions du foie, du rein, celle du cerveau ne sont pas autre chose que des hépatites ou néphrites interstitielles ou des encéphalites interstitielles comme les engorgements des ganglions sont des adénites interstitielles franches. Les examens microscopiques qui nous donnent pour tous détails de la lésion : 1° des dépôts de granules graisseux, 2° une hypergénèse du tissu conjonctif, se rapportent aussi bien à une inflammation diffuse qu'à une gomme. Qu'il y ait eu là primitivement un infarctus, on peut y souscrire, mais c'est là tout. Je sais bien que dans le tubercule syphilitique on ne trouve pas autre chose, et, qu'à la rigueur, l'on peut se tenir pour satisfait. Mais les métastases de la syphilis sont alors antérieures à toutes les lésions consécutives qui ont été mises sur le compte de la syphilis, et arrangées si l'on peut ainsi dire pour ce but.

Rarement, les syphilitiques présentent des dépôts métastatiques parce que le poison syphilitique est moins violent que le poison de l'infection purulente et celui de la morve. Ce poison peut en effet cheminer dans le sang en certaine quantité et pendant un certain temps, ce qui n'a point lieu pour les poisons animaux plus violents.

Ainsi les lésions viscérales qui appartiennent en propre à la syphilis sont des infarctus capillaires autour desquels existe une inflammation interstitielle, et elles sont si rares dans la syphilis, en même temps que l'éruption première, que l'on ne connaît pas de cas de morts à cette période où l'examen ait pu être fait. Seules les cicatrices du foie peuvent en garder la trace sur le cadavre, et, sur le vivant, les signes qui les révèlent sont excessivement rares dans la syphilis normale puisque, sur 900 syphilitiques que j'ai observés et qui ne prenaient aucun traitement mercuriel, je n'ai vu qu'une seule fois un ictère sans gravité qui eût pu faire supposer qu'il y avait des infarctus du foie.

Lésions du foie. — Je prendrai ici pour éclairer le lecteur les observations mêmes de ceux qui croient le plus à la syphilis hépatique : sur 10 observations de syphilis du foie réunies par Lancereaux et empruntées à la pratique des médecins de Paris, 5 cas sont suivis d'autopsie[1]. Il y a un cas de tubercules du testicule, du foie et des ganglions, il n'est pas même certain que le malade ait eu des accidents syphilitiques. — Il y a un fait de kyste du cerveau et de cicatrices du foie avec 3 *tumeurs ramollies* dans le foie, il y avait une ulcération de la peau au-devant du sternum. — Un cas de cicatrice du foie et de petites tumeurs de cet organe; le

1. Lancereaux, *Traité de la syphilis*, chap. IV, art. v.

cerveau n'a pas été examiné. — Un cas où il n'y a aucun antécédent syphilitique constaté, aucun renseignement sur les maladies antérieures du malade, et où l'on trouve des tumeurs dans le diaphragme, le poumon et des cicatrices étendues du foie, et des ganglions viscéraux volumineux jaunâtres. — Un cas d'une femme atteinte de carie du pubis et de psoitis ayant eu autrefois des accidents syphilitiques a présenté *une* caverne à parois dures dans le lobe droit du foie.

Examinons à côté de ces faits qui semblent vouloir trop prouver les observations de Virchow.

Les observations de Virchow [1] ne sont pas aussi confirmatives eu égard à l'existence de gommes du foie. — Chez une femme de 30 ans qui avait souffert longtemps d'une syphilide ulcéreuse du voile du palais, on n'a trouvé que des cicatrices multiples du foie et des calculs biliaires. — Un cas de traînées graisseuses sur le foie d'une malade qui me paraît être morte d'une angine gangréneuse ; elle avait eu autrefois la syphilis. — Un cas d'un homme atteint de syphilis autrefois, et qui avait eu aussi des pleurésies et était mort d'une pleurésie double. A l'autopsie on a trouvé des cicatrices du foie. — Un cas de tubercules durs du foie avec adhérence du foie aux parties voisines, et calculs du foie, et une pleurésie tuberculeuse. Il n'y a aucun renseignement sur les antécédents du malade. — Un cas de dégénérescence amyloïde des ganglions internes, cicatrices du foie et tubercules jaunâtres caseux du foie chez un garçon de 18 ans, qui avait

1. Virchow, *Syphilis constitutionnelle*, trad. Picard. Paris, 1860, p. 82.

eu dans son enfance la scarlatine et la fièvre intermittente.

Voilà donc les faits de l'homme le plus compétent de l'Allemagne relativement à la syphilis hépatique; que prouvent-ils? que chez un jeune sujet qui n'avait pas eu traces de syphilis mais qui avait eu une scarlatine et la fièvre intermittente, il y a au plus haut degré les lésions que Virchow donne comme caractéristiques. Cet adolescent était atteint d'adénie avec leucocytose suite de scrofules ou d'infection paludéenne. Je ne parle pas du malade qui avait eu une pleurésie tuberculeuse et chez lequel on peut dire que les lésions du foie étaient des tubercules.

On pourrait presque dire que l'on a fait rentrer dans la syphilis viscérale des cas de cancer du foie. Une observation publiée dans le bulletin de la société anatomique relatif à une enfant de 13 ans montre que les lésions dites gommeuses du foie étaient composées « d'un tissu formé de fibres entrecroisées de noyaux arrondis et légèrement ovalaires et des cellules petites à noyau [1]. » Ce ne sont point là les caractères des gommes qui sont considérées comme un processus de tissu conjonctif en voie de régression.

Lésions de la rate. — Les altérations de la rate qui ont été observées chez les syphilitiques sont les mêmes que celles qui ont été observées dans les scrofules généralisés dans la tuberculose, dans l'adénie et la lymphadénie. La rate hypertrophiée sans lésions, la dégé-

1. Bullet. soc. anat., novembre 1863.

nérescence amyloïde simple ont été rencontrées assez souvent. A ne considérer les faits que dans leur ensemble les lésions de la rate sont à des degrés divers tantôt, l'hypertrophie simple telle qu'on la rencontre en général chez tous les individus cachectiques, ou la tuberculose avec des degrés divers de ramollissement d'un produit suppuratif, à évolution lente et susceptible de subir la régression graisseuse et ayant toujours pour origine un infarctus.

L'altération des *ganglions* varie depuis l'hypertrophie appartenant au groupe des adénies, jusqu'à la tuberculose franche avec ramollissement puriforme.

Lésions du poumon. — Les lésions dites syphilitiques des poumons, sauf celles qui ont été observées chez les enfants et qui sont désignées sous le nom de pneumonie lobulaire interstitielles ne se rencontrent point chez l'adulte. Virchow n'a vu de son côté que la pneumonie chronique, et dans des observations où il a été trouvé en même temps la syphilis hépatique considérée comme caractéristique, il n'y avait que des tubercules dans les poumons ou des petites masses crétacées.

Lésions du cœur. — La syphilis viscérale du cœur appartient aux rhumatisants, il en sera question à propos de la syphilis modifiée par le rhumatisme.

Lésions du rein. — Les lésions du rein constatées chez des anciens syphilitiques ne sont autre chose que des infarctus simples ou la dégénérescence amyloïde qui ont été rencontrés avec les mêmes caractères chez des sujets atteints de cirrhose ou d'adénie et chez les tuberculeux.

Lésions du cerveau. — Les lésions cérébrales qu'on a rattachées à la syphilis sont aussi nombreuses que les maladies de l'encéphale que l'on rencontre en dehors de la syphilis.

Eliminons d'abord une observation de Rayer [1] qui a trait à une altération des méninges au niveau du plancher, de l'orbite chez un individu atteint d'ozène, c'est une lésion de voisinage comme la méningite qui suit la fracture du crâne. Les deux observations de Tüngel sont : un cas d'épaississement de la dure mère et de décollement de cette membrane, il y a des périostoses intra-crâniennes, chez l'une des malades il y avait en même temps des adhérences du foie au diaphragme; le second cas est une méningite chronique avec des adhérences comme l'on en voit chez les alcooliques et les aliénés [2]. Les observations de Lancereaux sont des faits de ramollissement cérébral ou de sclérose en plaque. Un fait dû à Gentilhome et produit par Lancereaux est plus curieux et montre jusqu'à quels excès d'interprétation l'on peut arriver lorsqu'une théorie est en vogue. Un homme a des chancres et un bubon suppuré à l'aine droite à l'âge de 28 ans. Il n'a aucun autre accident, 3 ans après il tombe d'un cinquième étage et quelque temps après, quoiqu'il fût guéri des accidents de cette chute, il est pris d'une hémiplégie qui eut des

1. Rayer, *Syphilis cérébrale*, Ann. de ther., t. V.

2. Tungel, *Chronische Gehirnkrankheiten mit Beziehung zu constitutionnell syphilis*. Klinish Mittheslungen. Hambourg, 1861.

alternatives de mieux et de pire ; il entre comme paralytique à Bicêtre, il avait des exostoses des os du crâne et avait eu des petites tumeurs multiples sur le corps qui avaient suppuré. A l'autopsie on a trouvé des exostoses multiples des os du crâne, masse dure du volume d'une noix blanchâtre et cicatrices du foie. Ganglions bronchiques et abdominaux durs renfermant des masses enkystées ; il est dit dans l'observation que les ganglions bronchiques et abdominaux ressemblaient à des gommes [1]. Voilà un malade qui a fait une chute capable de causer une rupture du foie, qui a subi toutes sortes de traitements, a passé 20 ans à peu près dans des lits d'hôpitaux et à l'autopsie duquel on trouve des exostoses, des tumeurs dures du foie et une altération générale des ganglions. Aujourd'hui on verrait certainement dans ces lésions toute autre chose que de la syphilis, on appellerait cette lésion une adénie ou une lymphadénie.

Jusqu'ici personne n'a montré une gomme franche du cerveau.

Les lésions de la moelle épinière et des nerfs qui sont attribués à la syphilis, ne sont pas autre chose que des lésions qu'on rencontre en dehors de la syphilis, les méningites chroniques spéciales, la dégénérescence amyloïde, la sclérose, l'atrophie simple ; enfin ce sont des compressions des nerfs par des tumeurs au voisinage desquels passent les nerfs, ou des épaississements des vertèbres atteintes de carie [2]. La plupart des para-

1. Lancereaux, *Traité de la syphilis*, ch. IV, art. VIII.

2. Les livres où la syphilis cérébrale a été étudiée renferment des faits tellement disparates qu'il est vraiment impossible d'en faire la critique.

lysies dites syphilitiques des nerfs ne sont pas vérifiées par des autopsies, et c'est l'usage banal du mercure ou de l'iodure de potassium et l'amélioration du mal avec le temps, puis l'antécédent syphilitique plus ou moins prouvé qui fait le fond des observations sur lesquelles est étayée la théorie de la syphilis des nerfs.

Les syphilis viscérales sont d'après tout ce qui vient d'être dit et d'après ceux qui les admettent le plus, des lésions variables ne présentant aucune uniformité. Elles siégent tantôt sur le foie, tantôt sur les poumons, tantôt sur les ganglions, tantôt sur le cerveau. Elles offrent les mêmes caractères que les scrofules viscérales, les tuberculoses viscérales, les adénies viscérales et les abcès de l'infection purulente. Chez l'enfant les lésions se rapprochent beaucoup des lésions viscérales de l'infection purulente, chez l'adulte elles ont davantage des caractères voisins de la tuberculose. Aussi est-on en droit de dire que les lésions viscérales de la syphilis ont les traits de l'infection purulente à forme chronique aboutissant à la tuberculose.

Accidents extrinsèques de la syphilis.

Roséole. — Iritis et les irido-choroïdites. — Otites. — Coryza. — Surdité. — Testicule dit vénérien. — Arthropathies. — Carie. — Nécrose. — Exostoses. — Névroses.

Il y a dans le cours de la syphilis des particularités extrêmement variables; il y a des accidents communs à d'autres maladies qui se surajoutent aux accidents spéciaux de la syphilis.

En général, tous les accidents qui ont été rapportés à la syphilis parce qu'on les avait observés chez des syphilitiques, et qu'on observe le plus souvent chez des sujets non syphilitiques, ne sont pas de la syphilis. Il n'est pas nécessaire d'insister pour le démontrer plus clairement sur ce fait que la très-grande majorité des syphilitiques ne les présentent pas. On les leur trouve quelquefois pour les besoins d'un diagnostic théorique. Il n'est pas besoin de dire davantage qu'ils n'arrivent point tous également à des époques fixes. La roséole est une éruption ébauchée, une congestion passagère de la peau chez certains sujets; tantôt elle est le début d'une syphilide papuleuse ou tuberculeuse, mais chez beaucoup de sujets elle manque tout à fait. L'iritis n'existe chez les syphilitiques que dans la proportion moyenne de 4 0/0. Le testicule dit syphilitique n'existe pas dans la proportion de 1/4 pour cent, les arthropathies sont plus fréquentes; les névroses sont rares et les exostoses plus rares encore.

Roséole. — La roséole n'est point une manifestation exclusive de la syphilis. Bien que l'on ait cru que la roséole était la première manifestation éruptive généralisée de la syphilis, et que si on ne l'avait point constaté jusqu'ici dans tous les cas, c'est qu'on l'avait laissé échapper. Il y a là une erreur d'interprétation; on a posé une loi absolue comme beaucoup de celles que l'on a faites dans la syphilis et que le temps a détruites une à une. Beaucoup de syphilitiques n'ont pas de roséole; la plupart des roséoles ne sont autre chose que la syphilide papuleuse qui débute ou qui avorte grâce à la médication mercurielle que l'on emploie contre les chancres, ou à une mauvaise hygiène, et c'est pour cela que l'on dit qu'il y a eu roséole au début de la syphilis avant les éruptions secondaires.

La roséole est quelquefois une ébauche de la syphilide papuleuse qui représente toute la période éruptive de la syphilis. Mais c'est là une exception qui n'existe que pour la syphilis où le virus introduit dans l'économie a pénétré en quantité excessivement minime. Seulement cette roséole a une durée plus longue que les roséoles décrites, et surtout, elle desquamme comme la syphilide papuleuse, dont elle est l'ébauche.

La roséole est une congestion passagère du tégument qui existe chez certains sujets normalement. C'est ce que l'on a appelé la roséole pudique des femmes qui offrent des places rouges sur leur poitrine lorsqu'elles la découvrent aux regards des médecins. Certains sujets ont une roséole violacée lorsqu'on les expose au froid, et cela a été remarqué sur les sujets soumis aux douches hydro-thérapiques. Il y a une roséole à rechute sur les individus qui ont la fièvre urineuse. Ces trois genres de roséole, la roséole copahique, les rougeurs, qui suivent la production de l'urticaire, diffèrent peu de la roséole qu'on observe dans la syphilis, sauf sur ce point qu'elles sont généralement moins durables que la dernière.

La roséole est une éruption de plaques rouges sous-épidermiques irrégulières et n'ayant la coloration violacée que chez les femmes au moment de leurs règles ou chez les deux sexes au moment de l'impression du froid.

Chez les malades soumis aux médications mercurielles on voit la roséole revenir, et l'on a dit qu'il y avait des roséoles à répétition. Cette marche est la conséquence du traitement et non de la maladie.

Atrophie pigmentaire de la peau (*syphilide pigmentaire* (Hardy), *vitiligo syphilitique*). — L'atrophie pigmentaire de la peau n'est pas exclusive à la syphilis, mais c'est un mode de terminaison assez commun des syphilides papuleuses sur les parties exposées, la face, le cou et les bras. L'influence de la profession joue ici un rôle saisissable dans un bon nombre de cas. La syphilide pigmentaire ou atrophie pigmentaire suit aussi les syphilides tuberculeuses au même titre que les cicatrices de variole sont suivies d'atrophie dans la couche pigmentaire ainsi que toutes cicatrices du tégument. L'atrophie pigmentaire n'est pas irréparable, car elle disparaît à la longue.

On reconnaît l'atrophie pigmentaire à un mélange de places brunes et de places blanches sans élevure de l'épiderme, sans desquammation. C'est même ce qui distingue tout à fait cette maladie cutanée du pityriasis versicolore, dont la coloration est jaunâtre et qui offre des écailles sur les macules qui le constituent. Les éphélides solaires sont plus semblables au vitiligo syphilitique ou atrophie pigmentaire, et cela n'a rien d'étonnant, car la lésion de la peau appelée érythème solaire a la même action que la lésion papuleuse sur la couche pigmentaire de la peau.

Alopécie des sourcils, des cils et des poils. — La chute des cheveux n'existe point chez tous les syphilitiques; elle frappe plus souvent les blonds que les bruns, et plus les femmes enceintes et les scrofuleux que les autres sujets. L'alopécie existe dans tant d'autres maladies qu'on ne saurait en faire un caractère spécial de la syphilis. Cependant l'on peut dire que cette alopécie, qui n'est pas d'ailleurs irrémédiable, est en général l'un des signes de la faiblesse ou de l'anémie, qui précède ou accompagne l'éruption de la syphilis.

L'alopécie des syphilitiques est loin d'être constante; mais lorsque la syphilis suit la marche anormale, elle est plus commune. Quand il y a des papules du cuir chevelu, elle est assez fréquente, et lorsque les malades sont soumis au traitement mercuriel, l'alopécie devient parfois irrémédiable.

L'alopécie porte sur tous les points du tégument où il y a des poils, ou seulement sur le cuir chevelu.

Iritis. — L'iritis dite syphilitique est une iritis séreuse ou plastique ou une irido-choroïdite séreuse développée toujours à l'occasion d'une fatigue de la vision. Le grand soleil de l'été, la chaleur congestive des appartements l'hiver, les travaux qui exigent l'attention des yeux sur des objets fins sont la cause déterminante des iritis. C'est au moment de la période éruptive de la syphilis que se peut le mieux développer l'iritis; c'est chez les sujets rhumatisants ou chez ceux qui ont eu des maux d'yeux dans leur jeunesse que se montre le moins rarement cette complication inflammatoire surajoutée à la syphilis. J'ai cherché souvent dans des yeux sains chez des syphilitiques s'il y avait quelques taches sur la choroïde qui pût être une cause de congestion prédisposant à l'iritis; je n'ai rien trouvé de positif; les vaisseaux étaient le plus souvent normaux, parfois il y avait un peu de congestion rayonnée autour de la papille et à son centre.

Les fausses membranes et les synéchies qui en résultent existent dans l'iritis qu'on observe chez les syphilitiques. Mais il y a parfois de petits abcès de l'iris gros comme un grain de millet. J'ai vu trois fois en sept années à l'hôpital de Lourcine cette complication.

On a donné comme caractère de l'iritis syphilitique la tendance aux récidives. Cette tendance n'est pas plus commune cependant que dans l'iritis en général. Elle a tenu longtemps à ce que l'on ne savait pas se servir des collyres mydriatiques, et que l'on laissait les malades se servir trop tôt de leurs yeux sans prolonger l'usage des collyres mydriatiques.

Une iritis à répétition ou une seule iritis est parfois suivie de choroïdite, et celle-ci existe dans d'autres cas en même temps que l'iritis. La choroïdite est une forme de choroïdite pigmentaire qui entraîne à son tour la pigmentation de la rétine et l'atrophie de la papille, surtout chez les sujets qui ont subi des traitements mercuriels longs et à haute dose. Je n'ai vu qu'un seul cas de ce genre chez une malade qui avait été traitée deux ans de suite par toutes les préparations mercurielles connues [1].

Toutes ces lésions ne diffèrent par aucun point saillant des lésions semblables observées chez les sujets qui n'ont point la syphilis. Ni la déformation spécifique ni les productions verruqueuses ou condylomes de Beer ne sont constantes, nous renverrons à cet égard le lecteur aux livres classiques sur les maladies des yeux. Nous verrons plus loin l'iritis dans ses rapports avec certaines variétés de l'évolution de la syphilis chez les scrofuleux et les rhumatisants.

Ajoutons encore que dans la syphilis infantile, qui est une syphilis normale franche, l'iritis seule est tellement exceptionnelle que l'on n'en a pas publié plus de deux ou trois cas bien authentiques.

Choroïdite. — La choroïdite chez les syphilitiques ne diffère en rien des choroïdites simples. C'est la forme congestive qui est la plus fréquente, et lorsque le mal est ancien, c'est la choroïdite pigmentaire que l'on a observée le plus souvent. On a appelé l'atrophie choroïdienne pigmentaire une lésion syphilitique. Cette lésion est fort rare, quoi qu'on en ait dit, et quand on

1. BULL. *Soc. de Chir.*, 1869, p. 271.

l'observe chez un syphilitique, ce n'est pas toujours une raison pour dire que le mal est syphilitique. La répétition des iritis, due bien plus à des synechies qu'à des rechutes de syphilis, est certainement la cause principale de cette variété de choroïdite.

On la reconnaît à son premier degré à des exsudats blanchâtres, coïncidant avec des dépôts de pigments; à la dernière période à des dépôts de pigments et à une atrophie de la choroïde et de la rétine, et quelquefois à une résorption du pigment.

Rétinite. — La rétinite syphilitique est une neuro-rétinite ou une rétinite atrophique consécutive à une choroïdite. La teinte jaune qui a été donnée comme une caractéristique de la rétinite syphilitique n'est pas un signe certain, et d'ailleurs toutes les lésions inflammatoires anciennes de l'œil aboutissent plus ou moins à une rétinite atrophique.

Les altérations de la papille seule, atrophie après hyperhémie, ou atrophie simple, les corps mobiles du corps vitré ont été rattachés à la syphilis comme on y a tout rattaché, mais ces lésions ne diffèrent aucunement de ces mêmes lésions en dehors de la syphilis et n'ont aucun caractère propre dans la syphilis.

La *kératite pseudo-syphilitique* décrite par Hutchinson comme une lésion syphilitique n'est plus aujourd'hui admise.

Arthropathie. — Richet, parmi les modernes, a admis une tumeur blanche syphilitique, et Lancereaux a cru en fournir un exemple dans une observation qui en réalité est celle d'une arthrite chez une scrofuleuse, et dont la lésion articulaire était une forme de tumeur blanche comme on en rencontre sur des scrofuleux avant la période de suppuration ou chez des arthritiques. Dans ces derniers temps l'idée ancienne de A. Paré et de Swediaur que certains rhumatismes étaient de la syphilis, a été reprise par Verneuil et Fournier. Les syphilitiques auraient suivant eux un rhumatisme spécial qui porterait parfois son action sur les coulisses tendineuses du poignet. Un de nos élèves, le docteur Guignard, a fait sur ce sujet une thèse où les faits de notre service à l'hôpital de Lourcine ont été cités, et il en ressort ce point capital que sur 38 cas de rhumatismes localisés ou généralisés, 16 fois les malades avaient eu antérieurement des attaques de rhumatisme et 9 fois étaient manifestement scrofuleuses. Que dans d'autres cas il y avait eu antérieurement une maladie grave telle que la fièvre typhoïde. Guignard faisait en outre remarquer ce point que nous avions souvent signalé devant lui, à savoir que rien ne distinguait spécialement les rhumatismes chez les syphilitiques, ni le rhumatisme siégeant dans les articulations, ni celui qui siégeait dans les coulisses tendineuses. Ce rhumatisme n'offre point de caractère propre [1].

Les rhumatismes, les arthrites chroniques ne sont pas des accidents de la syphilis, et la syphilis n'imprime même pas un cachet aux arthropathies qui se développent sur le sujet syphilitique. Il n'y a pas de diffé-

1. Guignard, Arthropathies rhumatismales, th. de Paris, 1870.

rence entre ces rhumatismes et ces arthrites et ceux qu'on observe chez des malades entièrement exempts de syphilis et qui ont du rhumatisme, seulement l'affaiblissement dû à la maladie syphilitique favorise le développement du rhumatisme chez ceux qui y sont prédisposés.

Périostites et Périostoses. — Les périostites et les périostoses qu'on observe chez les syphilitiques ne sont pas de la syphilis seulement. Ce sont des lésions traumatiques pour la plupart, car elles existent le plus souvent sur les points où les malades ont reçu des coups et toujours sur des parties exposées aux coups. Ces périostites ou périostoses ne suppurent pas généralement. Elles ne suppurent que chez certains sujets.

On les reconnaît à une tuméfaction indolente arrondie sans changement de coloration à la peau faussement fluctuante et n'occasionnant que des douleurs de voisinage. Rarement il y a des douleurs *ostéocopes* en même temps que la périostose. Lorsqu'on y fait des incisions il sort du sang ou un liquide analogue à du sirop de gomme, ces tumeurs durent de quinze jours à trois mois elles se résorbent sous l'influence de la compression. On les a considérées comme des accidents tertiaires très-improprement, car ces lésions existent assez souvent à la période éruptive et même pendant le chancre, ainsi que l'a montré Mauriac [1]. Comme l'on voit dans la variole des abcès sous-périostiques au moment de la suppuration et de la dessiccation des pustules.

1. CH. MAURIAC, Gaz. des hôp., 1872.

Carie, nécrose. — Les caries et les nécroses dites syphilitiques ne sont pas de la syphilis; ce sont quelquefois des épiphénomènes d'une gomme ulcérée ou d'une périostose, des accidents dus à une contusion et quelquefois même à l'usage des préparations mercurielles si l'on en croît les syphiliographes de l'école de Vienne. Il n'y a pas une carie syphilitique, une nécrose syphilitique, car rien n'est spécial aux sequestres que l'on a retirés d'ulcérations syphilitiques. Bazin même qui a vu de près ces syphilides tardives, a dit qu'il n'y avait pas de carie, ni de nécroses syphilitiques d'emblée.

Exostoses. — Les exostoses beaucoup moins communes qu'on ne croit chez les syphilitiques sont une cicatrice, un cal ou un bourrelet osseux cicatriciel qui se forme autour d'une ancienne gomme sous-périostique ou sous le périoste décollé. C'est un épiphénomène; ce n'est point une lésion syphilitique, puisque l'on voit des exostoses suivre les fractures par éclat des os, les décollements du périoste et les épanchements sanguins sous-périostiques. On peut même aller plus loin et affirmer que les traumatismes ont une large part même pour ce qui est de la syphilis dans la production des lésions périostiques qui engendrent les exostoses, puisque ce sont les os superficiels, crâne, clavicule, sternum et tibia qui en sont le plus souvent le siége. Les exostoses syphilitiques n'ont rien de spécial, si ce n'est qu'elles sont le plus souvent épiphysaires, et qu'elles suivent des décollements périostiques; aussi, s'explique-t-on de la sorte pourquoi Ranvier et Cornil ont pu décrire une disposition spéciale des canaux de Havers, dans les exostoses des syphilitiques [1].

Douleurs erratiques. Fatigue. — Il y a dans la syphilis des douleurs erratiques qui occupent les membres, et dont les malades donnent une bonne idée lorsqu'ils disent qu'ils ont les membres rompus, comme s'ils avaient fait une longue course ou un violent effort. Ces douleurs existent au moment où se produisent l'anémie et la fièvre syphilitique, qui précède l'éruption. Ce sont les sujets les plus faibles et les moins bien nourris qui présentent ces accidents.

Otites. — Surdité. — Coryzas. — Tumeurs lacrymales. — Les accidents de ces noms qui ont été décrits dans les livres avec le qualificatif syphilitique, sont réellement des complications fatales de syphilide portée sur un des organes que représentent les termes otite ou coryza. Ces lésions se présentent bien au même moment, c'est en général pendant les périodes éruptives des syphilides qu'on les rencontre. Mais il est d'autres accidents qui semblent plus graves et qui ont une origine profonde. On les met à tort sur le compte de la syphilis, parce qu'ils existent chez des syphilitiques. Ils sont dus dans le coryza chronique ou ozène aux caries des cartilages et des os du nez et dans la surdité nerveuse à des lésions du rocher de l'encéphale.

Les *adénites* de la syphilis sont des engorgements

1. Cornil et Ranvier, Man. d'histologie, 1869, Paris.
Lagneau, *Mal. syphilitique des voies lacrymales.* Arch. de méd. 1857.

chroniques qui existent dans la syphilis, au même titre que dans les autres inflammations du tégument ou dès muqueuses. La marche fait développer outre mesure ceux de l'aine, et ils offrent seulement ce caractère spécial qu'ils occupent successivement une chaîne de ganglions et mettent un temps très-long à se résoudre et qu'ils suppurent rarement.

Les adénites cervicales n'existent pas en vertu de l'état général; toutes les fois qu'elles existent il y a ou il y a eu des croûtes dans les cheveux.

Les adénites qu'on observe dans la syphilis sont désignées sous le nom de *bubon*.

Il y a deux sortes de bubon qui apparaissent au voisinage de la lésion qui a servi de porte d'entrée à la syphilis. Le *bubon solitaire* et le *bubon multiple* ou *adénite polyganglionnaire*. Dans le premier cas un seul ganglion est tuméfié, c'est le cas des bubons qui accompagnent les ulcérations du visage et des lèvres en particulier. Dans le second cas le bubon est composé de plusieurs ganglions engorgés; c'est le bubon le plus fréquent à l'aine et à l'aisselle.

Il est fort rare que le bubon solitaire suppure, mais il est encore plus rare que le bubon multiple suppure. Quelquefois cependant ces adénites suppurent, et cela tient à ce que les malades marchent, se fatiguent ou reçoivent un coup sur la région malade.

Les adénites désignées sous le nom de bubon existent souvent avec une écorchure simple et persistent après on de l'écorchurela guéris. Elles existent souvent avec une érosion compliquée ou non de lymphangite; souvent avec un chancre induré; rarement avec des chancres mous, simples ou phagédéniques. Deux ou trois chancres mous cependant sont moins exceptionnellement accompagnés d'un bubon multiple dur ne suppurant pas. Au contraire les chancres mous multiples sont assez souvent suivis d'un bubon solitaire qui suppure.

Toute ulcération de plaque muqueuse, de tubercule cause des adénites de voisinage, mais ces adénites n'offrent point les caractères du bubon du début de la syphilis. Ce sont tantôt de petits engorgements faciles à faire résoudre, tantôt ce sont des adénites franches qui suppurent du 12 au 15e jour comme les adénites inflammatoires simples. Seuls les sujets scrofuleux présentent des adénites chroniques indolentes multiples autour du cou lorsqu'il y a des plaques muqueuses des amygdales.

Les adénites qu'on observe plus tard sont des altérations d'un autre ordre; le lecteur les retrouvera plus loin.

Testicule dit Vénérien (A. Cooper), *Albuginite syphilitique* (Ricord), *Épididymite syphilitique* (Dron), *Orchite gommeuse* (Virchow). Les testicules syphilitiques entrevus par Astruc, décrits par A. Cooper, par Ricord et Vidal de Cassis, ne sont ni les uns ni les autres une seule et même lésion. L'orchite chronique, l'albuginite, la périorchite, l'orchite parenchymateuse diffuse, l'orchite gommeuse du testicule et l'épididymite même suivant Dron, tels sont les noms sous lesquels on a désigné le testicule syphilitique. A cette anatomie pathologique polymorphe, correspond une symptômatologie qui n'est pas davantage uniforme et qu'il est impossible de préciser. Ce que l'on peut dire c'est que si le malade n'accusait pas de syphilis dans ses antécédents, si l'on n'obtenait pas une apparence de guérison par le traitement mercuriel, il n'y aurait aucun caractère distinctif spécial propre au testicule syphilitique [1].

Si quelque lésion testiculaire peut appartenir en propre à la syphilis c'est seulement la gomme du testicule, c'est-à-dire un gros tubercule jaune, encore faut-il qu'elle ait une cause prédisposante, dans un état général antérieur une prédisposition à la tuberculose ou un état scrofuleux antérieur.

Toutes les autres lésions généralisées au testicule lui-même, à l'épididyme, ou à la tunique vaginale sont liées à d'autres états que la syphilis constitutionnelle et ont 9 fois sur 10 pour origine une uréthrite aiguë ou chronique ou un traumatisme ou des excès. Poursuivant ici la comparaison entre les infections et la syphilis nous invoquerons cette preuve que dans les infections en général, les métastases testiculaires sont excessivement rares, les abcès métastatiques du testicule dans l'infection purulente sont si exceptionnels, qu'on peut dire qu'ils sont les plus rares entre tous. Les orchites ou plutôt les vaginalites varioleuses sont aussi des exceptions et il y a tout lieu de croire que les épididymites, les abbuginites et vaginalites de la syphilis sont comme les vaginalites varioleuses des

1. Un des faits les plus remarquables à cet égard est une observation de cancer ou sarcome embryonnaire des testicules pris par deux médecins de suite pour des testicules syphilitiques et dont les détails microscopiques ont été présentés à la société anatomique de Paris. *Bull. Soc. anat.* 1870, p. 388.

coïncidences et que la vraie cause du mal est en dehors de la maladie générale.

Il sera plus loin question de ces lésions, à propos des syphilis modifiées.

Des rétrécissements dits syphilitiques. — Le rétrécissement du larynx, des bronches, du rectum et même de l'urèthre, ceux de la vulve, reconnaissent, il est vrai, pour origine des lésions syphilitiques des chancres, des plaques muqueuses ou des tubercules devenus phagédéniques. Mais la lésion qui constitue le rétrécissement n'est autre chose qu'une cicatrice.

Les rétrécissements du rectum beaucoup plus communs chez la femme que chez l'homme, sont dus à des chancres inoculés par le contact du pus provenant de la vulve et qui contamine l'anus puis le rectum. La défécation, la mauvaise constitution des malades, le défaut de soin surtout, car il faut être prévenu que les chancres de la marge de l'anus remontent dans le rectum, entretiennent l'ulcère qui devient phagédénique et remonte parfois assez haut dans le rectum. La cicatrisation se fait lentement; avant la transformation de la cicatrice en tissu fibreux, il y a une période où l'ulcère est entouré de mamelons qui ne sont autre chose que des condylomes de la muqueuse, plus tard après la formation du tissu fibreux, il y a une ulcération au-dessus du rétrécissement due au séjour des matières arrêtées au-dessus de l'obstacle, et ceci existe d'ailleurs dans les rétrécissements du rectum dus à des ulcérations consécutives à des hémorrhoïdes et dans les rétrécissements d'origine traumatique.

Les plaques muqueuses ulcérées du rectum deviennent phagédéniques comme les chancres et conduisent au même résultat.

Les tubercules ulcérés sont bien plus rarement l'origine du rétrécissement, je n'en ai pas encore vu d'exemple quoique leur existence doive être admise.

Les rétrécissements de la partie antérieure de l'urèthre suivent des chancres.

Les rétrécissements du larynx et de la tranchée sont la suite de plaques muqueuses ulcérées et chez les sujets menacés de tuberculose, c'est le tubercule syphilitique ulcéré de la muqueuse qui engendre les rétrécissements.

Il est le plus souvent aisé de remonter à l'origine chancreuse ou syphilitique de la lésion, car au moment où les premiers symptômes du mal ont été constatés, les malades se rappellent bien avoir eu des lésions syphilitiques sur d'autres points du corps.

Névroses. — Toutes les maladies du système nerveux, paralysies, contractures, névralgies, apoplexie, épilepsie même, ont été déclarées des maladies syphilitiques chez des individus sur lesquels elles existaient et lorsqu'ils avaient ou avaient eu la syphilis.

Toutes ces lésions, qui avec le rachitisme, à l'époque de Fabre, étaient rattachées à la syphilis même en dehors de tout antécédent syphilitique, ont été de nouveau rattachées à la syphilis depuis Yvaren, Gros et Lancereaux, Lagneau filset autres, sous les noms de méningopathies, encéphalopathies et névropathies. C'est-à-dire que des lésions qui existent en dehors de toute syphilis ont été rattachées à la syphilis. Fabre au moins était logique, il rattachait à la syphilis toutes les maladies dont il ne connaissait pas l'essence, tandis que les modernes, sans avoir même une bonne notion anatomique de la lésion gommeuse, appellent gomme des lésions diverses et disparates qu'ils trouvent chez des sujets ayant eu ou ayant la syphilis.

Une des raisons principales qui poussent à rejeter comme lésions syphilitiques la plupart des lésions qui existaient, dans les observations de syphilis cérébrale qui ont été publiées, c'est qu'on les a trouvées chez des sujets qui n'avaient point eu la syphilis. Mais ce qui est le plus fort argument contre ces prétendues lésions syphilitiques, c'est qu'elles sont extrêmement rares et qu'elles apparaissent sans règle tantôt au début, tantôt au milieu de l'évolution de la syphilis; *les douleurs ostéocopes* sont les mêmes douleurs que les douleurs des abcès des os et des affections osseuses, ostéites, nécroses, tubercules des os; elles n'existent pas d'ailleurs chez la plupart des syphilitiques.

Apoplexie et accidents, apoplectiformes, insomnie, névralgies. — Qu'un syphilitique ait des accidents apoplectiformes, comme l'a admis Diday de nos jours, de l'insomnie comme le pensait Portal et comme l'ont admis Sigmund et Pistschaft, cela n'a rien de surprenant. Mais de ce que le traitement antisyphilitique les a fait cesser, cela ne prouve pas que le mal soit syphilitique, c'est trop abuser de l'aphorisme *naturam morborum ostendunt curationes.* Les accidents apoplectiformes qu'on a observés chez les malades qui ne les avaient point avant l'administration d'un traitement mercuriel sont une contradiction formelle du précepte. Bien que ce phénomène soit exceptionnel, je l'ai pourtant observé déjà une fois.

Epilepsie. — L'épilepsie des adultes, cette épilepsie qui apparaît après l'âge de 22 ans, et qu'on dit être due à la syphilis, n'appartient pas à cette maladie, à moins qu'il n'y ait une exostose intra-crânienne; encore l'épilepsie ne doit-elle pas être considérée comme un accident de la syphilis. L'alcoolisme, qui modifie la syphilis, est bien plus que la syphilis capable de causer l'épilepsie.

Il y a eu un concours sur les accidents syphilitiques du système nerveux, il a fait éclore des travaux où tout a été exagéré, et les idées de Fabre et de Petit sur le polymorphisme et le métamorphisme de la syphilis a été repris avec les documents anatomiques de l'école moderne. Il est impossible en lisant ces ouvrages, travaillés cependant avec autant de soin que de patience, de ne pas être frappé de l'exagération et de la complaisance avec laquelle ont été acceptées des observations qui pour la plupart sont contestables.

La *diphthérite* syphilitique, sur laquelle A. Martin a appelé l'attention [1], n'est pas une lésion spéciale, c'est une complication diphthéroïde des érosions vulvaires et des plaques muqueuses de la vulve et de la gorge chez les femmes, et les plaques muqueuses et les chan-

1. A. Martin, Diphthérite vulvaire considérée comme un accident de la syphilis secondaire. *Union méd.* 1861.

cres durs chez les hommes. Souvent les érosions simples qui existent au début de la syphilis présentent cet état, et il est aussi accidentel que la production couenneuse qui existe sur des plaies de vésicatoire ; cela tient sans aucun doute à la quantité de fibrine qui se trouve mise en liberté dans le sang des individus, à l'époque où ils ont une ulcération.

Adénie et leucocytose, dégénérescence amyloïde. — L'adénie et la leucocytose sont des scrofules acquises qui, lorsquelles se développent chez des sujets âgés, revêtent quelquefois un état intermédiaire entre la cachexie scrofuleuse et la cachexie cancéreuse. Sont-elles l'échéance de la syphilis ? Tous ceux qui se sont occupés de cette maladie y ont songé, mais à moins de forcer toutes les observations, cette théorie est inacceptable ; ce que l'on peut croire de plus certain c'est que lorsque les accidents syphilitiques ont été compliqués d'ulcères, de lésions osseuses qui ont longtemps suppuré, il est possible que la dégénérescence amyloïde suive et se trouve être par le fait la terminaison de la syphilis.

Tuberculose. — La syphilis mène à la tuberculose lorsqu'il y a des ulcères phagédéniques chroniques et lorsque les malades sont dans des conditions hygiéniques défavorables ; mais ce sont surtout les syphilis anormales qui offrent cette complication finale. La tuberculose occupe alors trois siéges principaux, les méninges chez les enfants, les poumons et les testicules chez les adultes et le péritoine, principalement chez les femmes. Mais on ne saurait être plus affirmatif, car il est souvent facile de constater dans les antécédents des malades une prédisposition. C'est ce qui sera mieux exposé à propos des syphilis modifiées.

Des lésions mercurielles chez les syphilitiques. — Hermann de Vienne [1] a cherché à démontrer que les accidents tertiaires de la syphilis étaient dus au mercure, en comparant les lésions des ouvriers qui manient le mercure aux caries des syphilitiques. Graves de Dublin [2] n'est pas éloigné de croire que certaines périostites sont dues aux traitements mercuriels répétés. La vérité sur les faits qui ont guidé ces auteurs sera faite un jour, mais il y a aujourd'hui dans la science des faits pareils.

Cruvelhier, en injectant du mercure dans les veines, a vu des *noyaux métastatiques* dans le poumon autour d'un globule de mercure. Voilà un fait certain, indiscutable et l'expérience est connue depuis plus de 40 ans. Le mercure en nature, comme les embolies veineuses, vient donc s'arrêter dans le poumon.

Mais le traitement de la syphilis par le mercure administré sous forme d'injection de sublimé a fourni dans ces dernières années des exemples de lésions mercurielles.

Les injections à doses un peu fortes, 5 milligrammes de sublimé pour 100 grammes d'eau, ont produit des tumeurs du tissu cellulaire du volume d'une olive. Ces

1. HERMANN, *Die Behandlung der Syphilis ohne Mercur*, Wien, 1856.
2. GRAVES, *Clinique méd.*, trad. Jaccoud, Paris, 1871, t. II.

tumeurs que j'ai pu examiner, offraient les caractères des gommes.

Une période de dureté, puis une période d'adhérence à la peau qui devenait violacée et enfin une période de sphacèle général de la tumeur. A part la rapidité de la marche du mal dans quelques cas, c'était une gomme. La production de l'ulcération de ces tumeurs a varié de 3 à 7 semaines. Quelques tumeurs se sont résorbées seules en un mois et n'ont point suppuré. Voilà donc des gommes mercurielles produites par l'expérience.

Ces gommes mercurielles ne sont pas les seules lésions cutanées, il y en a d'autres, il existe quelquefois sur la peau dans les points où des frictions mercurielles ont été souvent répétées des ulcères dont voici le caractère : les bords de l'ulcère sont décollés, violets, le fond de l'ulcère est jaune, les bourgeons charnus sont peu développés, et il n'y a presque pas de suppuration. Ces ulcères ne tendent point au phagédénisme, ce sont des ulcères atoniques, ils se déclarent comme disent les malades par un bouton, et je crois que ces ulcères succèdent à de petites gommes de la peau.

Les éruptions de vésicules miliaires si communes sur les parties enflammées, traitées par les onctions mercurielles sont connues sous le nom d'hydrargyrose. La stomatite mercurielle et les nécroses des mâchoires sont dans l'observation journalière depuis que le mercure est employé. Y a-t-il d'autres lésions mercurielles ?

Des accidents cérébraux ont été observés chez plusieurs malades depuis que Delpech a attiré l'attention sur le fait, et j'ai moi-même vu des cas de ce genre.

J'ai observé un cas de tremblement mercuriel après un an de traitement par les diverses préparations mercurielles.

Il est des malades atteints de diverses manifestations de la syphilis qui présentent deux ordres de phénomènes : des étourdissements et des pertes de connaissance qui obligent le chirurgien à suspendre l'usage des préparations mercurielles. D'autres malades ont des tremblements. Ces diverses manifestations sont certainement liées à l'emploi du mercure puisqu'elles ont disparu dès qu'on en a cessé l'usage. Spilmann en a fourni un exemple à la société de chirurgie. Voici le fait que j'ai observé sur un monsieur qui ne se souvenait pas d'avoir eu aucun accident vénérien, chancres, bubons ou blennorrhagie, et qui avait depuis 3 mois une induration avec fistules au-devant du cartilage thyroïde consécutif à une tuméfaction diffuse qui était restée stationnaire pendant un certain temps et avait fini par suppurer. C'était une périchondrose. Il était allé consulter un médecin qui lui avait prescrit des pilules de Dupuytren. Au bout de 10 jours le malade présentait des symptômes cérébraux, vertiges et incertitudes dans la marche ; ces accidents alarmèrent le malade et il cessa l'usage du mercure et ne voulut plus en prendre, et c'est alors que je le vis ; il avait alors une périostose frontale sur le point où repose le chapeau, développée depuis l'usage du mercure. Les accidents cérébraux ont cessé avec la suspension du traitement mercuriel. Ce malade était d'ailleurs goutteux.

1. SPILMANN, *Mém. sur la valeur des dif. trait. par le mercure*. Bull. soc. de chir. 1872.

L'action connue du mercure sur le système nerveux, si évidente chez les ouvriers qui travaillent le mercure, est donc réelle chez les individus soumis au traitement mercuriel ; l'action sur les éléments anatomiques du cerveau n'est pas établie, il est vrai, mais cliniquement le fait reste prouvé. Ajoutons cependant que les recherches modernes semblent prouver que, comme le phosphore et l'arsenic, le mercure produit l'ostéotose du foie et probablement celle d'autres viscères.

Formes de la syphilis.

Il y a trois variétés principales de syphilis constitutionnelle.

La syphilis normale.

La syphilis anormale.

La syphilis modifiée.

Carmichael avait cherché à diviser la syphilis d'après le genre de la lésion originelle; Bassereau avait étudié les syphilides au même point de vue, au point de vue de l'origine.

Diday entrant un peu plus dans la réalité des faits a divisé les véroles en véroles faibles et véroles fortes. Bazin d'une autre part a fait une syphilis commune et une syphilis maligne précoce. Mais tous ces auteurs encore ont cherché à établir une relation entre la manifestation syphilitique et l'accident de début. Bien que déjà l'on ait constaté le mélange de la scrofule et de la syphilis, on ne s'est pas assez étendu dans cette voie qui me paraît être la meilleure et qui conduit à considérer la syphilis surtout dans ses rapports avec le terrain sur lequel elle est implantée. Je crois utile de diviser la syphilis dans cet ordre d'idée. Il y a une syphilis normale qui guérit bien sans complication après avoir suivi ses phases sans entrave, comme la variole, une autre syphilis qui présente des accidents plus incomplets dans un ordre plus irrégulier, soit qu'il y ait eu une cause accidentelle qui ait troublé son évolution, soit que le traitement mercuriel ait causé seul ce trouble. Il y a enfin un groupe de syphilis modifiées par le tempérament du sujet qui prend la syphilis.

Syphilis normale.

La syphilis normale est caractérisée par un *accident de début* variable :

Erosion, avec ou sans lymphangite, chancre induré, chancre mou ou écorchure simple avec ou sans auréole inflammatoire et ne durant que quelques jours.

Après un laps de temps peu variable qui ne dépasse pas six semaines en moyenne, et qui tarde deux mois au plus, on voit apparaître l'*éruption syphilitique.*

L'éruption syphilitique est précédée, dans tous les cas, de prodromes peu variables que l'on ne saurait mieux caractériser que par le mot *anémie syphilitique* et qui serait mieux désignée encore sous le nom générique d'anémie des infections. Elle est liée à l'altération lente du sang et à la destruction ou à la cessation de formation des globules du sang, elle correspond à la maigreur subite que présentent les individus atteints d'infection purulente, à cette sorte de tassement du corps chez les varioleux avant l'apparition des pustules, et, chez les individus atteints d'infection purulente, au moment du frisson.

Au cours de cet anémie, tantôt les malades présentent une fièvre prodromique appelée *fièvre syphilitique,* et qui est caractérisée par des frissons erratiques, un léger mouvement fébrile le soir, de l'inappétence et un sentiment de lassitude. Lorsque la fièvre est peu marquée et quand les malades se lèvent et vaquent à leurs occupations, il y a tout le cortége des petites inflammations qui se développent, sous l'influence du froid, chez les individus qui ont un léger embarras gastrique, ainsi de la dyspepsie, des pleurodynies, des angines, des bronchites, et chez les femmes des pelvipéritonites; ceux qui ont des varices ont des phlébites de varices, tous les malades ont à un degré plus ou moins prononcé des assitudes dans les membres, se fatiguent facilement; comme le disent certains malades, ils ne se sentent pas à leur affaire.

Souvent la fièvre passe inaperçue, car elle dure quelquefois trois ou quatre jours. Mais, le teint pâlit, l'amaigrissement arrive, plus ou moins prononcé, plus ou moins durable, le poids du corps diminue. On peut croire que cet état a fait défaut parce que l'on ne l'a pas vu, mais en interrogeant bien les malades, ils ne manquent pas d'apprendre aux médecins qu'ils ont un peu maigri ou qu'ils ont été mal à l'aise. Dans le cas où l'on suit les malades, depuis le moment où un coït suspect a eu lieu, on ne manque pas de le constater. Chez certains malades la fièvre apparaît dès le 8e jour, chez d'autres elle retarde, et précède l'éruption seulement de 7 à 8 jours, dans le premier cas il y a quelquefois de la roséole avec la fièvre, dans d'autres cas la roséole est la première manifestation de l'éruption et la roséole devient papuleuse avec le temps.

C'est pendant la période d'anémie syphilitique que les adénites non suppuratives, c'est-à-dire les engorgements ganglionnaires apparaissent, surtout lorsqu'il y a eu un accident local au point inoculé, tel qu'un chancre avec induration ou ulcère d'une certaine étendue, ou même lorsqu'il n'y a qu'une simple lymphangite.

L'*éruption* apparaît ensuite, elle présente deux formes élémentaires : la papule et la plaque muqueuse et le tubercule cutané qui est de beaucoup plus rare.

Plaques muqueuses. — L'éruption de plaques muqueuses apparaît avec ou sans prodromes, elle existe seule ou est accompagnée de syphilides papuleuses. Les plaques muqueuses occupent de préférence les régions très-riches en vaisseaux lymphatiques. La vulve, le prépuce, l'anus, les bourses , les lèvres, la langue et les piliers du voile du palais. La face palmaire des mains, et la face plantaire des pieds, la conjonctive où elles provoquent des conjonctives simples avec larmoiement. Lorsqu'il n'y a de plaques muqueuses qu'en deux endroits, il y en a aux organes génitaux et dans la bouche ou à la gorge.

Les plaques muqueuses existent aussi sur le tégument externe, elles y forment des éruptions confluentes, ce qui est assez rare, ou des éruptions discrètes, ce qui est bien plus commun. Au cuir chevelu, au cou, à la paume des mains, à la plante des pieds et aux sillons des ongles des pieds et des mains, ce qui est l'*onyxis* humide, ou entre les orteils.

La plaque muqueuse est une papule avec suppuration de la partie superficielle du derme, c'est-à-dire du corps muqueux et destruction du réseau lymphatique.

Bien que la plaque muqueuse ait le caractère général qui a été exposé au chapitre qui a trait aux lésions essentielles de la syphilis, il faut distinguer entre les plaques muqueuses.

Les plaques des muqueuses exposées, celles de l'anus, des petites lèvres, du prépuce et de la vulve offrent les caractères généraux des plaques muqueuses de la peau. Mais les plaques des muqueuses non exposées telles que celles de la langue, de la face interne des lèvres, et des piliers du voile du palais offrent un caractère spécial, elles sont blanches, offrent une série de petites élevures serrées les unes contre les autres, et tranchent par leur blancheur avec la coloration des muqueuses, elles deviennent parfois végétantes, sans prendre toutefois un accroissement énorme, car elles restent toujours aplaties. Elles s'ulcèrent d'ailleurs comme les plaques muqueuses des organes génitaux, et c'est même cette ulcération qui le plus souvent est prise pour une ulcération syphilitique tertiaire dont on cherche à établir le diagnostic avec le cancer à l'aide des antisyphilitiques employés.

Certaines plaques muqueuses sont petites, ne dépassent pas le volume d'une lentille, d'autres ont plus d'étendue et sont un peu élevées au-dessus du derme. Ces deux variétés sont dues à l'état de propreté des parties où elles se développent. La diphthérite recouvre parfois la plaque muqueuse, et celle-ci ressemble à une plaque de diphthérite cutanée.

Les plaques muqueuses de la peau sont décrites dans tous les livres, sauf celui de Bazin, sous le nom de syphilide tuberculeuse plate ou syphilide pustulo crustacée disséminée. Une croûte la recouvre et elle est généralement noirâtre ou verdâtre. Lorsqu'on soulève la croûte, on voit sourdre une sérosité louche et quelquefois du pus ; tantôt la plaque est régulièrement ronde, tantôt elle a la forme d'un anneau incomplet. Quelle que soit d'ailleurs la forme de la lésion, si l'on applique un cataplasme pendant une nuit sur les croûtes, on découvre le lendemain à la place de la croûte, une véritable plaque muqueuse, une surface granuleuse grisâtre ou violacée légèrement élevée au-dessus du derme, ce qui est le caractère typique de la plaque muqueuse.

Les plaques muqueuses de l'anus qui siégent sur tout le pourtour de l'anus présentent l'aspect de fentes linéaires séparées par des plis saillants sur lesquels existe le pointillé caractéristique de la plaque muqueuse, c'est ce que l'antiquité appelait des rhagades.

Les plaques muqueuses offrent deux complications spéciales :

La transformation en végétation;

L'ulcération ou gangrène limitée.

Les plaques muqueuses végètent à la manière des verrues, avec cette différence que pendant les premiers moments, les plaques suintent et laissent échapper une odeur fétide caractéristique ; les plaques muqueuses confluentes se réunissent d'abord et elles forment comme un vêtement qui recouvre le tégument, leur surface est villeuse et ressemble à celle du gros velours. Dans les points où ces plaques végétantes frottent les unes contre les autres, il y a des ulcérations. A mesure que la plaque végète davantage des bosselures se forment et c'est alors que les parties ont véritablement l'aspect d'un chou-fleur; la plaque muqueuse a fait place à un papillome. Avec le temps les papilles hypertrophiées se recouvrent d'épiderme et la végétation existe avec une organisation complète et ne peut disparaître que par une opération, excepté chez les femmes enceintes : encore y a-t-il des exceptions. Certains polypes du rectum ne sont autre chose que des plaques muqueuses transformées en végétation. Quelques polypes du larynx sont des plaques muqueuses végétantes.

L'ulcération des plaques muqueuses est souvent le fait de la compression exercée sur elles par les parties du côté opposé, c'est ce qui se passe dans le pli génito-crural, par exemple. Le frottement des grandes lèvres l'une contre l'autre cause l'ulcération ou plutôt l'élimination d'une série de plaques muqueuses, de là ces ulcérations appelées improprement des chancres par quelques auteurs. Mais ceux-ci eussent évité l'erreur en cherchant ailleurs, à côté, ou dans la gorge, ils eussent trouvé des plaques muqueuses à la période d'état qui les eût éclairé. Les plaques muqueuses de l'anus s'ulcèrent par un mécanisme analogue. La déchirure des rhagades pendant la défection joint au passage continuel des matières, cause un ulcère qui s'étend parfois en profondeur et cause ces ulcérations phagédéniques qui sont suivies de rétrécissement du rectum [1]. Dans les espaces interdigitaux des orteils, le mécanisme de l'ulcération est la compression, car chez les malades atteints de plaques muqueuses entre les orteils qu'on fait rester au lit, on voit la plaque muqueuse suivre son évolution naturelle.

Les plaques muqueuses causent sur les muqueuses

1. A. Després, *Chancre phagédénique du rectum*, Arch. méd. 1868.

une hypertrophie du derme et des parties sous-jacentes; le point où ce phénomène est le plus apparent est les petites lèvres chez la femme, le prépuce chez l'homme et surtout les amygdales. Ici je dois faire remarquer que l'on ne doit point toucher à ces hypertrophies des amygdales couvertes de plaques muqueuses, elles cessent seules et il est aussi à remarquer qu'elles ne causent pas la gêne qu'on pourrait supposer. Cependant, il y a une surdité qui est liée à cette hypertrophie des amygdales, la compression exercée par l'amygdale sur le voile du palais et la trompe d'Eustache occasionne une surdité mécanique. Quelquefois pourtant il y a un catarrhe de l'arrière-cavité des fosses nazales causé par des plaques muqueuses de cette région, [1] qui lui aussi engendre la surdité.

Les éruptions de plaques muqueuses généralisées ont une durée de 3 à 7 semaines, et ne récidivent pas. Les éruptions de plaques muqueuses des orifices naturels étendues de la peau des parties voisines et les éruptions sur les muqueuses, au contraire récidivent une, deux, ou plusieurs fois. Chez les femmes par exemple au moment des époques, il y a des récidives de plaques muqueuses. Chez les deux sexes les plaques muqueuses de la gorge durent ou offrent des rechutes à cause de mille circonstances et à cause de la fonction physiologique, la mastication et la déglutition. Mais le

1. Ce sont des cas de ce genre méconnus qui ont été cause de transmission de la syphilis par l'exploration de la trompe d'Eustache. On ne saurait trop prémunir les personnes qui se livrent à la spécialité des oreilles et les engager à examiner au point de vue de la syphilis les malades atteints de surdité subite, avant de les explorer avec la sonde qui sert à leur examen journalier.

refroidissement, les efforts de voix, l'usage et l'abus du tabac et des alcools ou des mets épicés, cause des amygdalites par exemple, et ce qui chez des sujets sains serait une amygdalite simple, devient chez un syphilitique des plaques muqueuses.

Les plaques muqueuses sont reconnaissables aux caractères univoques qui ont été donnés plus haut, et si elles sont couvertes de croûtes, il suffit de faire tomber la croûte sous un pansement humide : après la chute de la croûte, on retrouve le caractère de la plaque muqueuse. Mais c'est leur multiplicité même qui est le meilleur moyen de diagnostic, car il n'y a jamais une plaque muqueuse seule ou sans syphilide papuleuse, confluente ou disséminée. Au moment de la première poussée de plaques muqueuses, il y a toujours un engorgement des ganglions , des régions où se rendent les vaisseaux lymphatiques de la partie malade, il n'y a pas même d'exception pour la gorge. Enfin il faut savoir que les plaques muqueuses peuvent exister partout.

Les plaques muqueuses végétantes communes chez les femmes, sont reconnaissables à leur aspect de choux-fleurs, à leur suintement qui forme parfois des croûtes jaunâtres ou brunâtres sur le sommet des végétations.

Les plaques muqueuses ulcérées offrent en général ce caractère, c'est que les ulcères sont comme taillés à l'emporte-pièce, ils ressemblent à l'ulcère qui suit la chute d'une escharre produite par les caustiques. Les bords sont indurés lorsqu'il y a eu des frottements, des pansements caustiques et c'est parfois à tel point que l'on pourrait diagnostiquer 10 chancres indurés quelquefois là où il n'y a que des plaques muqueuses. On évite l'erreur en interrogeant les malades sur le début des accidents et en cherchant s'il n'y a pas eu, ou s'il n'y a pas en même temps des plaques muqueuses dans la gorge ou des taches sur le corps. L'engorgement polyganglionnaire n'est pas en faveur des chancres indurés multiples, puisque les engorgements des ganglions persistent au moment où les plaques muqueuses apparaissent et puisqu'il peut se produire ou du moins augmenter pendant l'ulcération des plaques muqueuses. Certains ulcères des amygdales qui ont eu pour origine des plaques muqueuses ne peuvent être reconnus quelquefois que par la simultanéité de cet ulcère avec des plaques muqueuses ou des syphilides papuleuses ailleurs.

Les plaques muqueuses de l'oreille, des fosses nasales, de la commissure des lèvres, de l'ombilic sont reconnaissables aux caractères généraux des plaques muqueuses et à ce qu'il se trouve ailleurs d'autres plaques muqueuses. Seulement il faut se souvenir que ces plaques muqueuses sont toujours un peu végétantes.

Les plaques muqueuses localisées, c'est-à-dire disséminées autour des organes génitaux et à la gorge sont la forme d'éruption de la syphilis la plus fréquente; cette forme est *presque constante* seule ou associée avec la syphilide papuleuse chez les femmes.

L'époque d'apparition des plaques muqueuses après l'introduction du poison syphilitique est de 1 à 2 mois après l'inoculation, qu'il y ait ou qu'il n'y ait pas eu d'accidents locaux au point inoculé.

Les plaques muqueuses exsitent rarement seules au début de la période éruptive, il y a toujours soit des papules disséminées sur le corps soit des plaques muqueuses dans divers points du corps. Lorsque des plaques muqueuses récidivent, elles peuvent n'occuper qu'une seule région et celles-là ne sont généralement pas accompagnées d'engorgements ganglionnaires, tandis que ceux-ci accompagnent les premières poussées. Quelquefois cependant, il y a des engorgements ganglionnaires dans le cas où les plaques muqueuses de la seconde poussée sont ulcérées, et c'est là ce qui a induit en erreur Fournier lorsqu'il a appelé les plaques muqueuses ulcérées, des pseudo-chancres des syphilitiques.

Le diagnostic des plaques muqueuses repose sur la constatation des caractères indiqués plus haut, sur la multiplicité de ces lésions sur divers points, sur la coexistence de papules en divers points du tégument. Les plaques ulcérées, aux parties génitales, à la gorge, aux pieds et aux mains, l'onyxis ulcéreux sont reconnaissables grâce à la même coïncidence de lésions ailleurs, plaques muqueuses ou papules. Lorsque ces plaques muqueuses sont des récidives, on peut retrouver dans les antécédents du malade, la notion de plaques muqueuses aux parties génitales, et si l'on trouve en ces points des taches pigmentaires brunâtres ceci indique que dans les 6 mois qui précèdent, il y a eu là des plaques muqueuses. Enfin, s'il y a eu des lésions des organes génitaux tels que chancres, ulcérations dans l'année et si les malades ont maigri, le diagnostic acquiert une certitude presque absolue.

Les éruptions de plaques muqueuses circonscrites ou généralisées sont l'indice d'une syphilis normale et avec les éruptions de syphilide papuleuse généralisées elles offrent moins de gravité que l'éruption tuberculeuse. On peut dire en principe que plus la première éruption de plaque muqueuse est régulièrement apparue dans les 2 premiers mois de la syphilis, moins les récidives seront nombreuses, et que les éruptions généralisées de plaques muqueuses récidivent moins que les éruptions localisées de plaques muqueuses, ce qui se présente d'ordinaire surtout pour les syphilis modifiées.

Il y a enfin une dernière remarque à faire sur les plaques muqueuses. Les poussées de plaques muqueuses des organes génitaux et de la bouche récidivent pendant plusieurs mois, pendant un ou deux ans même, et quelquefois mais rarement au delà, en dehors de tout traitement par le mercure. Les récidives ont lieu à chaque excitation ou fatigue de l'organe. Ce qui chez un sujet non syphilitique serait un érythème devient chez le syphilitique des plaques muqueuses, mais encore une fois cela tient le plus souvent à ce que les premières poussées normales n'ont point suivi leur évolution naturelle.

Syphilide papuleuse.— Erythème papuleux (Bazin). Les papules syphilitiques dont la description a été donnée plus haut (page 233) apparaissent d'emblée sur tous les points du corps ou sur des portions limitées. Dans une première série de faits on la voit apparaître sur l'abdomen et les cuisses en même temps que sur le cuir chevelu.

Dans une autre série de faits elle se montre aux aines et à la face interne du bras et au pli du coude.

Enfin dans d'autres cas elle occupe toutes les parties du corps et est seulement plus confluente sur la poitrine, la face et la partie antérieure de l'abdomen. Dans ces cas, les membres les présentent également mais les papules y sont moins confluentes.

Chez les malades qui ne subissent aucun traitement mercuriel, la syphilide sort en une seule poussée, et s'il y a des exceptions c'est pour les femmes au moment de leurs époques ou dans le cas où une indisposition a momentanément suspendu le phénomène régulier de l'éruption.

L'éruption papuleuse varie, tantôt la papule forme des petites élevures du derme recouvertes par une mince lamelle épidermique telles que les ont décrites Bazin et Bassereau, tantôt elles forment des petites papules arrondies, c'est là ce que l'on appelle la syphilide *papuleuse miliaire*. Suivant les régions qu'elles occupent, elles offrent quelques différences. Ainsi au cuir chevelu elles sont recouvertes d'une petite croûte jaunâtre. A la main et au pied l'épiderme se fendille au-dessus d'elles, ou bien se dilate et forme une vésicule au-dessous de laquelle l'épiderme est rouge violacé. Cette variété dans le développement de la papule a fait établir une syphilide bulleuse qui n'existe pas. Lorsque les papules sont très-petites il arrive parfois qu'elles donnent lieu à la formation d'une petite vésicule, c'est ce qui fait que l'on a décrit une syphilide vésiculeuse ou varicelle syphilitique existant au début de la syphilis. Chez les vieillards cachectiques, la syphilide papuleuse revêt parfois le caractère de larges taches recouvertes ici de la pellicule épidermique caractéristique, et là de larges bulles formées par l'épiderme que soulève de la sérosité blanchâtre et au-dessous duquel existe une plaque rouge. Lorsque la vésicule se détache il y a formation de croûte plus ou moins épaisse, jaunâtre, et qui a une durée de 3 à 4 semaines.

Le pemphigus des nouveaux-nés n'est pas autre chose qu'une syphilide papuleuse chez un sujet cachectique. Les longues discussions qui ont eu lieu au sujet du pemphigus ont toutes laissé de côté ce point de vue, parce que la théorie des maladies de la peau avait classé les maladies cutanées en genres distincts et que l'on ne pouvait confondre les bulles avec les papules.

Suivant l'époque à laquelle on observe la syphilide papuleuse, suivant l'état de santé du malade, on a constaté des caractères différents qui ont induit en erreur un bon nombre de dermatologues. Ainsi les syphilides squammeuses et tuberculo-squammeuses ne sont le plus souvent que des syphilides papuleuses arrivées à la période de dessiccation. Certaines roséoles durables telles que celle qui forme l'objet de la 1re observation annexée au livre de Bazin [1], est une syphilide papuleuse éteinte. Car la vraie roséole, comme la rougeole, n'a point une durée de plus de une à deux semaines et souvent elle ne dure que trois jours.

Des 3 éruptions normales qui sont le cachet de la syphilis constitutionnelle, la syphilide papuleuse seule ou accompagnée de papules aux parties génitales sur les muqueuses, c'est-à-dire de petites plaques muqueuses, est la plus fréquente ; de l'aveu même de Bas-

1. Bazin, *la Syphilis et les Syphilides*, Paris, 1866, p. 407.

sereau et de Bazin, elle est plus fréquente que toutes les autres syphilides.

Cette syphilide est si fréquente qu'on peut dire d'après mes observations qu'elle est dans la proportion de 70 pour cent à l'égard de toutes les autres éruptions réunies, si l'on en excepte les roséoles plus ou moins fugaces qui sont de leur côté moitié moins fréquentes que la syphilide papuleuse.

L'époque moyenne d'apparition de l'éruption de syphilide papuleuse est du 1er au 2e mois comme les plaques muqueuses, seulement elle peut retarder, mais ce retard est dû à des circonstances extérieures ou à des traitements perturbateurs.

Lorsqu'une syphilide papuleuse existe il y a eu ou il y aura des plaques muqueuses plus ou moins confluentes à l'un quelconque des orifices naturels ou à plusieurs à la fois. Tantôt ces plaques muqueuses sont larges, tantôt elles sont petites.

Pendant les premières semaines les malades sont maigres. L'anémie et la fièvre syphilitique peuvent persister au moins lorsque l'éruption n'a pas lieu sur tout le corps à la fois, mais dans la généralité des cas aussitôt que l'éruption a paru le malaise cesse, la fièvre disparaît. Chez la femme, les règles sont parfois supprimées au moment de l'éruption et elles reparaissent ensuite au bout de quelques mois.

Le diagnostic de la syphilide papuleuse repose sur la connaissance éventuelle de lésions antérieures aux organes génitaux, sur la durée de l'éruption avant sa constatation, sur la lésion superficielle du derme, la rougeur un peu violacée de la papule, la lamelle épidermique plus ou moins épaisse qui recouvre la papule au bout de 3 à 6 semaines, enfin sur la coexistence de plaques muqueuses aux orifices naturels. Mais le signe le plus caractéristique est l'apparition du mal après un état fébrile ou un état de malaise qui a suivi d'assez près, un mois ou 6 semaines environ, l'apparition des lésions plus ou moins durables aux organes génitaux, au sein ou à la bouche.

Bien que la syphilide papuleuse ne soit pas une maladie, il y a lieu cependant d'établir sa valeur pronostique quant à la gravité de la syphilis. Parmi les manifestations cutanées de la syphilis, la syphilide papuleuse confluente est d'un meilleur pronostic que la syphilide papuleuse à poussées intercalées. La régularité de l'éruption assure dans la très-grande majorité des cas la fin prochaine de la syphilis. Enfin il n'y a pas d'exemple de récidive d'une syphilide papuleuse généralisée quand le mercure n'est pas administré; je n'en ai vu aucun cas pendant 7 années à l'hôpital de Lourcine.

Syphilide tuberculeuse. — La syphilide tuberculeuse est généralisée ou circonscrite à une région. Cependant les syphilides tuberculeuses circonscrites n'appartiennent pas d'ordinaire à la syphilis normale. Au contraire les syphilides tuberculeuses généralisées rentrent dans la syphilis normale. Seulement cette forme de l'éruption, infiniment plus rare que la papule et les plaques muqueuses, correspond à un mode d'intoxication spécial. D'après mes observations personnelles et même d'après celles de Bazin la syphilide tuberculeuse généralisée apparaît comme l'éruption papuleuse ou les plaques muqueuses à l'époque normale où se montrent les deux premières éruptions. Elle se montre tellement d'emblée, sans chancres antérieurs, sans plaques muqueuses concomitantes que dans un cas rapporté par Dubuc[1], on doutait que ce fût la syphilis et l'on croyait que le malade était atteint de morve.

De ces faits il faut tirer cette conclusion que le poison syphilitique introduit dans l'économie a pénétré avec une rapidité inaccoutumée dans le système circulatoire sans causer d'accidents locaux, et que très-probablement il a pénétré par une petite plaie et a été absorbé par les veines. Les expériences sur l'absorption d'après Bouillaud ont largement démontré que les poisons absorbés par les veines agissaient avec une bien plus grande intensité lorsqu'ils étaient pris par ces veines que lorsqu'ils étaient absorbés par les lymphatiques. On sait aussi que l'infection purulente est bien plus forte, bien plus rapide lorsqu'elle succède à un phlegmon diffus que lorsqu'elle suit un érysipèle, et encore cette éventualité même avait-elle été mise en doute par Velpeau.

La syphilide tuberculeuse est précédée des mêmes accidents que les autres éruptions de la syphilis normale. Lorsque les éruptions sont confluentes l'anémie et la fièvre existent, mais dans la syphilide tuberculeuse l'état anémique est davantage prononcé et il se prolonge pendant un temps assez long durant l'éruption.

1. Dubuc, *Des syphilides malignes précoces*, thèse de Paris, 1864, p. 99.

Dans le cours régulier des choses la syphilide tuberculeuse n'est pas accompagnée de lésions viscérales, cependant il est des cas où il y a quelques douleurs, des douleurs nocturnes dites ostéocope liées sans doute à quelques périostites, et des névralgies céphaliques extrêmement intenses.

La syphilide tuberculeuse généralisée occupe tout le corps, ou seulement quelques points du corps, tels que la face antérieure du tronc, les cuisses et le front. Elle est caractérisée par des boutons analogues à des petits furoncles. Dans la première période de leur évolution leur coloration est rouge ou cuivrée suivant qu'on les observe à une époque plus ou moins rapprochée du début de l'éruption. Les tubercules forment une saillie dure dans la peau. Leur volume varie de la grosseur d'un pois à celle d'une petite noisette. Et dans les cas ordinaires ils n'ont aucune tendance à la suppuration. Les tubercules s'effacent peu à peu, il y a quelquefois à leur sommet une légère desquammation épidermique, mais le caractère principal de cette éruption est une atrophie interstitielle du tubercule; il y a après sa résolution une légère rétraction du derme. La durée du tubercule est de 7 mois environ, si l'on compte qu'il y a guérison au moment où il ne reste plus qu'une tache brune sur le point où existait le tubercule. Une éruption tuberculeuse généralisée ne récidive pas lorsqu'elle est apparue en une seule poussée ; si au contraire elle apparait en plusieurs poussées intercalées il y a quelquefois des éruptions nouvelles tardives à la fin de l'éruption première.

Il est très-rare qu'il y ait des plaques muqueuses en

même temps que l'éruption tuberculeuse [1], il semble que si l'éruption tuberculeuse est le fait de l'intoxication par les veines, l'éruption papuleuse et les plaques muqueuses restent le fait de l'intoxication par le système lymphatique. Sans doute il peut se rencontrer des cas où il y a des plaques muqueuses et des tubercules, mais alors on est en droit de dire qu'il y a eu à la fois absorption par les veines et par les lymphatiques. Ajoutons encore comme complément de démonstration que dans les syphilides tuberculeuses précoces, les engorgements ganglionnaires sont rares aux lieux où on a coutume de les rencontrer.

La syphilide tuberculeuse peut être confondue avec la syphilide papuleuse, mais cela ne peut exister qu'au début de l'éruption, car après quelques jours les tubercules deviennent saillants. Mais la présence de plaques muqueuses doit toujours pousser à diagnostiquer une éruption papuleuse. Certaines acnés ressemblent à la syphilide tuberculeuse, mais la coloration de l'acné est au début d'un rouge vif, puis le sommet de la tumeur ne tarde pas à présenter un point blanc qui manque sur le tubercule syphilitique.

Ce qui ressemble le plus à la syphilide tuberculeuse, ce sont les tubercules de la lèpre et le tubercule de la morve, mais le tubercule de la lèpre tend à la desquammation de bonne heure, et le tubercule de la morve tend à s'abcéder à une époque rapprochée du début de l'éruption, tandis que le tubercule syphilitique reste des semaines dans le même état.

1. Bassereau a constaté le fait, il n'en a pas vu un seul cas. Voy. Bassereau, *Aff. syph. de la peau*, p. 317.

Chez les femmes qui ont leurs époques régulières, les tubercules deviennent violacés au moment des règles, il faut connaître ce détail pour éviter que le diagnostic ne s'égare.

Les muqueuses présentent quelquefois une éruption analogue à celle de la peau, il y a des plaques blanches un peu élevées au-dessus du derme, mais sans le pointillé caractéristique de la plaque muqueuse.

J'ai observé cette syphilide généralisée 5 fois; et elle existait sans lésions primitives au point inoculé.

La valeur pronostic de l'éruption tuberculeuse est autre que celle des éruptions papuleuses et des plaques muqueuses, elle indique une intoxication plus rapide. Est-ce à dire pour cela que la syphilis est plus grave? non certes. Car lorsque le syphilitique n'a aucune autre cause de maladies chroniques, la syphilide tuberculeuse généralisée épuise la syphilis constitutionnelle, comme la syphilide papuleuse généralisée. Mais il est certain que la desquammation étant peu marquée sur ces tubercules, l'élimination du mal est moins complète qu'elle ne l'est par une syphilide papuleuse, et cette syphilide est suivie quelquefois de récidives de tubercules aux jambes qui cette fois suppurent.

Des métastases de la syphilis, tubercules et gommes.

Les syphilis normales ne sont pas suivies de production de métastase, dans une proportion plus considérable que la variole; c'est-à-dire que les gommes et tubercules métastatiques sont extrêmement rares. Les syphilis faibles de Diday à une ou deux poussées qu'il a suivies, celles que j'ai observées, c'est-à-dire les syphilis à syphilides généralisées au début, n'ont été jamais depuis 7 et 8 ans suivies d'aucune gomme ou de tubercules, et les individus que j'ai vus qui ont présenté des métastases gommeuses, n'avaient point eu d'éruptions généralisées, ou du moins n'avaient point eu de syphilide généralisée traitée par le régime seul et sans le mercure.

Cependant comme il y a des enfants atteints de syphilis héréditaire qui offrent des syphilides tuberculeuses circonscrites, comme on a observé des gommes du voile du palais, des gommes des muscles et des périostoses après et pendant des syphilides généralisées, on peut admettre sous bénéfice de nouvel inventaire qu'après une éruption régulière de syphilide, il soit resté dans le sang quelques éléments capables de provoquer sa métastase, c'est-à-dire, des infarctus perdus dans les capillaires d'une région comme un corps étranger, et que des tubercules ou des gommes existent dans la syphilis normale.

Tubercules. Les tubercules cutanés de la syphilis qui sont des accidents métastatiques sont situés aussi profondément que les tubercules de l'éruption tuberculeuse, ils présentent les mêmes dimensions que ceux-ci, les mêmes variétés. Ils affectent la disposition en cercles ou sont uniques ; ils offrent deux caractères distincts :

1° La tendance à la desquammation ; c'est la *syphilide circonscrite tuberculeuse résolutive* de Bazin.

2° La tendance à l'ulcération ; c'est la *syphilide circonscrite tuberculo ulcéreuse* de Bazin.

De ces deux formes extrêmes entre lesquelles se placent tous les intermédiaires désignés sous le nom de syphilide pustulo crustacée et de rupia syphilitique, une seule appartiendrait à la syphilis normale et toutes les autres doivent rentrer dans les syphilis modifiées. La syphilide résolutive circonscrite est la seule qui appartienne réellement à la période métastatique de la syphilis normale.

Les tubercules métastatiques appartenant à la syphilis normale apparaissent sous forme de plaques, ils n'occasionnent aucun trouble de voisinage, c'est pour ainsi dire une dartre et une dartre rebelle car cette syphilide se reproduit avec une persistance singulière. C'est un reste de syphilis qui tend à s'éliminer.

On les observe aussi bien sur les muqueuses que sur la peau. Dans les fosses nasales ils causent des perforations des os et des cartilages s'ils viennent s'ulcérer, ce qui est très-rare toutefois dans les cas de syphilis normale.

Il n'y a que le lupus des sujets lymphatiques qui puisse être confondu avec les tubercules syphilitiques, mais la forme en anneau des tubercules, leur coloration brunâtre surtout lorsqu'ils sont déjà de date ancienne distinguent bien les tubercules du lupus simple qui est rose et qui forme des plaques à contour irrégulier et est recouvert de croûtes jaunes ou blanches. Ajoutez à cela que dans la très-grande majorité des cas on retrouve quelques accidents de la syphilis dans les antécédents des malades qui portent des tubercules avec les caractères indiqués.

Les tubercules syphilitiques circonscrits existent chez les sujets dont les accidents syphilitiques du début ont été si peu marqués que les malades en ont à peine gardé le souvenir, ils existent chez les enfants de 2 à 15 ans qui n'ont eu aucune marque antérieure de syphilis, et cette maladie ne peut être retrouvée que chez les parents par des interrogations répétées et judicieuses. On retrouvera plus loin la description de ces lésions.

Les *gommes* ou infarctus sont des métastases dans la syphilis normale lorsque l'éruption ne suffit pas à éliminer les parties malades du sang. Elles existent dans la syphilis normale à titre d'exception. Quelques gommes du voile du palais, quelques périchondroses des cartilages ossifiables tels que le cartilage thyroïde, le cartilage des côtes, et le cartilage de la cloison des fosses nasales, des périostites des os du crâne et du tibia ont été observées et elles ne suppurent pas toujours.

Les gommes du tissu cellulaire ont une grande analogie avec le furoncle à cela près que le bourbillon ne se détruit pas en grande partie par la suppuration, c'est un infarctus autour duquel le tissu conjonctif et les parties qu'il renferme sont frappés de sphacèles. Les gommes peuvent être solitaires ou par groupe, mais ce qui est le plus commun c'est de les voir sur des points isolés.

La gomme du tissu cellulaire présente trois phases, 1° une induration indolente, 2° une adhérence à la peau avec rougeur du tégument, 3° le sphacèle et l'élimination de la gomme avec la peau qui la recouvre; et la cicatrisation se fait en laissant une trace indélébile de beaucoup inférieure au volume primitif de la gomme.

Les gommes du voile du palais et de la voûte palatine suppurent le plus souvent [1].

A moins d'un *traumatisme* les infarctus de la syphilis normale ne suppurent généralement pas. Les périostoses et périchondroses qui peuvent être appelés gomme sous-périostiques se résorbent laissant à leur place une petite induration.

Les viscères vasculaires sont le plus souvent le siége de lésions métastatiques qui ne sont pas plus des gommes véritables que les périostoses ; et je pense que des cicatrices du foie, des adhérences des méninges ne reconnaissent pas une autre cause que des petites hémorrhagies autour d'infarctus formés par des globules sanguins malades. La résorption de l'hémorrhagie se traduirait par une petite cicatrice semblable à celles du corps jaune.

Plus loin lorsqu'il sera question des syphilis anormales et modifiées, les grandes gommes, les gommes suppuratives et les gommes musculaires seront étudiées. Pour se qui a trait aux métastases exceptionnelles de la syphilis normale il suffit de citer les périostoses, les infarctus du foie et même du poumon, les congestions oculaires. Ces lésions internes existent au même titre que les lésions internes des autres infections et elles occupent les mêmes lieux d'élection, et

1. Il y a des gommes du voile du palais qui ne sont pas de la syphilis et qu'il ne faut pas confondre avec elle. Les glandules du voile du palais qui suppurent chez les tuberculeux, les scrofuleux même, offrent les mêmes caractères que la gomme syphilitique du voile du palais ; ce fait est depuis plusieurs années démontré.

c'est même là ce qui les doit faire rattacher à la syphilis normale; mais encore une fois ces métastases ce ne sont point les gommes suppuratives suivies de carie, de nécrose, ni les abcès sous-périostiques consécutifs aux périostoses ni les exostoses. Ce sont des infarctus. Aussi n'est-il pas extrêmement rare de les observer à une époque rapprochée du début de la syphilis. Mais dans ces cas il est facile de remarquer que les périostoses [1], ces accidents métastatiques intérieurs les moins rares, existent sur des points où il y a un frottement ou un traumatisme quelconque, ainsi le front sur la partie où porte le chapeau, la face antérieure et interne du tibia, c'est-à-dire la partie la plus exposée aux coups. On observe ces métastases comme l'on observe quelques pneumonies lobulaires chez les varioleux pendant l'éruption, mais alors dans l'un et l'autre cas ce n'est ni de la variole ni de la syphilis.

Des accidents qui peuvent compliquer la syphilis normale. — De tous les accidents tels que l'iritis qui peuvent compliquer la syphilis, l'accident le moins rare est l'iritis. Cet accident existe surtout au moment de la période éruptive de la syphilis normale et on l'observe chez les individus qui font usage de leurs yeux pour des travaux fins. Chez les malades qui avaient de grandes éruptions, dans les dernières années de ma pratique à l'hôpital de Lourcine, j'ai pu prévenir les iritis en faisant porter par précaution des lunettes de verre coloré

1. Mauriac, *Affections syphilitiques précoces du système osseux*. Gaz. des hôp., 1872, et broch., Paris, 1872. L'auteur croit que ce sont des accidents tertiaires de la syphilis arrivant avant leur époque et il se sert de ces faits pour critiquer la chronologie syphilitique admise.

aux malades atteints de grandes éruptions, elles n'ont point eu d'iritis, et c'est là ce qui me fait dire que la fatigue des yeux est surtout la cause occasionnelle des iritis.

Les adénites cervicales, que Ricord dit être la marque de la syphilis constitutionnelle, se montrent lorsqu'il y a des éruptions du cuir chevelu ou des plaques muqueuses ulcérées de la gorge.

Les névroses les plus communes sont tantôt des douleurs névralgiques simples, tantôt des douleurs dites ostéocopes ou nocturnes. J'en ai observé deux cas qui atteignirent le maximum d'intensité et qui arrachaient des cris au malade. Elles ont duré avec les rechutes un mois et elles ont un jour brusquement cessé. Elles existaient chez des malades qui avaient une éruption généralisée, disséminée ou discrète et des plaques muqueuses, du tégument : chez l'une qui était grosse de 5 mois, les douleurs occupaient la moitié droite de la tête; chez la seconde malade la douleur existait aussi à la tête et elle a duré 3 semaines, c'était pendant le cours d'une syphilide papuleuse disséminée ou discrète. Beaucoup d'autres malades ont accusé des douleurs, mais ces douleurs duraient 4 à 5 jours et s'arrêtaient seules.

Quant aux paralysies faciales je n'en n'ai vu qu'un exemple en 7 ans ; il me paraissait lié à un refroidissement, et le traitement mercuriel qui a été fait après le départ de la malade de mon service ne lui a procuré aucune amélioration, il a fallu qu'elle ait recours à l'électricité.

Les périostoses sont très-rares dans la syphilis normale.

Les congestions du foie avec ictère sont encore plus rares et je pense que l'on doit les attribuer à des refroidissements accidentels, et qu'ils sont favorisés par la congestion du foie au moment de la période éruptive de la syphilis.

Durée de la syphilis normale. — La durée de la syphilis normale ne dépasse pas trois ans, les faits cités par Diday, les faits qu'il appelle des syphilis faibles à deux poussées, les faits que j'ai moi-même invoqués à la société de chirurgie [1], les faits de réinfection signalés par Follin [2] et Diday [3] semblent le démontrer. La syphilis normale à une ou deux poussées ne dure pas au delà de ce temps. Les récits des voyageurs qui ont observé les sauvages ont remarqué que les syphilitiques bannis du pays pour 3 ans revenaient guéris au bout de ce temps et avaient ensuite des enfants avec des femmes saines. Astruc déjà a cité des récits de voyageurs qui avaient remarqué la même chose.

Il y a des syphilis normales qui ne durent pas plus de 18 mois. Mais le terme de 2 à 3 ans est le plus constant. Il est mesuré pour ainsi dire par le temps qui s'écoule entre le début de la syphilis chez les jeunes femmes et le moment où elles mettent au monde un enfant sain ; je parle toujours des syphilis chez les sujets vierges de traitement mercuriel.

La durée de la syphilis normale est d'autant moins longue que l'éruption a été plus générale du premier

1. *Bull. soc. de chir.*, 1867, 1868 et 1869, statistiques.
2. Follin, *Path. ext.*, t. I, p. 739.
3. Diday, *Histoire naturelle de la syphilis*, p. 739.

coup. Je ne connais pas d'exemple de malades ayant eu une syphilide papuleuse généralisée qui ait eu ensuite une récidive de quelque importance dans l'année, lorsque l'éruption de la syphilis n'avait été traversée par aucun accident, par aucune médication détériorante telle que le mercure.

Les syphilis normales à éruptions papuleuses limitées durent plus longtemps que les syphilis à éruptions confluentes, les syphilis à plaques muqueuses disséminées durent plus que les syphilis à éruptions papuleuses confluentes. Les syphilis à éruptions tuberculeuses durent enfin moins longtemps que les syphilis à éruptions de plaques muqueuses. Ceci peut être posé en règle générale mais non pas absolue, l'hygiène des syphilitiques joue un rôle des plus importants dans la durée du mal.

Des syphilis anormales.

Les syphilis anormales offrent des variétés principales qui sont liées aux accidents qui traversent la syphilis, au traitement appliqué contre le mal et aux climats sous lequel les syphilitiques vivent, mais cette dernière variété sera mieux étudiée et avec plus de fruit au chapitre qui a trait aux syphilis modifiées.

Syphilis anormale due aux écarts de régime et à une mauvaise hygiène, ou au fait d'avoir contracté la syphilis pendant la convalescence d'une maladie grave. — On retrouve dans la syphilis anormale due aux écarts de régime les mêmes lésions essentielles que dans la syphilis normale, seulement ces lésions apparaissent irrégulièrement. L'éruption n'est jamais confluente, elle a lieu en plusieurs poussées. Les plaques muqueuses récidivent avec une persistance longtemps soutenue, et les syphilides tuberculeuses circonscrites arrivent s'entrecroiser avec les syphilides papuleuses. Les dépôts métastatiques ou gommes sont très-rares avant 6, 8 ou 10 ans, et ce sont principalement les sujets affaiblis qui, plus exposés que des jeunes sujets aux mauvais effets d'une détestable hygiène, présentent le plus cette irrégularité dans les accidents.

Enfin ce sont ces syphilides qui sont accompagnées de névroses multiples et variées.

Le tableau des accidents de la syphilis dans ces conditions se rapproche beaucoup de ceux qui ont été classés par Hunter, Ricord et mieux par Bazin sous le nom d'accidents secondaires, tertiaires et quaternaires.

Syphilis traitée par le mercure et les médications altérantes. — La thérapeutique de la syphilis fournit par l'expérience de chaque jour l'exemple le plus frappant de ce que peut être la syphilis lorsqu'on en trouble l'évolution, et c'est ce qui permet d'inférer qu'il y a des syphilis anormales en dehors de l'usage du mercure. Car ce que font le mercure, la diète, les purgatifs, la syphilisation, les vésicatoires, peut être fait par les écarts de régime, c'est-à-dire la faim et la misère, les métiers pénibles, les excès de boisson et les excès de coït ou la masturbation.

Déjà Bassereau[1], étudiant la syphilide papuleuse, remarque que chez les individus traités par le mercure au moment de l'accident local ou accident primitif, cette syphilide apparaissait plus tard que chez les sujets vierges de mercure, et qu'on en avait observé au 3me mois et au 5me en plus grand nombre qu'au 2me mois, ce qui était la règle pour les syphilides papuleuses chez les sujets vierges de mercure. Bassereau a vu aussi que pour les éruptions de plaques muqueuses le retard est tout aussi manifeste. Bazin[2] de son côté n'a pas manqué

1. Bassereau, *Affections syphilitiques de la peau*, ouv. cité, p. 306 et 384.

2. Bazin, *La syphilis et les syphilides*, Paris, p. 241, tableau.

de remarquer le fait, et il a été plus loin, puisqu'il fait correspondre à chacun des exanthèmes syphilitiques qu'il décrit un exanthème modifié par le mercure. Ainsi retard de l'apparition de la syphilide, irrégularité de l'éruption, tels sont les modifications que les traitements mercuriels font subir à l'éruption. On retrouve ici ce qui a été constaté pour les fièvres éruptives dont l'évolution a été troublée par une médication détériorante.

Carmichael, de son côté, avait soupçonné le fait et l'avait dit d'une manière plus scientifique que les auteurs des siècles passés, depuis Ulrick de Hutten. En parlant des syphilis normales à éruptions intercalées, il ajoutait : « mais si la marche de la maladie a été interrompue par le mercure avant qu'elle soit arrivée à sa dernière phase elle devient plus obstinée » [1].

Un des exemples le mieux étudié de syphilis anormale, est certes l'observation de l'inoculation de pus d'une blennorrhagie qu'a pratiquée sur lui-même J. Hunter [2]. Il y a d'abord au point inoculé une inflammation ulcéreuse passagère du prépuce au 4me mois après un ulcère récidivé et un bubon traité avec le mercure; au 6me mois il y a des ulcères aux amygdales encore traités avec le mercure. Au 9me mois il y a une éruption de taches cuivrées sur le corps traitée aussi par le mercure. Et pendant les 2 années et demie qui suivirent il y eut trois récidives sur la peau et les amyg-

1. Carmichael, *Essai on the venereal disease*, etc. London, 1814, p. 93.

A. Desprès, *Bull. soc. de chir. Traitement de la syphilis*, 1867, 1868, 1869, 1870.

2. J. Hunter, *Traite de la syphilis*, trad. Richelot, Paris, 1845, p. 560.

dales. Ceci se passait en 1767. 16 ans après Hunter, disaient ses biographes, fut pris d'accès d'angine de poitrine, et ce grand chirurgien mourut en 1793.

Hunter s'était donné une syphilis faible, une syphilis qui abandonnée à elle-même aujourd'hui guérirait en 1 ou 2 poussées et que liquide une éruption. On saisit ici sur le vif l'action des mercuriaux et comment ils retardent l'évolution de la syphilis.

Tout ce que j'ai vu à cet égard me confirme dans cette opinion dont les premiers principes ont été énoncés par des mercurialistes distingués sans qu'ils en aient tiré les conséquences.

J'ai vu des malades traités régulièrement dès le début de la syphilis, avoir au bout d'une année une syphilide aussitôt que l'usage du mercure était supprimé. J'ai observé des syphilides traitées par le mercure qui ont été blanchies et qui reparaissaient avec une intensité nouvelle, peu après la cessation du traitement mercuriel. Les livres de Bazin, Diday, Bassereau, renferment de nombreux exemples de ces poussées qui reparaissent après les traitements mercuriels les mieux faits. Les communications que j'ai faites à la société de chirurgie fournissent des exemples nombreux de ce genre de syphilis anormale où l'anomalie porte exclusivement sur la réapparition des éruptions généralisées et sur l'irrégularité des éruptions généralisées à leur première apparition.

Les éruptions retardées par l'usage du mercure présentent les caractères suivants :

Les éruptions de plaques muqueuses sont moins confluentes, mais elle récidivent davantage, et les poussées sont plus éloignées qu'en l'absence du traitement mercuriel, mais par compensation elles sont de plus en plus confluentes, et quelquefois elles reparaissent d'années en années pendant 10 et 20 ans quelquefois.

Les éruptions de papules sont moins généralisées, elle apparaissent aussi régulièrement par poussées successives, qu'elles apparaissent rarement par poussées isolées, dans les syphilis normales. La roséole qui est une syphilide papuleuse, avortée ou ébauchée, est très-fréquente chez les syphilitiques qui sont dès le début traités par le mercure et elle arrive bien régulièrement alors du premier au deuxième mois; c'est l'éruption normale qui allait se faire et qui est traversée par un traitement perturbateur.

Deux musiciens du même âge à peu près qui avaient pris la syphilis avec une Anglaise à 8 jours de distance, ont été atteints tous deux d'une ulcération à la verge : l'un, traité par le mercure, n'eut les accidents cutanés que le quatrième mois; l'autre, traité sans mercure, eut au deuxième mois des plaques muqueuses du scrotum et une syphilide papuleuse généralisée discrète. Le premier eut une syphilis papuleuse discrète, des plaques muqueuses qui récidivent, un bubon suppuré, et il eut une fièvre qui obligea à suspendre le mercure, mais ce médicament ne tarda pas à être repris. Le second garda sa syphilide 4 mois, il alla à la mer et, au moment de la guerre de 1870, retourna en Belgique, guéri; l'autre, à ce moment, était encore atteint de plaques muqueuses et de taches au visage, m'a dit le second, qui était alors bien satisfait d'être quitte de la syphilis avant son ami. Le malade que j'ai revu cette année (1872) n'avait pas de trace de syphilis, et avait repris sa santé. J'avais déjà constaté des faits semblables à l'hôpital de Lourcine, et il n'y a pas de preuves plus probantes de l'action des traitements débilitants sur la marche de la syphilis. Ai-je besoin d'ajouter même que c'est précisément cette action du mercure sur les accidents de la syphilis qui est le dernier refuge des mercurialistes? et ceux-ci ne se doutent peut-être pas en l'invoquant qu'ils condamnent le mercure.

Les syphilides tuberculeuses généralisées dans les syphilis anormales, apparaissent par poussées, elles offrent des rechutes, c'est-à-dire qu'elles diminuent, puis augmentent de volume, elles pâlissent ou prennent une teinte cuivrée; mais cela tient plus à l'anémie des malades qu'à une modification de la lésion cutanée, car les éruptions durent le même temps, ou plus longtemps que les tubercules de la syphilis normale.

Mais le plus ordinairement, les choses ne se passent pas de la sorte : les éruptions tuberculeuses généralisées sont très-rares, dans les cas où le mercure a été appliqué, elles sont remplacées par des syphilides tuberculeuses circonscrites, et elles ont de la tendance à suppurer, principalement lorsque le mal siége aux jambes. Elles tendent au moins à former des croûtes au-dessous desquelles la peau offre une ulcération plus ou moins profonde.

Voici d'ailleurs l'histoire de ces syphilis anormales dont les exemples sont pour ainsi dire calqués les uns sur les autres.

Un individu est atteint de chancre, il est traité par

les préparations mercurielles dès le début de la syphilis, ou si le chancre ou l'accident local n'ont pas été suivis on le traite aussitôt qu'il a des plaques muqueuses et une éruption cutanée. Après 6 ou 8 mois d'alternation de récidive des plaques muqueuses et de l'éruption, le mal semble guéri, mais au bout de 3 à 5 années après les premiers accidents, l'on voit apparaître une plaque de syphilide tuberculeuse circonscrite au front, à la nuque, ou sur les membres inférieurs, et quelquefois aux mains, et c'est encore là une de ces variétés d'éruptions des mains appelée très-improprement psoriasis palmaire. Ces tubercules s'étendent sur un point en même temps qu'ils s'effacent au milieu, mais la disposition en cercles est toujours manifeste, l'on traite ces malades encore par le mercure et la syphilide pâlit sans disparaître, jusqu'au jour où la teinture d'iode ou les pommades caustiques détruisent la syphilide avec la peau. Aux jambes, l'ulcération des petits tubercules forme des trous comme ceux qui seraient produits par un emporte-pièce, et ils sont entourés d'une surface rouge ou noirâtre, ou d'une couleur intermédiaire comparée à celle de la chair de jambon fumé.

Parmi les exemples de ce genre que j'ai observés voici un fait caractéristique. Deux frères de 35 à 40 ans nés de parents sains, eurent, à un an de distance, la syphilis. Tous deux employés de bureau, maigres, eurent une petite ulcération passagère à la verge auprès du frein. Le premier, qui appartenait à une administration dont le médecin est un ancien interne distingué de l'école du Midi, fut traité sans mercure à l'intérieur pour un chancre mou et pansé avec la pommade au calomel, mais au bout de 7 semaines une syphilide papuleuse disséminée se montra et fut aussitôt traitée par le mercure, pendant 15 jours, jusqu'au moment où son frère arrêta le traitement. La syphilide papuleuse très-disséminée dura 6 mois, 18 mois après le malade perdait ses cheveux et s'affaiblissait; il est vrai qu'il venait de passer les 7 mois du siége à Paris. Enfin il y a un an il eut à la nuque une syphilide tuberculeuse en cercle qui disparut peu à peu, et est actuellement en voie de guérison.

Son frère aîné, qui avait eu la syphilis 1 an auparavant, avait eu un chancre unique sur le frein de la verge. Dans les deux mois qui suivirent, il eut une syphilide papuleuse un peu confluente qui occupait la face antérieure du tronc et surtout la totalité des membres inférieurs; cette syphilide dura 4 mois pendant lesquels le malade eut une phlébite de varice à la jambe gauche. Le malade ne prit aucun traitement mercuriel. Ce malade est libéré de sa syphilis depuis 4 ans et 5 mois (la syphilis date de 6 ans), et il n'a eu aucun des accidents qu'a présentés son frère. Voilà deux syphilis à peu près semblables, dans l'une les accidents suivent régulièrement leur cours, dans l'autre ils sont espacés et plus durables. Chez l'aîné la syphilis est normale, chez le second elle est anormale. Loin de moi la pensée de mettre exclusivement sur le compte de 15 jours de traitement mercuriel l'anomalie de la syphilis; le fait est moins probant que celui des deux amis qui sont cités plus haut. De ces deux frères, celui qui a eu la syphilide tuberculeuse était un peu moins vigoureux que l'aîné, il menait une vie plus sédentaire, car l'aîné se livrait à la peinture et faisait de nombreuses excursions dans la campagne et, bien qu'il fût sujet aux bronchites, il me paraissait plus solide que son cadet.

Les accidents métastatiques sont beaucoup moins rares chez les malades qui ont la syphilis anormale que chez ceux qui ont la syphilis normale. Mais ici il faut distinguer, il y a des accidents qui n'appartiennent pas à la syphilis mais bien au mercure.

Après la production des syphilides tuberculeuses, après les ulcères qui en sont sa suite, on voit apparaître des phénomènes singuliers, des pertes de connaissances subites, des étourdissements, quelquefois de l'hémiplégie et parfois du tremblement. Ces symptômes qui se montrent 7, 8 et 10 ans après les premières manifestations de la syphilis, existent parfois dès la 2e année de la syphilis traitée régulièrement par le mercure.

En dehors de mon expérience personnelle, je citerai les faits acceptés par Diday et Bazin [1] qui cependant ne repoussent pas l'usage du mercure. On connaît ce fait d'une malade chez laquelle on était obligé de suspendre l'usage des préparations mercurielles, parce qu'elles provoquaient une hémiplégie qui disparaissait quand l'on cessait l'usage du mercure. Mais les faits les plus communs sont les étourdissements et le tremblement chez les malades soumis à un traitement mercuriel prolongé. Diday attribue, de son côté, les pertes

1. Diday, *Hist. nat. de la syphilis*, p. 263, appendice, et Bull. acad. de méd., 16 février 1836.

Bazin, *Leçons sur les affections de la peau et leur trait. par les eaux minérales*, Paris, 1870, p. 407.

de mémoire et les hallucinations au mercure. Ces accidents sont rares, même d'après Diday, et il faudrait savoir si à l'action du mercure n'était pas jointe celle du tabac et de l'alcool.

Plus les sujets sont âgés, plus les symptômes cérébraux sont marqués, cependant ils se montrent parfois avec netteté chez des individus de 30 à 40 ans. C'est en général 3 ou 4 ans après le dernier accident cutané de la syphilis qu'on les voit apparaître, lorsque tous les accidents antérieurs ont été traités par le mercure ; au contraire ils se montrent parfois au moment où l'on applique au traitement des gommes, les préparations de mercure.

Ces accidents appelés tertiaires et que je range parmi les accidents métastatiques, je ne les ai point encore observés chez un seul malade qui n'avait pas été traité par le mercure, ils sont quelquefois fugaces, ils cèdent au repos et les mercurialistes mêmes savent bien que l'iodure de potassium a sur ces phénomènes une action meilleure que celle du mercure.

Des métastases gommeuses dans la syphilis anormale. — Les métastases gommeuses existent à une époque reculée lorsque la syphilis suit anormalement son cours, c'est en général, chez les sujets qui ont été régulièrement traités, vers la 6e, 8e ou 10e année de la syphilis qu'ils se présentent, et ce qu'il y a de particulier, c'est que les plaques muqueuses de la période éruptive existent parfois encore au moment où les accidents métastatiques apparaissaient. On les a observés déjà un grand nombre de fois, et il n'y a pas de livres sur la syphilis qui n'en renferment plusieurs exemples très-caractéristiques. C'est à l'âge moyen de la vie qu'elles existent le plus souvent.

Les gommes de la peau, les gommes du voile du palais et les ulcères d'origine gommeuse dans les fosses nasales, ainsi que les dacryocystites gommeuses sont les accidents les plus fréquents.

Voici l'exemple d'un fait qui doit être présent à l'esprit de ceux qui traiteront la syphilis.

Une malade âgée de 25 ans, atteinte de syphilis il y a 4 ans, traitée en ville par des pilules de mercure pendant 3 mois pour des boutons répandus sur tout le corps (une syphilide tuberculeuse précoce probablement), entre à l'hôpital de Lourcine avec une gomme ulcérée du voile du palais, le 18 novembre 1871. L'ulcère est cautérisé et le 16 décembre, c'est-à-dire moins de 1 mois après, l'ulcère était cicatrisé. La malade avait pris pendant 1 mois des bains sulfureux.

Vers le mois de janvier la malade reçoit un coup violent sur la région malaire. Une ecchymose persiste pendant quelques jours et un épanchement sanguin forme une tumeur dure dans l'épaisseur de la joue.

Entrée à l'hôpital Cochin, au mois de mai 1872, elle présente une gomme au niveau du coup reçu. Cette gomme est traitée par les émollients et la cautérisation du bourbillon. 7 autres gommes se sont formées successivement autour de la première; plusieurs ont été incisées et cautérisées, ce qui a abrégé la durée des gommes. La malade avait pris l'iodure de potassium pendant tout ce temps à la dose de 0 gr. 50 par jour. Le 26 décembre 1872 la malade rentre avec une gomme de la peau de la joue et une gomme du voile du palais.

Sa santé générale est d'ailleurs excellente [1].

Ce fait est un exemple de gommes à la 5e année de la syphilis chez une malade dont la période d'éruption de la syphilis a été traitée par le mercure.

Les gommes du pericrâne et les gommes de la duremère appartiennent aux syphilis anormales, et elles ne se manifestent généralement par aucun accident très-appréciable, si l'on en juge par les observations rares où l'on n'est pas parvenu à les diagnostiquer lorsque l'on a pu plus tard vérifier les faits à l'autopsie.

Ces gommes sont des infarctus transformés, tantôt il y a un petit noyau blanchâtre analogue à la granulation grise autour duquel on trouve une masse blanchâtre pultacée, des éléments fibroplastiques suivant Lebert et Robin, des éléments de tissu conjonctif, suivant Virchow, ou de la graisse. Les fausses membranes, les cicatrices jaunâtres qui ont été indiquées comme des productions d'origine gommeuse n'ont pas de caractère spécial. Toute une école allemande marchant sur les traces de Frike de Hambourg, attribue ces gommes au mercure. C'est peut-être aller un peu loin : il y a en effet des malades qui n'ont jamais pris de mercure et qui en présentent. Mais on peut néanmoins admettre que le mercure favorise leur production, car elles sont réellement fréquentes dans les cas de syphilis un peu forte, qui a pris la marche anormale sous l'influence du traitement mercuriel prolongé. La théorie même de l'absorption du mercure semble dé-

1. La malade vient de sortir de l'hôpital en 1873 complétement guérie.

montrer la possibilité de la production gommeuse mercurielle. En effet, le mercure n'est absorbé que sous forme de chloralbuminate de mercure, et ce composé, uni à quelques globules sanguins, forme des infarctus incontestables, dont la résorption devient très-difficile.

Il y a une preuve palpable de ce fait.

Depuis que Lewin, Scarenzio et Liegeois ont introduit les injections sous-cutanées dans le traitement de la syphilis par le mercure, on a vu l'injection causer au bout d'un certain temps des nodus qui ressemblent trait pour trait à une gomme et qui s'éliminent parfois à la manière d'une gomme par le sphacèle du nodus entier. Ce qui se produit par l'introduction directe du sublimé, se produit par l'introduction du chloralbuminate de mercure transporté dans un réseau de capillaire éloigné du point d'absorption. La loi de la métastase des infections en général est encore ici applicable.

Les exostoses qui sont des transformations de périostoses, une cicatrice osseuse d'un épanchement sous-périostique se montrent de beaucoup plus communes chez les individus dont la syphilis a été rendue anormale par le traitement mercuriel ou par une hygiène débilitante, que chez les individus dont la syphilis a évolué normalement, et l'on peut dire qu'elles n'existent que chez les premiers. Elles apparaissent à toutes les époques de la syphilis anormale. Je n'ai pas vu une seule exostose sur les syphilitiques qui ont été traités sans mercure à l'hôpital de Lourcine pendant 7 ans, tandis que j'en ai vu chez des malades qui étaient à la

3e et 4e année de leur syphilis, après des traitements mercuriels réguliers. Toutes ces exostoses siégeaient sur les parties exposées, là où les périostoses ont été observées, tantôt au début de la syphilis, tantôt à la période éruptive, tantôt pendant l'une des poussées irrégulières de la syphilis.

Les perforations de la voûte palatine et les gommes du voile du palais sont aussi observées ainsi que les ulcérations des fosses nasales chez les malades qui ont une syphilis anormale provoquée par les médications mercurielles. Elles n'ont pas d'époque précise d'apparition, on peut dire toutefois qu'elles sont un peu plus graves dans la syphilis anormale que dans la syphilis normale. Il est plus fréquent en effet de voir les os altérés et les ulcérations prendre le caractère phagédémique chez les malades qui présentent la première syphilis que chez ceux qui présentent la seconde.

Les accidents que Bazin a appelés quaternaires, la syphilis viscérale qui porte son action tantôt sur le foie, tantôt sur le cerveau, terminent parfois les syphilis anormales. Un des exemples le plus frappant parmi les syphilis, est une des observations de Dubuc [1] où un malade, après 7 traitements mercuriels, arrive à une cachexie qui se termine par une pneumonie double et une péricardite. A l'autopsie de ce malade, on a trouvé des petites plaques sur le foie qu'on n'a point jugées syphilitiques. Il est à remarquer dans ce fait, comme dans beaucoup d'autres du même genre, que les lésions dont meurent les malades offrent un polymorphisme tout à fait singulier.

1. Dubuc, *Des syphilides malignes précoces*. Th., Paris, 1864. Obs. VI.

Syphilis anormale avec absence de période d'éruption. — Un individu a un ou plusieurs chancres mous, et un bubon suppuré ou aucuns bubons et une simple écorchure, il guérit bien sans accidents et ne prend pas de mercure, ou n'en prend que des doses insignifiantes soit en pommades, soit en pilules. 20 à 40 ans après, il a, ou bien une syphilide tuberculeuse qui tend à s'ulcérer, ou bien une syphilide tuberculeuse qui promptement change de caractère et devient pustulo-crustacée ou ulcéreuse phagédénique.

Bazin, qui nombre de fois a vu ces faits à l'hôpital Saint-Louis, n'a pas manqué de faire de ces manifestations cutanées tardives une forme de syphilis qu'il a rattachée au début par un chancre phagédénique. Rien n'est plus vrai que cette marche anormale de la syphilis, et c'est assurément un des problèmes les plus difficiles à résoudre dans la syphilis. Quoique ces faits soient niés par l'ancienne école du Midi ils n'en sont pas moins réels, et tous ceux qui ont passé par les services des maladies de la peau ont vu des faits nombreux et caractéristiques qui échappent à ceux qui occupent les services où l'on voit surtout le début de la syphilis. Les syphiliographes subissent à cet égard un des plus funestes effets de la spécialisation des services.

Les gommes dans cette syphilis sont extraordinairement exceptionnelles.

Les lésions les plus fréquentes sont des syphilides tuberculeuses en groupes ou isolées. Bazin les appelle des syphilides résolutives, elles se montrent sur un des points quelconque du corps; cependant la face et les membres inférieurs sont la partie qui est le plus souvent le siége de cette lésion. Tantôt les tubercules s'ulcèrent, tantôt ils présentent une exfoliation croûteuse, et lorsque les sujets sont avancés en âge, les ulcères offrent de nombreuses récidives. Il est des cas où l'ulcère devient phagédénique et se reproduit à l'état phagédénique tous les ans. Un malade de mon service à l'hôpital Cochin a la face externe de la cuisse et la jambe entière couvertes de cicatrices provenant d'ulcères phagédéniques, et il est guéri du dernier ulcère phagédénique qui avait 2 fois l'étendue de la main. Cet homme avait eu, 40 ans auparavant, un petit chancre et une chaude-pisse et il avait depuis 5 ans des ulcères du même genre que celui pour lequel je l'ai traité.

Ainsi syphilide tuberculeuse en groupe, syphilide tuberculo ulcéreuse serpigineuse, syphilide tuberculeuse isolée, telles sont les lésions de cette syphilis anormale. Mais à l'âge où on les observe, elles existent sur des vieillards ou des adultes plus près de la vieillesse que de l'âge mûr, et lorsque l'individu est débilité, lorsqu'il s'agit d'un de ces hommes adonnés aux excès ou affaibli par les privations, la cachexie arrive, et la forme de cachexie la moins exceptionnelle est l'adénie. Virchow, qui a parlé d'une dégénérescence amyloïde des organes hématopoiétiques, et l'a rattachée à la syphilis, avait en vue de pareils faits. Et quoiqu'il ait ajouté que cette dégénérescence n'était pas exclusivement syphilitique, il semble avoir bien vu les adénies auxquelles je fais allusion, mais ici l'adénie serait un épiphénomène dû à la suppuration chronique d'un ulcère.

Syphilis modifiée.

Les causes extérieures modifient la marche et la durée de la syphilis, comme elles modifient toutes les maladies. Le régime, les écarts d'hygiène font les syphilis anormales décrites plus haut, mais le tempérament de l'individu, sa constitution et surtout la maladie qui menace perpétuellement sa constitution, donnent à la syphilis un cachet spécial; ils en modifient les éruptions et changent la nature des métastases viscérales. Là est la cause des formes multiples et individuelles, si l'on peut ainsi dire de la syphilis. Depuis bien des années, on a remarqué que la syphilis chez les scrofuleux avait un caractère tranché que Ricord, avec le langage imagé qu'il professait à l'hôpital du Midi, a appelé *scrofulate* de vérole et que Bazin, plus scientifiquement, a expliqué en disant que chez les scrofuleux les manifestations de la syphilis avaient plus de tendance à suppurer.

Si l'on compare encore à l'infection purulente commune, l'infection purulente syphilitique, on voit que dans la seconde comme dans la première les métastases n'ont point lieu régulièrement sur le même organe. Si le poumon est dans l'infection purulente le siége de prédilection des abcès métastatiques il y a cependant des infections qui n'offrent que les abcès du foie, d'autres que les abcès des articulations, que des abcès dans le tissu cellulaire et des abcès sous-périostiques, ce qui est le fait de l'infection purulente urineuse. Chacune de ces variétés de localisation de la métastase a une raison d'être et elle est plus palpable encore dans la syphilis que dans l'infection purulente, car l'on peut suivre les syphilitiques et connaître leurs antécédents mieux et plus longtemps que les malades atteints d'infection purulente.

Rien n'est plus simple au premier abord que de catégoriser les syphilis modifiées par les tempéraments.

Toutes les éruptions qui ont été observées chez les diathésiques et qui existent chez un syphilitique n'appartiennent pas seulement à la syphilis, mais bien à la diathèse et à la syphilis.

Les lésions viscérales autres que la gomme du tissu cellulaire et qu'on rencontre dans d'autres maladies lorsqu'on les observe chez des syphilitiques, n'appartiennent pas à la syphilis mais bien à la maladie antérieure ou concomitante et à la syphilis.

Ces deux propositions sont prouvées par la comparaison des lésions de la syphilis avec celles d'autres maladies, par la constatation des signes de ces autres maladies.

Il y a une série de maladies constitutionnelles connues, d'autres sont mal définies et dans ces maladies il y a des degrés. Cette restriction ôte aux deux propositions leur caractère absolu, mais celles-ci peuvent être considérées comme une règle qui souffre peu d'exceptions. L'alcoolisme, le scorbut, la scrofule, l'adénie et la tuberculose, l'arthritis et la dartre, offrent des degrés, mais elles impriment toujours leur cachet par un ou plusieurs signes dans les manifestations de la syphilis qui les complique.

La syphilis modifiée par le tempérament du sujet sur lequel elle est inoculée, présente les mêmes phases que la syphilis normale, seulement les accidents ont un autre caractère.

Les syphilis modifiées sont par le fait des syphilis anormales, mais elles sont régulièrement anormales si l'on peut ainsi dire. Certes quand les malades ont reçu du pus peu virulent si leur tempérament rhumatisant, dartreux, ou scrofuleux par exemple est peu accusé, la syphilis suivra son évolution dans le temps ordinaire et suivant le mode normal. Mais si le traitement n'est pas dirigé en vue des deux maladies et surtout si le traitement mercuriel tel qu'on l'employait encore il y a quelques années est appliqué, et si le malade a reçu une dose assez considérable de poison syphilitique, la syphilis suivra la marche anormale qui a été décrite plus haut et avec un double caractère.

Il ne faut pas croire toutefois que les différences soient tranchées d'une manière absolue pour tous les cas, car il y a des tempéraments qui procèdent à la fois de l'herpétisme et de la scrofule, de la tuberculose et du rhumatisme, de l'alcoolisme et du scorbut.

La syphilis est-elle modifiée par le cancer et réciproquement? la syphilis mène-t-elle au cancer? cette idée a été agitée par Ricord qui n'était pas éloigné de croire que la syphilis menait au cancer, principalement au cancroïde. D'après ce que j'ai vu je n'ai rien à affirmer sur ce point. Cependant j'ai observé deux fois des cancers végétants, des épéthelioma papillaires à marche lente qui existaient sur le gland et sur le col utérin, chez des malades qui avaient eu la syphilis bien confirmée, et où le cancer chez les ascendants n'était point prouvé.

Le diabète influe-t-il sur la syphilis, il est difficile de le dire, car le diabète est le symptôme d'un mal peu connu et il se montre d'ordinaire à un âge où l'on ne gagne que rarement la syphilis, et ces faits échappent souvent à l'observation.

1. *Syphilis des rhumatisants et des arthritiques.* — Les rhumatisants ou arthritiques qui gagnent la syphilis la gagnent avant ou après les manifestations du rhumatisme. Dans le second cas la preuve de la modification de la syphilis est tirée de l'antécédent connu du malade; dans le premier cas, c'est en remontant aux ascendants et aux collatéraux qu'on arrive à avoir un élément de jugement. Certes on ne trouve point chez tous les malades qui ont ce que j'appelle la syphilis modifiée par le rhumatisme, des accidents de rhumatisme pendant la jeunesse, mais il faut prendre en considération que la syphilis atteint les individus à l'âge où le rhumatisme apparaît pour la première fois, et que s'il n'y a pas eu encore d'accident rhumatismal c'est qu'il n'a pas eu le temps de se produire. Dans un bon nombre de cas cependant à l'antécédent de rhumatisme se joint le rhumatisme actuel, et pour ma part je l'ai observé dans plus de la moitié des cas où l'éruption syphilitique a été accompagnée de rhumatisme; c'est ce qui a été consigné dans la thèse de Guignard, citée plus haut.

La syphilis réveille les attaques de rhumatismes. Sur ce point elle ressemble à l'infection purulente et à l'infection morveuse. On a à tort fait un rhumatisme syphilitique, la syphilis réveille le rhumatisme mais ne le produit pas.

Les douleurs dans les articulations, les rhumatismes chroniques avec hydarthose, l'hydropysie des coulisses tendineuses, le rhumatisme articulaire aigu même existent soit entre l'inoculation de la syphilis et l'éruption, soit pendant et après la période éruptive : l'affaiblissement de l'économie les provoque, et les refroidissements en sont la cause déterminante.

L'éruption des syphilis des rhumatisants est quelquefois une éruption normale de papules et de plaques muqueuses mais elle est plus pâle, les plaques muqueuses sont moins confluentes et il y a une anémie très-marquée pendant l'éruption; parfois chez les femmes les règles sont supprimées, il y a des bruits de souffle dans les carotides.

Cependant certaines éruptions désignées sous le nom de varicelle syphilitique ou de syphilide vésiculeuse, de syphilide bulbeuse, c'est-à-dire d'hydroa arthritique chez un syphilitique, d'acné chez les hommes d'un certain âge, sont des modifications de l'éruption normale de la syphilis. Les éruptions à petites vésicules sont des syphilides papuleuses modifiées, et ce qui le prouve c'est que tantôt il y a des petites vésicules analogues à celles de l'eczema arthritique sur tout le corps, tantôt il y a à la fois éruption de papules miliaires, et sur le dos il y a éruption de petites vésicules éphémères qui ne tardent pas à se transformer en une pellicule épidermique. Seulement ces éruptions ont pour caractère de sortir par poussées intercalées, surtout lorsque le mercure est mis en usage.

La syphilide tuberculeuse normale est transformée chez les arthritiques et rhumatisants jeunes en érythème noueux et ne suppure jamais ; chez les arthritiques ou rhumatisants vieux en acné molluscoïde. Un exemple des plus remarquables à cet égard est celui-ci.

B.... Sophie, 19 ans, entrée à l'hôpital de Lourcine pour des chancres, eut des plaques muqueuses de la gorge et une adénite sous-maxillaire; six mois après, elle eut quelques boutons papuleux sur le corps, et un rhumatisme chronique double des deux genoux et des deux coudes. Cette fille avait eu une attaque de rhumatisme dans sa jeunesse au moment de l'établissement de ses règles, vers l'âge de 14 ans. Après un séjour de 3 mois à l'hôpital, cette malade sortit, et 6 mois après elle entrait à l'hôpital Lariboisière, dans le service de Hérard où elle était atteinte de tubercules des deux jambes sans rien autre qu'un tubercule au bras. J'ai été voir la malade et c'était à mon sens de l'érythème noueux. Néanmoins cette fille fut soumise au traitement mercuriel et au bout de 15 jours les boutons avaient disparu sans suppurer, laissant à leur place cette ecchymose caractéristique de l'érythème noueux, et la malade sortait de l'hôpital.

J'ai revu cette malade dernièrement, c'est-à-dire 7 ans après sa syphilis dont j'avais traité les débuts sans le mercure. Elle n'avait aucune trace de syphilis, seulement elle avait des battements de cœur et elle semblait un peu anémique et avait maigri. Je l'interrogeai de nouveau sur sa famille et elle m'apprit que sa mère était morte d'une maladie du cœur il y a 6 mois. J'ajoute que cette fille est mariée, mais n'a pas eu d'enfants ni de fausses couches.

Ainsi voilà une malade qui a des rhumatismes pendant la période éruptive de la syphilis, et dont l'éruption a presque manqué, puisqu'elle n'a eu que des plaques muqueuses à la vulve et à la gorge et que de rares papules. La malade qui était dans un état voisin de la misère a une rechute; cette rechute était de l'érythème noueux. Là, le rhumatisme imprime son caractère à la maladie locale plus que la syphilis, et 6 ans après la malade est menacée d'une maladie du cœur héréditaire dans la famille.

Parmi les observations qui ont été publiées touchant la syphilis viscérale, il y a des observations très-probantes quoique l'antécédant rhumatismal ne soit pas noté. Les arthropathies syphilitiques qui arrivent tardivement, les observations de Richet, celle que Lancereaux a publiée et qui n'offrent point le caractère suppuratif sont des lésions qui appartiennent au rhumatisme bien plus qu'à la syphilis, c'est une arthrite subaiguë rhumatismale fixée à une articulation chez un syphilitique. Les lésions articulaires n'ont aucun caractère spécial qui les distingue, les lésions sont celles du début de l'arthrite sèche, et même de la goutte si l'on examine bien les planches coloriées publiées comme des exemples d'arthrite syphilitique.

Les lésions cardiaques attribuées à la syphilis ne l'ont pas été sans opposition. Bouillaud en établissant la loi de coïncidence entre les rhumatismes et les maladies du cœur avait porté un coup difficile à parer pour les partisans des anciennes doctrines de Petit et Fabre qui avaient rattaché toutes les maladies, même la goutte, à la syphilis. Mais depuis, le besoin de faire du neuf et des observations prises par des esprits pressés ou incomplets, ont jeté dans la science des observations qui passent de livre en livre et qu'on accepte on ne sait pourquoi sans les vérifier.

Et d'abord à supposer que les abcès chroniques du cœur, les myocardites syphilitiques soient des métastases syphilitiques comme l'abcès métastatique de l'infection purulente, est-ce que l'abcès métastatique du cœur existe chez tous les sujets qui ont l'infection purulente? Non; il est même rare, et il n'existe comme la myocardite dite syphilitique que chez les sujets qui ont l'étoffe du rhumatisme.

Toutes les observations de syphilis du cœur publiées jusqu'ici manquent de précision sur les antécédents, et les lésions trouvées diffèrent si peu des lésions rhumatismales que sans l'antécédent vénérien, quelquefois un simple chancre, rien n'autoriserait à dire qu'il y a syphilis L'observation de Virchow ne prouve rien. On dira sans doute qu'il y avait orchite gommeuse. A cela on peut dire qu'il y avait aussi une tuberculisation au début et que d'ailleurs l'adhérence du testicule à la tunique vaginale indiquait une ancienne vaginalite rhumatismale [1]. J'ai vu le même fait chez un sujet non syphilitique. Le voici en résumé : un jeune homme de 22 ans, vivant de privations, entre à l'hôpital Cochin

1. Virchow, *Syphilis constitutionnelle*, trad., Paris, 1860, p. 115.

avec une orchite non blennorrhagique. Il crachait du sang et avait eu un an auparavant une attaque de rhumatisme articulaire aigu, je diagnostiquai une orchite et des tubercules testiculaires probables avec vaginalite rhumatismale. Huit jours après, le malade était atteint d'un rhumatisme articulaire aigu. Il y eut des palpitations, des phénomènes cérébraux, et le malade mourut subitement à la suite d'embolies cérébrales pendant sa convalescence. A l'autopsie nous avons trouvé des tubercules dans le poumon gauche à l'état de granulation, des tubercules du testicule au même degré et 2 petits abcès contenant du pus visqueux. Une endocardite légère et des caillots dans les vaisseaux de l'hexagone et l'artère sylvienne droite. Supposons ce malade âgé de 40 ans ayant eu la syphilis 10 ans auparavant ; il eût été facile de dire qu'il était mort avec des lésions syphilitiques. Est-il besoin de citer encore une observation où, en présence des dénégations absolues des malades qui niaient tout antécédent syphilitique, on a admis chez des hommes de 41 ans une syphilis héréditaire. Si les métastases cardiaques de la syphilis étaient réellement de la syphilis on devrait d'ailleurs les rencontrer en même temps que les autres lésions viscérales, et j'aurais dû trouver des exemples à l'hôpital de Lourcine. Je n'ai vu qu'une malade atteinte de plaques muqueuses qui a succombé à une attaque franche de rhumatisme articulaire aigu avec endocardite ulcéreuse. Une qui avait eu un rhumatisme articulaire, une endocardite et de l'albuminurie et ensuite la syphilis, et qui a succombé à l'albuminurie. Sur 900 syphilis c'est tout ce que j'ai observé en fait de maladies du cœur pouvant être rattachées à la syphilis.

Un certain nombre des apoplexies mises sur le compte de la syphilis ne sont pas autre chose que des coïncidences, et si on les observe dans les syphilis modifiées par le rhumatisme, c'est parce qu'elles appartiennent au rhumatisme. Les athéromes artériels et les anévrysmes des capillaires qui suivent les lésions du système vasculaire sont l'origine des apoplexies. Mais ici il n'y a rien de très-absolu car l'athérome artériel est aussi le fait de l'alcoolisme et de la goutte. Il en est de même des pachyméningites et des méningites séreuses.

Les syphilis modifiées par le rhumatisme ne seront pas rares lorsque l'on regardera de très-près les faits.

Les gommes des muscles, les myosites avec rétraction musculaire signalées par Astruc, Ricord, Notta, Bouisson, et bien étudiées par Nélaton, sont aussi le propre des syphilis modifiées par le rhumatisme. Ces lésions rares puisque les faits publiés jusqu'à ce jour sont en fort petit nombre, n'ont pas été examinées au point de vue de l'origine rhumatismale[1]. Cependant Bouisson même avait remarqué que les variations de température et l'état hygrométrique de l'atmosphère rendaient ces tumeurs sensibles. Les nodosités des tendons, le panaris des gaines des tendons chez les goutteux, les inflammations aiguës ou chroniques des gaines des tendons qu'on rencontre en dehors de toute syphi-

1. Bouisson, *Tribut à la chirurgie*, t. I, p. 541, et A. Després, *Tumeurs des muscles*. Paris, 1866. Rodgers, *Ossification des tissus musculaires*, trad. Gaz. méd. 1834.

lis, les ossifications musculaires qui ont été rattachées à la syphilis, ces ossifications généralisées signalées par Rodgers, appartiennent également au tempérament rhumatisant et arthritique, puisque les ossifications musculaires isolées connues jusqu'ici ont pu être rattachées à l'arthrite sèche. Bien que des sujets atteints de lésions musculaires dites syphilitiques aient présenté en même temps la tuberculose pulmonaire, il n'en reste pas moins probable que les lésions musculaires dans la syphilis appartiennent exclusivement à la syphilis modifiée par le rhumatisme, lorsqu'elles ne sont pas liées à un traumatisme.

2. *Syphilis modifiée par l'Herpétis.* — Une malade âgée de 23 ans atteinte de psoriasis *depuis son enfance*, est entrée à l'hôpital de Lourcine pour une vaginite et des plaques muqueuses qu'elle avait pour la première fois depuis un mois. Ce psoriasis était généralisé ; il était constitué par des plaques ayant la largeur d'une pièce de deux centimes, des squammes blanches recouvraient ces plaques dont le fond était rose vif. La malade sortit guérie de ses plaques muqueuses. Elle rentra trois mois plus tard, et cette fois elle avait encore des plaques muqueuses et son psoriasis s'était transformé. C'était bien la lésion qui est désignée dans les livres sous le nom de psoriasis syphilitique. La peau au-dessous des squammes était violacée et offrait la couleur cuivrée dite caractéristique des lésions syphilitiques. Les squammes étaient un peu plus épaisses et n'étaient plus blanches comme de la farine, mais un peu brunes.

Ainsi voilà une malade qui a un psoriasis simple, elle gagne la syphilis, et dans les six mois le psoriasis reçoit le caractère de l'éruption appelée psoriasis syphilitique. C'est pendant la période éruptive que la transformation a lieu. Il n'y a pas d'erreur possible, la malade savait qu'elle avait son mal depuis son enfance, et j'ai observé la transformation. Il n'y a eu depuis aucune autre éruption que des plaques muqueuses. Ce fait a la rigueur la plus absolue et il a la valeur d'une expérience. C'est un fait vivant que d'autres peuvent encore observer si la malade leur tombe sous les yeux.

L'herpétisme offre des éruptions propres au nombre desquels sont le psoriasis généralisé et le psoriasis circonscrit. C'est l'une des formes de dartre qui est le plus répandue. Relativement l'on peut donc conclure que lorsque les syphilitiques présentent ailleurs qu'aux mains et aux pieds la syphilide squammeuse ou psoriasis syphilitique, il s'agit d'un cas de syphilis chez un dartreux. Avec sa grande expérience Bazin a déjà affirmé une opinion semblable ; il a dit que le psoriasis n'était point de la syphilis, qu'il n'y avait point de psoriasis syphilitique, et de mon côté j'ai visé les mêmes faits.

Il en est de même des autres dartres telles que l'herpès et le lichen. Mais ces dartres sont infiniment moins durables que le psoriasis, qui est à la dartre ce que la papule et la plaque muqueuse sont à la syphilis, c'est-à-dire l'éruption caractéristique de l'herpétis constitutionnel. Il est constant que les syphilis sont moins modifiées par ces deux éruptions. Cependant ce que l'on appelle la varicelle syphilitique est une variété de syphilide papuleuse miliaire transformée en vésicules chez un herpétique. Au moins y a-t-il quelques-unes des papules qui offrent des vésicules. Sur ce point il y a une ressemblance entre les modifications imprimées par la dartre à la syphilis et celle que communique à cette dernière l'arthritis. Il n'y a pas à s'en étonner d'ailleurs, car l'arthritis et l'herpétis ont, comme l'a très-bien montré Bazin, au moins au point de vue de la phase éruptive de nombreuses affinités.

Ainsi l'herpétis modifie la syphilis; en changeant le caractère de la phase éruptive de la syphilis, elle lui donne le caractère de la dartre et principalement de la dartre sèche. Toute syphilide généralisée ou circonscrite sèche qui dure plus d'une année et récidive annuellement n'est autre chose qu'une syphilide chez un dartreux. Les syphilides dites pustulo-crustacées, les syphilides tuberculeuses résolutives de Bazin sont des syphilides de dartreux ou modifiées par la dartre. Le malade présenté à la société de chirurgie par Liégeois[1], est un remarquable exemple de dartreux syphilitique. J'ai eu une malade syphilitique qui avait sur le dos deux énormes plaques de psoriasis pour lesquelles Dolbeau, puis moi-même, au moment où je n'avais pas d'opinion sur la valeur du traitement mercuriel, nous avons donné en vain mercure, arsenic et iodure de potassium pendant une année.

Les syphilides des herpétiques apparaissent tantôt à l'époque normale, tantôt elles sont retardées comme dans la syphilis anormale. Elles sont généralement le privilége d'individus ayant d'ailleurs les apparences

1. *Bull. soc. de chir.* 1869, *syphilide pustulo-crustacée.*

d'une belle santé, mais elles résistent à toutes les médications, absolument comme les psoriasis dartreux si connus à l'hôpital Saint-Louis pour leur ténacité.

Si l'on devait porter un pronostic sur ce genre de syphilis modifiée on devrait dire qu'elle est la plus incommode, mais en même temps la moins mauvaise des syphilis modifiées. Car les observations recueillies jusqu'à ce jour de syphilides pustulo-crustacées, de psoriasis syphilitiques, sont celles qui ont été le moins souvent accompagnées ou suivies d'accidents graves du côté des viscères, je parle toujours de malades qui n'ont pas été traités par les médications mercurielles prolongées.

3. *Syphilis modifiée par la scrofule.* — Il y a une scrofule héréditaire et une scrofule acquise qui est l'adénie et que nous retrouverons plus loin. La scrofule héréditaire modifie la syphilis d'une manière différente de l'adénie et surtout d'une manière plus grave du côté des os.

La scrofule offre des degrés : tantôt les enfants doivent passer par la série des accidents cutanés, des accidents tertiaires ou osseux et aboutir à la tuberculose : tantôt elle n'offre que les accidents osseux; tantôt elle n'offre que les accidents cutanés ou des maux d'yeux. La scrofule est une maladie constitutionnelle qui a besoin, certes, d'être étudiée à nouveau; mais même en la prenant telle qu'on la conçoit aujourd'hui il est facile de saisir son action sur la syphilis.

Il y a des scrofuleux dont la scrofule n'influe pas sur la syphilis. Cependant on peut dire que les plaques muqueuses des scrofuleux sont généralement plus volumineuses, fongueuses même, plus tenaces, et suintent plus que les plaques muqueuses des sujets non scrofuleux.

Les plaques muqueuses de l'aile du nez, du conduit auditif et des conjonctives sont moins rares dans la syphilis modifiée par la scrofule que dans les autres syphilis modifiées. L'éruption papuleuse est peu changée mais elle offre des plaques épidermiques plus épaisses, et aux plis du membre il n'est pas rare de voir des vésicules. Les syphilides vésiculeuses de l'école de Saint-Louis sont des modifications de la syphilide papuleuse par la scrofule, c'est cet *eczema syphilitique* si contesté il y a vingt ans à cette même école.

Les tubercules dans la syphilis modifiée par la scrofule sont toujours circonscrits. L'éruption n'est pas générale d'emblée, elle apparaît sous forme de syphilide tuberculeuse circonscrite et prend la forme ulcéreuse dans la plupart des cas. Le lupus scrofuleux devient le module suivant lequel s'imprime sur le tégument la syphilide tuberculeuse circonscrite. Lorsque le scorbut qui est toujours acquis s'ajoute à la syphilis modifiée par la scrofule, c'est alors que l'on voit ces grandes syphilides ulcéreuses, syphilides *tuberculo-ulcéreuses gangréneuses* de Bazin qui occupent tout un membre, et ces ulcères de la face et du nez qui vont jusqu'aux os et finalement la tuberculose.

La scrofule, dit Bazin, est réveillée par la syphilis. Les adénites qui accompagnent les ulcères des parties génitales et les plaques muqueuses de la gorge suppurent très-facilement, et c'est là un des caractères principaux de la syphilis modifiée par la scrofule : le bubon indolent suppure chez les scrofuleux avec une assez grande facilité, mais ce qu'il y a de plus caractéristique c'est la chaîne des ganglions engorgés qui se montre chez les scrofuleux syphilitiques. Au cou par exemple, on les voit apparaître rapidement après les papules du cuir chevelu qui les provoquent, et dont la sécrétion est jaunâtre et rappelle les croûtes de l'impetigo.

Les gommes des syphilides modifiées par la scrofule ont aussi un caractère spécial, elles ont un volume relativement énorme et leur contenu est formé par un bourbillon de tissu conjonctif imprégné d'une substance caseuse renfermant de la graisse, des globules de pus et quelques éléments fibro-plastiques fusiformes. La peau qui les recouvre est rose, rarement plus foncée, et lorsque les malades ont une teinte scorbutique, les gommes ulcérées ont une tendance marquée au phagédénisme.

C'est chez les sujets scrofuleux, misérables, qu'on observe le plus après les scorbutiques les abcès sous-périostiques ou même ces périostoses qui ne suppurent point et sont susceptibles de se résoudre.

La carie et la nécrose qui suivent les gommes sous-périostiques, lesquelles sont formées par un pus caseux tout à fait analogue au pus des abcès froids, sont étendues, et c'est avec raison que Bazin a dit que la carie et la nécrose appartenaient bien plus à la scrofule qu'à la syphilis.

La notion des antécédents scrofuleux tels que maux d'yeux dans la jeunesse, gourmes, adénites, ophthalmies rebelles, la notion de scrofules chez les frères et sœurs des malades, a été rencontrée par moi dans plus de la moitié des cas où des accidents graves de syphilides ulcéreuses existaient, et dans la plupart des cas où il y avait des plaques muqueuses rebelles avec des engorgements ganglionnaires persistants. Un fait de syphilide ulcéreuse pendant l'éruption et pendant la période de métastase a été surtout caractéristique : il a été publié dans le bulletin de la société de chirurgie [1].

La syphilis débute par des chancres mous ulcérés largement et un bubon suppuré. La malade a d'abord une syphilide papuleuse généralisée qui dure 3 mois; au bout de 2 mois elle a une syphilide tuberculeuse dont tous les tubercules s'ulcèrent. Trois mois après, un de ces tubercules devient phagédénique et forme un ulcère qui envahit toute la jambe gauche. La malade sort à peine guérie et a une récidive. Aucune erreur n'était possible à l'égard de cette malade; elle avait au cou des cicatrices nombreuses d'écrouelles, et de plus elle avait eu la petite vérole confluente dont elle portait les traces profondes. Cette malade était d'ailleurs misérable, elle avait une pâleur scorbutique et avait un genre de vie peu propre à hâter sa guérison : elle se livrait à la prostitution clandestine.

Les maux d'yeux seuls, les keratites à répétition, les adénites à répétition, les tumeurs blanches, les otites et les gourmes ont été aussi retrouvés dans les antécédents des malades qui avaient une syphilis différente de la syphilis normale. Mais il y a des cas où

1. *Bull. soc. de chir.* 1867, p. 213, et *Bull. soc. de chir.* 1868, p. 250. Voy. aussi les *Cahiers de statistiques* : manuscrit en double à l'hôpital Saint-Louis et à l'hôpital de Lourcine.

l'antécédent scrofuleux manque. On trouve seulement des accidents chez les collatéraux. Ainsi j'ai vu un malade atteint de lupus syphilitique, c'est-à-dire de syphilide tuberculo-ulcéreuse du front rongeante, qui a eu en outre un rétrécissement du larynx, suite de plaque muqueuse ulcérée de l'organe. Ce malade n'a jamais eu de signes de scrofule, à sa connaissance du moins, mais il a perdu un frère en bas âge qui a eu des abcès, et une sœur morte d'une maladie de poitrine chronique.

De toutes les syphilis modifiées, la syphilis modifiée par la scrofule est celle qui a le plus souvent saisi les esprits. Les faits sont très-nets pour Bazin, et s'il n'a point décrit une syphilis modifiée par la scrofule, il a bien établi que les lésions syphilitiques chez les sujets scrofuleux avaient une grande tendance à suppurer.

La syphilis modifiée par le scorbut et la syphilis modifiée par la scrofule ont un point commun, la disposition à l'ulcération. Mais si semblables que soient en apparence les ulcères, ils diffèrent en réalité. L'ulcération dans la syphilis des scorbutiques est caractérisée par le phagédénisme gangréneux, c'est-à-dire une ulcération vaste à bords taillés à pic et creusant en profondeur, tandis que les ulcérations de la syphilis du scrofuleux sont modelées sur le type du lupus scrofuleux. A la coloration près c'est la même lésion. On voit des tubercules de la peau qui s'ulcèrent et se cicatrisent pendant que d'autres tubercules s'ulcèrent et se cicatrisent à leur tour.

Il y a chez les syphilitiques scrofuleux des lésions viscérales ; les unes sont des lésions consécutives telles que les accidents cérébraux dans les cas de nécrose et de carie des os du crâne, les autres sont la tuberculose et la dégénérescence amyloïde des viscères vasculaires ou des organes hématopoiétiques et *même du testicule.* Virchow appelle cette dégénérescence dans le testicule l'orchite gommeuse [1]. Mais ces accidents sont communs aux infections dites putrides chroniques aux tubercules, aux adénites et à l'infection paludéenne, et à toutes les maladies à suppuration longue, ainsi que l'avait entrevu Velpeau sans donner un nom général à cette pseudo-tuberculose généralisée.

Les iritis fréquentes chez les scrofuleux syphilitiques sont presque aussi fréquentes que chez les sujets rhumatisants syphilitiques.

La géographie médicale offre deux régions où la forme de syphilis modifiée par le scorbut est endémique, elle offre aussi un pays où la syphilis modifiée par la scrofule est répandue en plus grand nombre que la syphilis normale. Le *Scherlievo* d'Illyrie [2], *maladie de Fiume*, est un exemple frappant de syphilis modifiée par la scrofule chez une population sale et malheureuse où la scrofule est le tempérament régnant du pays. Le mal Kabyle ou syphilis, ou Djurdjura [3], est également susceptible d'être rapporté à la scrofule, mais il faudrait aussi faire quelques réserves car le scorbut existe aussi

1. Il est facile de voir dans les observations éparses de testicule syphilitique des faits où à l'autopsie on a trouvé des tubercules dans les poumons en même temps que des lésions du testicule.

2. Barth, *Bull. acad. de méd.* 1872. Consulter d'ailleurs Rollet, *Recherches sur plusieurs maladies de la peau* rares et exotiques qu'on peut rattacher à la syphilis, *Arch. de méd.* 1861.

3. Vincent, *Exposé clinique des maladies des Kabyles*, 1862.

chez les Kabyles, et le mal Kabyle peut être à la fois une syphilis modifiée par le scorbut et une syphilis modifiée par la scrofule.

4. *De la syphilis modifiée par le scorbut.* — Le scorbut avec chute des dents, épanchements sanguins multiples et taches de purpura et décoloration de la peau, tel qu'il est décrit (dans Pringle et Lind), n'est pas commun dans nos contrées où l'hygiène et la médecine corrigent les effets de la mauvaise alimentation et de la misère; mais il y a un scorbut plus fréquent qui est négligé, celui qui est révélé seulement par la périostite alvéolo-dentaire, le purpura passager et la chute prématurée des dents et la pâleur anémique des tissus, celui-là est plus fréquent qu'on ne l'imagine et on l'a rangé jusqu'ici dans les anémies.

Pendant et surtout après le siége de Paris j'ai remarqué des phénomènes communs aux blessés et aux syphilitiques, phénomènes qui se sont perpétués encore jusqu'à ce jour. Pendant le siége et l'année 1871 il était remarquable que les chancres mous et les plaques muqueuses ulcérées étaient en beaucoup plus grand nombre que pendant les autres années. En 1871 et 1872 les plaies de guerre et même les plaies d'amputations de tumeurs ont présenté la pourriture d'hôpital à forme gangréneuse, ce qui depuis de longues années ne s'était point vu dans les hôpitaux. Les ulcères des jambes, les ulcères scrofuleux et syphilitiques ont été communs pendant ce temps. Il est évident que les privations du siége, le froid et les émotions morales avaient altéré la santé publique et avaient communiqué à toutes les maladies le caractère de l'anémie et du scorbut.

La syphilis modifiée par le scorbut présente pour caractère la tendance aux ulcérations et à la gangrène, c'est-à-dire au phagédénisme. C'est dans cette syphilis que rentre la syphilide puro-vésiculeuse précoce de Bazin, l'éthyma cachectique, le rupia syphilitique, et les syphilides tuberculo-ulcérantes qui en sont les diminutifs. Les éruptions de plaques muqueuses généralisées se transforment en ulcères sanieux recouverts de croûte. Les papules s'ulcèrent quelquefois et forment des boutons croûteux analogues aux grosses papules de prurigo, elles peuvent même devenir phagédéniques [1]. Enfin les syphilides tuberculeuses s'ulcèrent, mais ce qu'il faut bien se rappeler c'est que dans la grande majorité des cas, ces éruptions sont irrégulières et qu'elles sont intercalées; les malades qui en sont atteints sont pâles, ont les chairs molles et une tendance invincible au sommeil.

1. Voici un fait que je viens d'observer : un malade âgé de 27 ans, n'ayant eu aucun accident de scrofule, qui avait été traité à Strasbourg pour un chancre reconnu syphilitique par Sédillot et traité par le mercure, a été admis à l'hôpital Cochin en 1872, deux ans après le chancre, pour une syphilide ulcéreuse occupant les deux cuisses et les deux jambes et les pieds. Cette syphilide était constituée par des ulcères larges comme la paume de la main aux cuisses et aux jambes, et, aux orteils, les ulcères avaient la grandeur d'une pièce de 1 franc. La peau seule était ulcérée et il y avait sur tous les ulcères le caractère du phagédénisme, fond grisâtre pulpeux et bords taillés à pic. Ce malade était pâle, ses dents étaient déchaussées, et il avait maigri beaucoup depuis deux mois. Cet homme avait été soldat à Metz et prisonnier en Allemagne, et au retour en France il avait vécu dans l'indigence.

Ce malade avait une syphilide papuleuse irrégulière, à cause du traitement mercuriel qui en avait retardé l'apparition, et comme il

Les métastases de cette syphilis modifiée ont lieu surtout du côté du système osseux. Il y a des périostoses qui en réalité sont des épanchements sanguins sous-périostiques, de là des osteo-périostites suivies de carie, soit au voile du palais, soit dans les fosses nasales. Les métastases sur les viscères sont rares, mais la durée des accidents métastatiques du côté de la peau et dans le tissu cellulaire en revanche est plus longue; les malades restent longtemps anémiques. Les ulcères des jambes en effet développés sous l'influence de la syphilis modifiée par le scorbut ont une durée longue, tournent en phagédénisme, et lorsqu'ils guérissent ne tardent pas à récidiver jusqu'à ce que l'état scorbutique bien plus que la syphilis ait été amendé.

Ce n'est pas seulement l'observation des faits en France qui doit appuyer la théorie de la syphilis modifiée par le scorbut, ce sont les deux maladies, le sibbens d'Écosse [1] et la Radesyge [2] qui la prouvent. L'Écosse et les pays Scandinaves sont deux pays où le scorbut

avait souffert des privations d'une ville assiégée et de la vie des camps, il en avait gardé une sorte de scorbut qui expliquait la tendance aux ulcérations.

La meilleure preuve du fait est que le malade, mis au régime tonique et à une faible dose d'iodure de potassium, 0 gr. 50 par jour, n'a point eu de nouvelles ulcérations sur les papules disseminées qui existaient sur le corps et la face. Puis lorsqu'après des cautérisations énergiques les ulcères ont été cicatrisés, il y a eu quelques papules de récidive dans les cicatrices. A ce moment, après 3 mois de séjour à l'hôpital l'embonpoint était revenu, et les gencives étaient en meilleur état, les ulcères étaient guéris.

1. Consultez B. Bell, *Traité de la gonorrhée virulente*, t. II, p. 625.

2. Boeck de Christiania, *Traité de la Radesyge,* Paris, 1860; toute l'histoire de la maladie y est rapportée.

Des narrations authentiques établissent que la radesyge existerait dans la Finlande, le Jutland et la Poméranie.

a été fréquent; ils offrent un climat et des habitudes plus propres au développement du mal que les climats tempérés. La gravité du sibbens que Swediaur comparait à la syphilis du xve siècle, les ulcérations graves qui existent dans le sibbens tendent à faire concevoir ce mal comme une syphilis modifiée par le scorbut. Mais la radesyge (mal immonde) est encore plus caractéristique, il y a des ostéo-périostites presque constantes et elles ont pour caractère d'envahir surtout la bouche, la gorge et le nez; les caries et les nécroses sont bien signalées dans cette forme de syphilis.

Ainsi le caractère principal de la syphilis modifiée par le scorbut est la tendance immédiate à l'ulcération et à l'ulcération phagédémique, aussi bien au moment de l'accident de début et pendant la période éruptive que pendant la période des métastases. Les accidents cérébraux sont dans cette syphilis des épi-phénomènes dus à des caries et des nécroses des os du crâne.

5. *Syphilis modifiée par la tuberculose.* — La tuberculose existe tantôt comme conséquence de suppurations antérieures, tantôt comme conséquence de lésions semblables chez les parents. La tuberculose est acquise, ou héréditaire. Dans le premier cas, la scrofule acquise, des infections telles que la rougeole, la fièvre typhoïde et même les suppurations prolongées prédisposant à la tuberculose, et il ne faut qu'une occasion pour la développer, et dans ces conditions la tuberculose est une métastase d'infections antérieures et

non une métastase de la syphilis. Il ne faut pas décrire par conséquent une syphilis modifiée par ce genre de tuberculose, car les syphilis de toutes les formes accompagnées d'ulcères qui *suppurent longtemps* peuvent avoir pour échéance la tuberculose.

Mais la tuberculose héréditaire, celle qui part des organes génitaux et se termine par les tubercules pulmonaires; celle qui produit chez les enfants le carreau, la méningite tuberculose ; celle qui débute et finit par les tubercules pulmonaires, celle-là modifie la syphilis.

La syphilis chez les tuberculeux n'est pas modifiée pour les accidents éruptifs cutanés; ni les plaques muqueuses, ni les papules n'offrent de modification, les éruptions tuberculeuses ne sont pas davantage modifiées mais elles sont rares. Seulement chez les syphilitiques qui sont sous l'influence de la diathèse tuberculeuse, les éruptions sur les muqueuses, sur le voile du palais, dans le larynx et les bronches sont plus communes que dans les autres formes de syphilis. Ces plaques muqueuses sont susceptibles de s'ulcérer et de produire ces rétrécissements des voies aériennes qui arrivent dans les premières années de la syphilis, quoiqu'ils ne se manifestent que plus tard et persistent longtemps jusqu'à ce que la tuberculisation pulmonaire ou autre, termine la série des accidents.

Les tubercules isolés en plaques ou gommes du derme des syphilitiques tuberculeux s'ulcèrent comme les tubercules des syphilitiques scrofuleux, ils deviennent phagédéniques gangréneux.

Lorsque la tuberculisation pulmonaire menace, la syphilis qui survient hâte les progrès du mal et entraîne une mort rapide sans que des lésions nouvelles aient eu le temps de se produire. Mais chez les individus qui ont la syphilis avant que la tuberculisation pulmonaire soit commencée, au contraire la tuberculose semble mesurer sa marche sur celle de la syphilis. Les lésions viscérales qui ont été attribuées à la syphilis seule, telles que gommes du foie, gommes du cerveau, et surtout gommes du testicule et orchites gommeuses appartiennent aux syphilis modifiées par la tuberculose. Les observations mêmes de Virchow, celles que Lancereaux a réuni dans les ouvrages qu'il a publiés sur la syphilis, offrent parmi les cas concluants de gommes viscérales, des faits, où l'autopsie a montré qu'il y avait des tubercules dans les poumons. Quant aux examens microscopiques ils montrent de la manière la plus nette qu'il est impossible d'établir une différence entre la production que l'on dit syphilitique et la production tuberculeuse. Ditrich même, lorsqu'il a rattaché les cicatrices du foie à la syphilis, n'a pas manqué de trouver des cicatrices du poumon et quelques tubercules de cet organe en même temps que des cicatrices du foie.

Le *testicule tuberculeux* des syphilitiques est caractérisé par la production de nodosités sur l'épididyme et quelquefois dans le testicule. Le mal attaque un seul ou les deux testicules à la fois, et comme pour les tubercules du testicule simple, il se développe à l'occasion d'une blennorrhagie, d'une orchite uréthrale de la continence ou bien à l'occasion de la masturbation ou à la suite d'un coup reçu sur les bourses. Il y a production d'hydrocèle concomitante, mais seulement dans les cas où la tumeur a acquis un certain volume. Voici le dernier exemple que j'ai observé.

Un garçon de 25 ans, bègue et peu intelligent, ayant eu des maux d'yeux dans sa jeunesse, né de père et mère sains mais ayant eu une sœur morte de la poitrine, avait eu en 1869 des chancres mous multiples du gland pour lesquels il avait été traité à l'hôpital du Midi pendant un mois. En 1870 pendant le siége de Paris le malade avait eu une blennorrhagie suivie d'orchite à droite.

Entré au mois de mars à l'hôpital Cochin, il présentait des ulcères arrondis aux deux jambes et sur le tronc qui avaient tous les caractères des tubercules syphilitiques ulcérés, pour lesquels il a été traité pendant 2 mois.

Le malade est rentré à l'hôpital pour une blépharite ciliaire le 20 décembre 1872; il montre alors ses testicules qui sont dans l'état suivant.

A droite le testicule est volumineux et offre une dureté plus grande sur l'épididyme très-augmenté de volume, il y a une hydrocèle concomitante.

A gauche l'épididyme seul présente des petites irrégularités, mais il est très-volumineux et dur. Il n'y a point d'hydrocèle.

Le testicule droit est le plus anciennement malade.

Il y a une induration douteuse au niveau de la vésicule séminale du côté droit.

Ce malade qui ne présente aucun signe de tuberculose pulmonaire a deux testicules tuberculeux. La forme des lésions, la tuberculose chez un collatéral et les privations du siége autorisent le diagnostic. Ajoutons encore que le malade a eu une blennorrhagie et une orchite du côté droit, du côté où le testicule a été primitivement malade, et que chez les tuberculeux il est commun de voir la tuberculose suivre une orchite qui passe à l'état chronique; en un mot, ici on voit un cas de testicule tuberculeux chez un syphilitique.

Les gommes du foie, les adhérences de cet organe avec les parties voisines sont aussi des complications de la syphilis modifiée par la tuberculose. Plusieurs observations sommaires du livre de P. Yvaren sur les métamorphoses de la syphilis semblent avoir trait à la syphilis doublée de tuberculose [1]. L'augmentation de volume du foie si commune chez les tuberculeux se retrouve dans les cas de syphilis modifiée par la tuberculose; mais les lésions gommeuses ne sont point tranchées, elles offrent un caractère peu net, ce sont des petites masses fibroïdes renfermant de la graisse, c'est-à-dire quelque chose qui ressemble au tubercule du foie avant le ramollissement ou en régression.

Les caries et les périostites des os du crâne appartiennent à la syphilis modifiée par la tuberculose. Chez les scrofuleux les tubercules des os engendrent la carie; mais ici ce n'est pas la syphilis qui est en cause, c'est la tuberculose.

Les gommes du cerveau sont aussi des tubercules ou des abcès chroniques. Une observation de Virchow [2] est très-instructive à cet égard. Il y est dit qu'il y avait une tumeur caseuse dans le chiasma des nerfs optiques, les examens ne montrent pas que la lésion avait un ca-

1. P. Yvaren, *Métamorphose de la syphilis*, p. 412 et suivantes.
2. Virchow, *Syphilis constitutionnelle*, trad. Picard, p. 164.

ractère distinct des lésions tuberculeuses, à part le siége. Mais en même temps il y avait des tubercules des ganglions mésentériques et des *tubercules pulmonaires*, c'est l'expression même de Virchow. Les observations de gommes du cerveau qui ont été publiées d'ailleurs dans d'autres ouvrages ne sont pas plus concluantes, et l'on peut affirmer que quand il y a des tubercules pulmonaires en même temps que des gommes, les gommes viscérales sont des tubercules modifiés chez les syphilitiques.

6. *Syphilis modifiée par la scrofule acquise ou adénie.* — L'adénie dont la nature n'est pas encore bien définie, est une leucocytose avec engorgement ganglionnaire pour les uns, une scrofule limitée aux ganglions pour les autres. Elle correspond assez exactement à ce que Virchow décrit sous le nom de dégénérescence amyloïde des organes hématopoiétiques. Quelques faits m'avaient poussé à conclure que l'adénie était l'échéance finale des syphilitiques arrivés à la période cachectique quand la tuberculose ne faisait point cette fonction. Virchow lui-même le pensait puisque, sous le nom de marasme syphilitique, il décrit la dégénérescence amyloïde du foie, de la rate et des ganglions. Mais de bonnes observations de Bazin, l'expérience séculaire, ont montré qu'il y avait une maladie débutant par une suppuration chronique interstitielle ou cachée qui était caractérisée par des engorgements successifs des ganglions dont les uns suppuraient et les autres ne suppuraient pas. Le carreau, cette maladie depuis si longtemps connue, qui suit les diarrhées des enfants chétifs,

a permis d'établir qu'il y avait une forme de maladie du système lymphatique dans laquelle les engorgements des ganglions étaient le phénomène capital. Trousseau a retiré cette maladie du cadre de la scrofule, Bazin l'y a maintenue, la vérité est plus du côté du dernier auteur que du premier, seulement on peut dire que l'adénie est plus une scrofule acquise que la scrofule éruptive et les scrofules osseuses.

Voici un fait de syphilis compliquée d'adénie et, ce qui est curieux, c'est l'apparition de l'adénie en même temps que la période éruptive de la syphilis; puis, lorsque tous les accidents de l'éruption ont disparu, il reste l'adénie qui demeure stationnaire.

La femme M., 49 ans, n'ayant jamais eu d'accident de scrofule, atteinte de syphilis par suite de coït infectant, et ayant une syphilide papuleuse sortant par poussées successives et qui était traitée depuis un an par les mercuriaux, présentait en même temps que la syphilis des ganglions engorgés aux aines et aux aisselles, un entre autres qui occupait l'aisselle gauche et existait chez la malade depuis l'âge de 27 ans. Pendant le traitement de l'éruption syphilitique le ganglion avait augmenté de volume, puis après l'éruption terminée, les ganglions du cou s'engorgèrent et acquirent le volume du poing. Pendant tout ce temps il n'y avait qu'une blépharite légère qui pouvait être considérée comme l'origine de cette adénite cervicale multiple. Les ganglions engorgés de l'aisselle persistèrent, et en 1873 un d'eux suppura, mais les autres disparurent peu à peu; celui de l'aisselle qui avait le volume d'un œuf était réduit enfin au volume d'une noisette. Cette malade avait un peu d'anémie et je n'affirme pas qu'elle n'avait pas un peu de leucocytose, car les examens du sang que j'ai faits ont montré des globules blancs en assez bon nombre, mais les toniques ayant relevé promptement ses forces il y a lieu de croire que l'altération du sang a été peu marquée.

Chez cette malade, qui n'avait aucun antécédent scrofuleux, il y a adénie pendant la période éruptive de la syphilis; cette adénie est dans son plein pendant 2 ans: puis elle décroît après la suppuration d'un ganglion du cou, et les engorgements des autres ganglions disparaissent peu à peu. Ce cas est le moins grave que j'aie observé, car à part les adénites chroniques multiples, la malade ne présente aucun symptôme grave du côté des viscères. Cette malade avait été traitée pour sa syphilide irrégulière par les toniques et les bains sulfureux. Après un séjour de 3 mois la syphilide s'était éteinte, elle avait déjà duré 6 mois pendant l'application du traitement mercuriel, et c'était pendant ce temps que les ganglions s'étaient engorgés.

Il y a d'autres cas plus graves; ce sont ceux où la leucocytose accompagne l'adénie, mais dans de pareilles conditions l'adénie avec leucocytose domine la scène, et la syphilis disparaît pour ainsi dire. Je n'ai perdu en 7 ans qu'une malade dans le cours d'une syphilis, en dehors de celles qui sont mortes du choléra, de la variole ou du rhumatisme articulaire aigu, et celle qui est morte d'une néphrite albumineuse suite d'une maladie de cœur antérieure de la syphilis. La malade qui est morte avait eu des plaques muqueuses et une syphilide papuleuse peu confluente; elle eut un érysipèle de la face à la suite duquel quelques ganglions qu'elle avait au cou prirent un accroissement énorme; les ganglions du médiastin et de l'aisselle se prirent ensuite et la malade mourut avec tous les signes de l'adénie et de la leucocytose. A l'autopsie, nous n'avons rien trouvé que des chaînes de ganglions engorgés ne présentant au microscope que les signes de l'hyperhémie et une augmentation en nombre des corpuscules lymphatiques. Il n'y avait aucune lésion des autres viscères. Ici l'adénie syphilitique jointe à la leucocytose avait rapidement enlevé la malade, qui d'ailleurs avait des habitudes de masturbation que rien ne pouvait arrêter.

Il y a aussi des adénies qui surviennent à un âge avancé chez des malades qui ont eu autrefois des chancres. — Un malade âgé de 60 ans n'ayant aucun antécédent scrofuleux ou tuberculeux dans la famille qui avait eu autrefois, il y a 36 ans, des chancres mous et un bubon, fut atteint d'adénites cervicales chroniques au moment du siége. Ces ganglions petits et durs s'ulcèrent, et en même temps un abcès froid apparut au niveau de l'épine iliaque antérieure et supérieure du côté droit. Lorsque je vis le malade auquel un traitement mercuriel et l'iodure de potassium avaient été administrés, les ulcérations du cou et de la hanche s'étaient reproduites et résistaient aux cautérisations : il y avait phagédénisme scorbutique. Les bords des ulcères étaient décollés, ne bourgeonnaient pas, les ulcères se cicatrisaient sur une plaie et se reproduisaient à côté. Il n'y avait aucune induration capable de faire supposer que ces ulcérations étaient cancéreuses. Sous mes yeux, des ganglions multiples s'engorgèrent, il y en eut jusque sous la clavicule et dans l'aisselle, dans les médiastins, et finalement le malade mourut asphyxié.

A l'autopsie, nous avons trouvé des ganglions dégénérés dans le médiastin et l'abdomen ; la rate, le foie renfermaient des noyaux du volume et de la forme d'un marron. Les ganglions et les tumeurs du foie au nombre de 8 et d'inégale grosseur avaient la même structure que les ganglions ; elles offraient une masse dure, blanche et dans plusieurs points un petit noyau ramolli verdâtre à son centre et qui représentait exactement le tubercule ramolli. Les poumons d'ailleurs présentaient, à gauche surtout, des tubercules à tous les degrés ; seulement, cette tuberculisation occupait une petite surface relativement, et n'était point assez avancée pour qu'on pût croire qu'elle était antérieure aux lésions ganglionnaires. Toutes ces lésions d'ailleurs, examinées au microscope, représentaient exactement les altérations qui appartiennent, suivant les Allemands, à la dégénérescence amyloïde et la forme des lésions du lymphadénome connu sous le nom de lymphadénome avec production de tissu lymphoïde. Le malade n'avait jamais eu antérieurement de manifestation de la scrofule et c'est à 60 ans que l'adénie s'est manifestée, le malade était dans la misère et avait supporté les privations du siége de Paris. L'adénie s'est développée sous cette influence, à l'occasion d'adénites chroniques suppurées sans doute. Si la syphilis a joué un rôle dans ce mal, elle n'a pas été seule à agir sur les ganglions, car les faits du genre de celui-ci peuvent être considérés comme exceptionnels. Cependant sous le titre de gommes du foie, on trouve dans les livres et les recueils périodiques des faits analogues où les engorgements des ganglions du médiastin et du mésentère et où la rate même présentaient des altérations analogues à celles du foie, et où il y avait des tubercules pulmonaires en même temps que des lésions du foie.

Dans ce dernier cas encore, l'adénie domine la scène, et comme dans le précédent, la syphilis n'a qu'un rôle accessoire tout à fait problématique.

7. *Syphilis modifiée par l'alcoolisme.* — L'alcoolisme devenu très-fréquent de nos jours, est une maladie dont l'échéance fatale est la dégénérescence graisseuse et athéromateuse des vaisseaux; il trouble la nutrition à un très-haut point, et aujourd'hui en chirurgie, ainsi que l'a démontré Verneuil, l'alcoolisme est l'état général qui aggrave le plus le pronostic des blessures et des opérations chirurgicales. L'usage, j'allais dire l'abus de l'alcool dans la thérapeutique médicale, a été encore d'un grand enseignement. L'alcool administré à forte dose agit dans la pneumonie comme le tartre stibié et même comme la saignée, il produit une sédation immédiate et lorsque le pouls se relève une nouvelle potion alcoolisée produit une nouvelle sédation. Ceci montre que l'alcool agit comme altérant.

Ces deux considérations permettent de préciser à l'avance le rôle de l'alcoolisme et son action sur la marche de la syphilis. L'alcoolisme uni à la syphilis lorsque celle-ci débute, agit comme le mercure, il rend la syphilis anormale, c'est-à-dire qu'il arrête la période d'éruption, qu'il la contrarie, et que les syphilides généralisées sont rares et font place aux syphilides tuberculeuses, circonscrites, résolutives. C'est chez les alcooliques que l'on voit le plus souvent les syphilides circonscrites présenter des rechutes et des récidives multiples.

Mais si sur ce point la syphilis modifiée par l'alcoolisme est une simple syphilis anormale, il n'en est plus de même lorsqu'on considère la métastase de la syphilis chez les alcooliques. Ici en effet nous trouvons les méningopathies, les cirrhoses avec adhérences du foie au diaphragme et à ces deux lésions se rattachent les pertes de connaissance subites, les ascites qui guérissent, dit-on, par le traitement dit antisyphilitique et surtout *une bonne diète,* lorsque le mal débute.

Les hématomes de la dure-mère ou hémorrhagies des fausses membranes consécutives à la méningopathie alcoolique si bien étudiés à la Société anatomique de Paris, et que l'on connaissait autrefois sous le nom d'hémorrhagies méningées, se rencontrent dans la syphilis modifiée par l'alcoolisme. Les observations ne manquent pas à cet égard ; quoique Lancereaux ne les ait pas rattachés à l'alcoolisme, il en cite plusieurs exemples dans son traité de la syphilis où il a fait rentrer trop de faits étrangers à son sujet.

La cirrhose avec rétraction des éléments fibreux du foie et les cicatrices de cet organe sont aussi des lésions qui appartiennent plus à l'alcoolisme qu'à la syphilis. Les observations qui ont été prises dans le but de prouver que le mal était syphilitique l'ont été avant qu'on connût bien l'alcoolisme, et c'est pourquoi il n'est fait aucune mention des habitudes des malades.

8. *Syphilis modifiée des pays chauds.* — Le pian ou yaw, le bouton d'Amboine, le bouton de Biskra en Algérie et l'ulcère de Mozambique sont des modes de la maladie syphilitique. Autant que l'on en peut juger à distance d'après les travaux des médecins qui les ont observées, ce sont des syphilis où le mal arrive de bonne heure à la période métastatique, où les accidents de début et les éruptions manquent ou passent inaperçus.

Le mal, à des degrés divers, a le caractère d'une gomme ulcérée phagédénique ou non, autour de laquelle se développent d'autres gommes. Peut-être le tempérament lépreux dans ces contrées où la lèpre et l'éléphantiasis des Arabes sont endémiques, est-il la principale cause de ces formes de syphilis?

Beaucoup de dissertations ont été produites sur ces maladies, mais l'inégalité d'instruction des observateurs a jeté dans les observations des incertitudes de toutes sortes. Cependant ce qui fait penser que le bouton d'Amboine, le pian, etc., sont des syphilis modifiées par les conditions hygiéniques et le tempérament des habitants, c'est qu'il est des pays chauds où la syphilis a une marche normale. Depuis la relation de Johnston[1], qui dit avoir vu la syphilis suivre son cours comme en Europe, on a de nombreuses relations qui témoignent que la syphilis en Asie, en Amérique et en Afrique, a eu et a les mêmes caractères qu'en Europe.

1. JOHNSTON, *Histoire générale des Pirates*, Lond., 1725.

On a aussi la relation du docteur Hoffmann [1], qui enseigne qu'à Ghadames les syphilides cutanées existent comme dans les syphilis européennes.

Action des traumatismes sur les syphilitiques. — Nous avons déjà vu dans le cours des chapitres qui ont trait aux formes de la syphilis que les traumatismes étaient l'occasion du développement de périostoses et même de gommes. Cette fâcheuse propriété qu'ont les syphilitiques de présenter ces accidents au moindre traumatisme n'est pas contestée, et elle est d'accord avec ce que l'on sait des autres maladies diathésiques. Mais il y a encore d'autres accidents que le traumatisme provoque chez les syphilitiques. Pendant la période de suppuration des éruptions papuleuses ou gommeuses une plaie accidentelle peut devenir ulcéreuse. Delpech [2] l'avait constaté. Verneuil [3] croit que la réunion par première intension échoue chez les syphilitiques. Plus tard, à propos des suppurations des traumatismes sous-cutanés, il est revenu à la même idée [4]. Depuis J.-L. Petit [5] enfin l'on admettait que les syphilitiques avaient les os plus fragiles et étaient plus exposés aux fractures, et que la consolidation des fractures chez eux se faisait plus lentement [6].

1. *Mission de Ghadames, rapport officiel*, Alger, 1863, in LANCEREAUX, *Traité de la syphilis.*

2. DELPECH. *Chirurgie clinique*, t. I, Paris.

3. VERNEUIL. *Gaz. hebdomadaire*, Paris, 1863, p. 134.

4. *Des suppurations des lésions traumatiques interstitielles*, bull. Soc. de chir. 1872.

5. Voy. J. L. PETIT à l'historique (page 86 de ce livre).

6. Les faits relatifs à des retards de consolidations des fractures dus à la syphilis sont rapportés par NORRIS, *On the occurence of non union*

Mais dans toutes les modifications que la syphilis imprime à la marche du traumatisme on retrouve celles que lui apportent les maladies diathésiques ou inflammatoires, la variole même a une action voisine de la syphilis. Mais il reste toujours ce fait que l'on peut vérifier chaque jour la production de périostoses frontales et tibiales chez les syphilitiques. A toutes les périodes, sous l'influence d'un traumatisme, une compression ou un choc en ont été la cause occasionnelle. On a vu à propos des syphilis anormales (p. 309) le fait remarquable d'une série de gommes limitée à une région succédant à un coup violent reçu en ce point.

Influence des maladies fébriles sur la syphilis. — Toutes les affections chroniques sont modifiées dans leur marche par la maladie aiguë qui survient dans leur cours, et même c'est de la connaissance de ces faits qu'on peut tirer la théorie de la révulsion thérapeutique. La syphilis reçoit des maladies aiguës fébriles qui apparaissent, soit pendant les éruptions normales, soit pendant les éruptions circonscrites de tubercules cutanés, des modifications importantes.

Les pneumonies, bronchites aiguës, pelvi-péritonites, érysipèles, etc., pendant la période éruptive de la syphilis font pâlir les éruptions, mais celles-ci reparaissent ensuite et suivent leur cours normal.

Les syphilides tuberculeuses ulcérées sont les lésions

after fractures. Américain journal, juin 1842, et par Berard, *Des causes qui empêchent ou retardent la consolidation des fractures.* Thèse de concours, Paris, 1833.

qui subissent le plus le contre-coup de la maladie fébrile, elles se cicatrisent pendant la maladie aiguë. Rarement la guérison est radicale, le plus souvent il y a simplement une amélioration; un érysipèle autour de l'ulcère est ce qui guérit le mieux cette lésion.

La durée de la maladie fébrile avec ou sans suppuration est très-importante. Plus la fièvre a duré plus la guérison est certaine. Voici un fait instructif à cet égard. Un malade atteint de syphilide tuberculeuse ulcérée serpigineuse du front avait en même temps un rétrécissement syphilitique du larynx. Traité par le mercure depuis plus d'une année, il n'en était pas moins arrivé à ne plus pouvoir respirer. La trachéotomie fut pratiquée. Pendant la durée de la suppuration de la plaie de la trachéotomie les ulcères du front se cicatrisèrent entièrement, mais bientôt après le malade eut une rechute et la syphilide tuberculo-ulcéreuse reparut et s'étendit à presque tout le front. Une bronchite survint, elle passa à l'état chronique ; et il y eut 19 jours de fièvre. Pendant cette fièvre la syphilide se cicatrisa entièrement. Après l'amélioration de l'état général, il y eut encore une petite rechute mais la cicatrisation s'établit définitivement. Il est juste d'ajouter qu'aujourd'hui fin décembre 1872 sa bronchite a passé à l'état chronique et qu'elle est entretenue par le séjour de la canule à trachéotomie. Il y a encore de temps en temps des points qui s'ulcèrent autour de la cicatrice.

Syphilis héréditaire.

Influence de la syphilis sur la génération et sur la grossesse et le fœtus. — La syphilis est héréditaire. L'homme qui a la syphilis peut procréer des enfants à toutes les périodes de la syphilis. La femme est-elle exactement dans le même cas? En raisonnant comme je l'ai fait jusqu'ici sur les bases de la syphilis normale, c'est-à-dire de la syphilis traitée sans mercure ou exempte de complications que lui apportent les tempéraments, on arrive, à l'aide des faits qui ont été produits à la société de chirurgie par moi-même en 1869, à déterminer d'une façon précise quelle est la marche de la grossesse chez les femmes qui ont la syphilis.

Mais il est une opinion qui est répandue sans preuves suffisantes à l'appui et qui doit être signalée ici. Les femmes qui ont eu la syphilis seraient stériles au moins pendant un certain temps. Cette règle a été aussi appliquée à l'homme d'après le dire de quelques médecins. C'est un problème fort complexe à résoudre que de chercher la véritable cause des mariages stériles en dehors des lésions des organes génitaux internes et externes des deux sexes. Il y a des fables relatives à l'usage de certaines plantes. On a dit que les unions disproportionnées, le mariage hâtif, l'acclimatation difficile pour certains couples transplantés dans des régions autres que celles où ils sont nés, les unions consanguines, la prostitution, l'alcoolisme causent la stérilité. Mais il y a encore des faits qui infirment la règle. Néanmoins, on peut dire qu'en dehors de ces causes de stérilité, les maladies chroniques ont quelque influence : les maladies du cœur, les intoxications paludéennes et saturnines sont dans ce cas. Mais on est souvent frappé de voir des tuberculeux arrivés à une période assez avancée de la tuberculisation pulmonaire procréer des enfants qui naissent vivants. Aussi en considérant l'ensemble des faits, il n'est pas possible d'affirmer que la syphilis est une cause inéluctable de stérilité, ou au moins une cause de stérilité et d'avortement dans le cas où la syphilis est normale.

Lorsque la conception a eu lieu quelle est l'influence de la syphilis sur la grossesse ?

En général toutes les affections aiguës fébriles, comme la pneumonie et les intoxications, comme la variole, le choléra, l'infection purulente, le typhus, à la période d'activité, causent l'avortement, le fait est à peu près universellement admis, et l'expérience de chaque jour en fournit de nouvelles preuves. D'après ce que j'ai observé la syphilis ne fait pas exception : les syphilitiques grosses ont avorté ou donné le jour à des enfants qui ne vécurent point dans la moitié des cas. Mais ici il faut encore distinguer.

Les malades gagnent la syphilis et deviennent enceintes en même temps.

Les malades gagnent la syphilis pendant la grossesse.

Enfin des malades ont la syphilis depuis assez longtemps lorsqu'elles deviennent enceintes.

Quoique très-différentes, ces conditions néanmoins

peuvent varier d'après des causes étrangères à la syphilis. Ainsi la primiparité, les anémies, les dysménorrhées antérieures doivent intervenir dans les grossesses des syphilitiques quelle que soit l'époque à laquelle elles ont gagné leur mal.

J'ai observé à l'hôpital de Lourcine un grand nombre de femmes grosses syphilitiques à toutes les époques de la grossesse. Sur ce nombre 54 sont accouchées sous mes yeux après avoir été traitées un certain temps sans mercure et par le régime tonique associé aux bains sulfureux. Voici les résultats bruts qui ont, eu égard à la marche naturelle de la syphilis, la valeur d'expériences certaines.

Sur 21 femmes toutes atteintes de plaques muqueuses ou de syphilides papuleuses qui avaient gagné la syphilis en même temps qu'elles étaient devenues enceintes, 10 ont avorté avant 7 mois; 7 sont accouchées à terme ou un peu avant terme d'un enfant sain, 4 ont mis au monde avant terme un enfant qui a vécu de 1 jour à 1 mois; toutes ces malades étaient primipares.

Sur 22 femmes ayant des éruptions syphilitiques qui ont pris la syphilis pendant la grossesse du deuxième mois au huitième, 7 femmes, dont deux étaient à leur deuxième [1] enfant, ont avorté avant 7 mois; 9 femmes ont mis au monde un enfant sain, une d'elles était à sa deuxième grossesse. 6 ont amené un peu avant terme un enfant chétif. Celles-ci étaient toutes primipares.

Sur 11 femmes qui avaient eu la syphilis longtemps

1. Dans le mariage et dans la prostitution clandestine ce fait est assez fréquent.

avant de devenir enceintes, c'est-à-dire qui avaient passé la période éruptive de la syphilis, 3 ont avorté; une d'elles était à son deuxième enfant; 5 ont mis à terme un enfant vivant et sain. Une était à sa seconde grossesse; 3 primipares ont mis au monde un enfant chétif qui a vécu moins de un mois.

Tout ce que l'on pouvait affirmer à priori est vérifié par ces chiffres. Dans le cas de simultanéité de la production de la vérole et de la grossesse, *le père et la mère sont syphilitiques :* l'enfant est plus sûrement et plus gravement atteint.

Il y a 47 pour cent d'avortements d'enfants sains.
19 de naissances d'enfants chétifs avant terme.
33 d'enfants sains

Il y a beaucoup d'avortements, on le voit.

Lorsque la syphilis est gagnée pendant la grossesse les conditions changent, puisque la *mère seule est syphilitique :* au début de la grossesse, le père peut être présumé sain. Les moyennes ici, sont déjà meilleures.

Il y a 33 pour cent seulement d'avortements.
41 pour cent d'enfants sains.
26 d'enfants chétifs nés avant terme ou non viables.

Les accouchements normaux augmentent; les avortements diminuent, et les naissances d'enfants chétifs augmentent; la proportion de ces derniers augmentant, cela indique déjà que la situation des femmes grosses qui gagnent la syphilis pendant leur grossesse est meilleure que lorsque la syphilis débute avec la grossesse.

Quand la période éruptive de la syphilis est passée, quand les malades ont seulement des récidives tardives de plaques muqueuses ou une iritis, lorsque la syphilis a déjà une ou plusieurs années d'existence, les proportions deviennent encore plus avantageuses : ici *le père peut encore être présumé sain.*

Il y a 27 pour cent d'avortements.

48 d'accouchements naturels d'enfants sains.

27 d'enfants chétifs nés avant terme.

Ici autant d'avortements que de naissances d'enfants chétifs et près de moitié d'accouchements normaux [1].

Certes tout n'est point dit ; il faut faire intervenir dans les avortements les chutes, le défaut de précautions, mais quoique dans tous les avortements il y ait une part à faire pour les accidents, les avortements chez les syphilitiques ne doivent pas être contestés, pas plus que les avortements dans la pneumonie, le choléra et la variole. Il faudrait cependant prendre en considération l'état du tempérament des malades, et c'est ce qui expliquerait pourquoi l'avortement n'est point la règle absolue dans la syphilis. C'est là un sujet de recherches à poursuivre.

Il y a beaucoup de dires à l'égard de la prédisposition aux avortements chez les syphilitiques. On répète que le mercure, administré à des femmes qui avaient eu plusieurs avortements et qui étaient soupçonnées d'avoir eu la syphilis ou dont le mari avait eu la sy-

1. Les malades traités par le mercure offrent des proportions à peu près égales et s'il y a désavantage il est pour les femmes qui ont été traitées par le mercure. Voir les statistiques que j'ai publiées, *Bull. soc. de chir.* 1867, 1868, 1869 et 1870.

philis, les empêchait d'avorter et que cela prouvait la prédisposition des syphilitiques aux avortements. Ce sont là des opinions qui ne reposent que sur une observation imparfaite ou une théorie préconçue. Bertin, qui avait une grande expérience de la syphilis, reconnaît que même en dehors de tout traitement les femmes syphilitiques, après avoir mis au monde des enfants malades, finissaient, grâce à l'épuisement de la maladie, par avoir un enfant sain. Les opinions émises de nos jours sans observation à l'appui n'ont pas une autorité suffisante, et Bertin était plus sincère ou mieux éclairé.

Les femmes grosses atteintes de syphilis présentent plusieurs particularités importantes à connaître.

Les plaques muqueuses des organes génitaux sont plus rebelles en raison de la congestion des organes génitaux externes. Souvent les plaques muqueuses se transforment en végétations. Les papules du tégument pâlissent rapidement, à un moment rapproché de leur époque d'apparition, un mois, six semaines ou trois mois, et ceci arrive généralement au septième mois, au moment où, dans toutes les grossesses normales, les femmes enceintes prennent un certain cachet d'anémie qui varie, de ce qu'on a appelé la pléthore séreuse à l'anémie franche.

Les syphilides tuberculeuses en groupe pâlissent également vers la fin des grossesses.

L'avortement ou l'accouchement, pendant lesquels les malades gardent le repos au lit et observent les soins de propreté, ont pour effet immédiat de permettre la guérison des plaques muqueuses et de faire pâlir les éruptions papuleuses comme le ferait toute autre maladie grave. Mais aussitôt que la malade est relevée de ses couches l'éruption reparaît et termine son cours.

Sous l'influence des syphilis anormales et des syphilis modifiées il y a quelques variations dans les éruptions et les métastases, mais on peut dire néanmoins que la grossesse domine tous les autres actes physiologiques et masque ce qui tient aux tempéraments des individus.

La syphilis ne constitue pas une immunité pour la fièvre puerpérale ni pour la fièvre typhoïde. Ces maladies atteignent aussi bien les femmes grosses syphilitiques que les autres, la variole même ne les épargne pas.

La marche de la grossesse chez les syphilitiques qui n'avortent point ne présente rien de particulier qui la distingue de celle de la grossesse chez une femme saine.

Les femmes grosses syphilitiques ont peu de lait ou du lait séreux; plus la syphilis a été contractée près du moment de la conception, plus la sécrétion lactée est défectueuse.

Les avortements chez les femmes syphilitiques se présentent dans les conditions des autres avortements; ils y existent généralement du 2e au 6e mois chez les femmes syphilitiques au moment de la grossesse et au 7e mois chez les femmes infectées pendant la grossesse. Mais il n'y a pas de règles absolues. Lorsque l'avortement a lieu après le 5e mois, l'enfant cesse de remuer et il y a des coliques. Parfois l'expulsion du fœtus n'a pas lieu immédiatement, celui-ci séjourne 8, 10 jours encore dans le sein de la mère et finit par sortir, et dans ce cas il est macéré. Les accouchements prématurés d'enfants morts se présentent généralement de la sorte. Le nombre d'enfants morts et macérés qui sont expulsés au 8e mois de la grossesse me font supposer que cela est un peu plus commun chez les syphilitiques que chez les varioleuses et chez les femmes qui ont eu vers le 7e mois de la grossesse une affection fébrile grave.

Des lésions des annexes du fœtus attribuées à la syphilis. — L'amnios, le placenta fœtal ne présentent aucune lésion qui soit propre à la syphilis et qu'on rencontre dans la majorité des cas de grossesse chez les syphilitiques.

Il y a quelques cas d'*hydropisie de l'amnios,* des *hématomes du placenta* que j'ai vus une fois chez une syphilitique et que j'ai rencontrés chez des femmes non syphilitiques. Virchow [1] les appelle endométrites décidua circonscrites ou diffuses avec atrophie des villosités; il dit ne les avoir vus qu'une fois. Les dépôts plastiques sur l'anmios et le placenta et les granulations ayant la structure des tubercules se sont rencontrés à peine dans quelques cas. Il n'y a pas de lésion des enveloppes de l'œuf qui puisse être attribuée à la syphilis.

Des lésions du fœtus. — Les lésions du fœtus qui est porté par une mère syphilitique et meurt avant le 7e mois sont celles d'une infection purulente à divers degrés. L'enfant en effet a une tendance à la suppura-

1. Virchow, *die Krankhaften Geschwulste,* t. II, trad., Paris, t. II, p. 471.

tion caséuse plus grande que l'adulte, et le fœtus a encore plus de tendance à la suppuration que l'enfant.

Les pneumonies avec hépatisation, les tumeurs du poumon, les noyaux signalés par Depaul, Hecker, Virchow, ne sont point observés dans les fœtus qui meurent avant terme, il n'y a chez eux que des noyaux apoplectiques, quelquefois des petits foyers blanchâtres. Mais le foie présente une lésion qui est plus concevable et plus en rapport que les lésions pulmonaires avec la circulation fœtale. Le foie en effet c'est l'organe par lequel passe en premier lieu le sang qui arrive du placenta maternel; c'est donc là que doivent se montrer les lésions avant tous les autres organes. Aussi trouve-t-on chez les fœtus le foie volumineux, verdâtre, ramolli et présentant de petits noyaux apoplectiques et des petits grains opaques. Suivant Gubler quelquefois il y a des fausses membranes sur le péritoine qui recouvre le foie, c'est-à-dire une véritable péritonite avec vascularisation du péritoine. Simpson[1] l'a décrite le premier, elle est réelle, et c'est l'état inflammatoire du foie qui en est la cause. Mais pour qu'elle se produise il faut que le fœtus ne meure pas dans les premiers moments de la lésion du foie, et c'est ce qui explique pourquoi on ne rencontre pas la péritonite dans tous les cas. Au contraire du foie et du poumon, le thymus offre parfois de véritables abcès ou des ramollissements qui sont une variété de suppuration. C'est ce que Dubois a bien montré en 1850 [2] et plusieurs auteurs allemands ont vérifié cette assertion; mais cette

1. Simpson, *Obstetric Works*, t. II, p. 172.
2. Dubois, *Gaz. de méd. de Paris*, 1850.

lésion est encore moins rare chez les enfants qui naissent avant terme que chez les enfants qui sont le produit d'un avortement.

Ici nous retrouvons la même mort du fœtus que dans les cas de variole de fièvre typhoïde ou de fièvre grave chez sa mère, l'enfant ne présente pas des lésions analogues à celles de la mère. Il meurt asphyxié par un sang malade.

Le tégument du fœtus présente des plaques hémorrhagiques, et comme ces fœtus sont morts plusieurs jours avant leur expulsion, l'épiderme est détaché au-dessus des plaques hémorrhagiques.

Ainsi les fœtus qui sont morts dans le sein d'une mère syphilitique présentent des lésions qui ont pour caractère principal des foyers hémorrhagiques et même des abcès; la péritonite signalée par Simpson ne doit être regardée que comme un épiphénomène des lésions du foie au même titre que la pleurésie qui accompagne les abcès métastatiques du poumon.

Le sang de la mère malade arrive au fœtus et y produit comme il le produirait dans un viscère vasculaire une métastase sous forme de noyaux apoplectiques qui dans quelques cas s'abcèdent. Seulement comme la mort du fœtus est arrivée rapidement, la suppuration n'a pas eu le temps de se produire.

- *Des lésions des enfants nés avant terme ou qui meurent dans le* 1er *mois.* — Quelques enfants qui passent le 7me mois dans le sein de la mère, échappent à l'infection, naissent avec des lésions variables qui sont à un degré plus prononcé des marques d'infections avec métastases multiples, même en l'absence de manifestations cutanées.

Le foie présente tantôt une dureté très-grande, et des petits grains blancs opaques avec des taches jaunes dues à l'extravasation de la bile tels que Gubler les a décrits, et c'est là une hépatite diffuse. Dans d'autres cas, il y a des noyaux du volume d'une noisette puriformes au centre ou durs, tels que les ont vus Testelin [1], Wedl [2]. Mais ces lésions qui permettent un certain temps la vie sont circonscrites. Elles ont été observées assez rarement et je ne sais s'il ne convient pas de les rapporter à l'usage prolongé du mercure chez la mère ou au traitement mercuriel directement appliqué à l'enfant, car en 7 années à l'hôpital de Lourcine sur un chiffre de plus de 300 enfants syphilitiques il n'a pas été rencontré un seul cas de ces tumeurs improprement appelées gommes du foie.

Le poumon présente des noyaux durs ou ramollis que Cornil de nos jours appelle des pneumonies lobulaires interstitielles, ou une infiltration du poumon constituée par de fines granulations et des cloisons lardacées qui ont été appelées pneumonie interstitielle diffuse, mais encore une fois ce sont là des exceptions extrêmement rares. J'ai eu à l'hôpital de Lourcine quelques cas de pneumonies des enfants syphilitiques, mais là le plus souvent il n'y avait que de la pneumonie hypostatique. Il y a encore là une inconnue.

La rate est ferme et volumineuse et son tissu est rouge.

1. Testelin, *Jour. de méd. de Bruxelle*, octobre 1858.
2. Wedl, *Grundzuge der Cathologischen Histologie*, Wien, 1853.

Le cerveau a présenté à Virchow des lésions voisines du tubercule [1]. Robin a constaté l'existence d'une sclérose cérébrale [2]. Graefe a vu un cas de ramollissement cérébral [3].

Les lésions du côté des os ont été observées aussi un certain nombre de fois, ainsi des décollements épiphysaires avec altérations des cartilages [4]. Cullerier et Diday [5] ont signalé ou rassemblé des faits d'abcès sous-périotiques que Diday croit être des gommes suppurées.

Il est impossible de méconnaître dans ces lésions observées chez des enfants qui ont vécu, des métastases d'une infection. La syphilis a donc marché plus vite chez ces enfants que chez les mères, ou bien leur état cachectique a donné aux infarctus qui sont les métastases de la syphilis le caractère des infarctus de l'infection purulente. Mais tous ces faits sont aussi des exceptions. Combien y a-t-il d'enfants de syphilitiques qui meurent de diarrhée et de convulsion sans présenter aucune de ces lésions, tandis qu'un seul enfant peut les présenter presque toutes à la fois !

1. Virchow, *Syph. constitutionnelle*, trad., Paris, p. 4.
2. Robin et Legroux, *Union méd.*, 19 juin 1858.
3. Graefe, *Arch. für ophth.*, t. I, p. 443.
4. Ranvier, *Soc. de biologie*, *Gaz. méd.*, 1864.
5. Diday, *Traité de la syphilis des enfants nouveaux-nés et des enfants à la mamelle*, 1854.

Syphilis infantile.

A. *Syphilis héréditaire des enfants viables.* — Les enfants qui naissent d'une mère infectée, lorsqu'ils arrivent au monde vivants, portent l'empreinte de la maladie de la mère. On a dit que l'enfant d'une mère saine pouvait avoir la maladie du père sans que cette maladie eût passé par la mère. Swediaur, Bertin, Bœhr, Campbell, Trousseau [1] ont été pour l'affirmative; d'autres auteurs ont été contre. Tous ces faits invoqués, bien qu'ils semblent concluants, sont néanmoins attaquables. Il ne suffit pas de dire que la mère n'avait pas ou n'avait pas eu la syphilis au moment de la grossesse et de l'accouchement pour dire que la mère n'avait pas la syphilis : il y a des syphilis normales tellement bénignes, qu'on ne peut pas toujours en saisir les traces. Il y aura donc toujours des incertitudes à cet égard.

Quoi qu'il en soit, il y a une syphilis héréditaire transmise incontestable et incontestée.

La syphilis des enfants nouveaux-nés suit une marche beaucoup plus invariable que la syphilis des adultes. Dans le premier mois ou la 6me semaine on voit apparaître :

1. Consultez Trousseau, *Leçons sur la syphilis congénitale*, Union médicale, 1857, et Vidal, *Essais sur la syphilis héréditaire*, Paris, 1855, Th. in.

1° Des plaques muqueuses aux orifices naturels et des papules sur le corps dont plusieurs quelquefois forment çà et là des vésico-pustules, surtout chez les enfants de scrofuleux.

2° De l'angine et du coryza, c'est-à-dire des plaques muqueuses des amygdales ou des fosses nasales.

3° Des engorgements ganglionnaires.

Lorsque la mère a souffert pendant sa grossesse, lorsque l'enfant est cachectique, il se joint à ces accidents ceux qui se montrent chez les enfants chétifs non syphilitiques, de la diarrhée et des convulsions avec du sclérème qui emportent les enfants.

Le pemphigus des nouveaux-nés existe rarement chez des enfants viables, ceux qui vivent sont des enfants cachectiques ou dont les mères ont été épuisées par le traitement mercuriel. L'onyxis signalé par quelques auteurs n'est autre chose que ce qu'il est chez l'adulte; c'est-à-dire des plaques muqueuses qui comme le pemphigus sont transformés et c'est de la transformation que vient le caractère d'une tourniole.

Le pemphigus des nouveaux-nés est réellement de la syphilis. Dans un bon nombre de cas on doit reconnaître un pemphigus simple, mais ainsi que l'a établi Gubler il existe encore un pemphigus syphilitique. Un bon mémoire d'Olivier et Ranvier [1] sur le pemphigus permet de saisir sur le vif la nature du pemphigus. Ce n'est point un accident de caractère tardif apparaissant avant son tour comme le pensent ces auteurs, c'est une modification de l'éruption normale de la syphilis.

1. OLLIVIER et RANVIER, *Des pemphigus des nouveaux-nés*, Mém. de l'Acad. de méd., t. XXVI.

A la plante des pieds et aux membres l'épiderme épais ramolli par les eaux de l'amnios se décolle du derme, et forme une ampoule au-dessous de laquelle se trouve la *papule* avec les caractères normaux. Comment en effet n'être point saisi de la vérité de ce fait lorsqu'on voit que presque toutes les observations de pemphigus des nouveaux-nés, sont relatives à des enfants dont la mère avait une éruption cutanée, ou à des enfants qui avaient des *plaques muqueuses aux orifices naturels en même temps que le pemphigus.*

Aucun enfant ne vit avec les accidents métastatiques de la syphilis. Ceux qui les ont meurent dans le sein de la mère ou meurent en naissant avant terme. D'ailleurs les métastases de la syphilis chez les nouveaux-nés ont le caractère de l'infection purulente simple, dont les abcès métastatiques n'aboutissent point, excepté dans le thymus. On n'a point vu de gommes franches chez les nouveaux-nés syphilitiques, ni dans le tissu cellulaire, ni dans le testicule, ni dans les autres viscères.

Sur ce point on peut dire que l'analogie entre la syphilis et l'infection purulente est complète.

Les lésions de la syphilis viscérale de l'enfant sont la pneumonie lobulaire intersticielle, c'est ce que prouvent les observations diverses de Depaul, de Martineau et de Cornil, etc. [1], l'hépatite interstitielle [2] : et les examens microscopiques de la pneumonie lobulaire et l'hépatite interstitielle ou des plaques blanches un peu dures du

1. *Bull. soc. anatomique*, 1837. — *Id.*, 1862, p. 4[illegible]6.

2. *Bull. soc. anatomique*, 1861, p. 458. — *Id.*, 1863, p. 545. — *Id.*, 1866, p. 181.

foie ne montrent qu'une seule chose, c'est qu'il y a un processus d'éléments de tissu conjonctif et de la graisse, c'est-à-dire ce que l'on trouve dans toutes les inflammations lentes et les inflammations chroniques. Ces lésions existent chez des fœtus de 7 à 9 mois ou sur des enfants de quelques semaines. Les faits connus et publiés jusqu'à ce jour sont d'une extrême rareté. La suppuration, rare aussi, du thymus est une lésion qui se rapproche encore plus des abcès métastatiques de l'adulte que les pneumonies interstitielles. Virchow [1], lorsqu'il admet que les lésions pulmonaires des enfants atteints de syphilis héréditaire sont une broncho-pneumonie à forme caseuse, fournit un appui à l'interprétation que nous donnons des lésions viscérales de la syphilis infantile.

Mais les recherches récentes de Parrot sur les lésions osseuses dans la syphilis congénitale viennent encore à l'appui de la comparaison. Dans un premier travail [2] Parrot avait constaté le décollement épiphysaire comme Valleix et Gueniot qui, ni l'un ni l'autre, ne l'avaient rattaché franchement à la syphilis. Dans un second travail présenté à la société anatomique Parrot montra un autre genre de lésions. Sur les os d'enfants syphilitiques, il a montré 1° des taches jaunâtres dans la zone juxta-épiphysaire de la diaphyse des os longs et 2° des dépôts osseux de nouvelle formation. G. Vegner [3] semble

1. Virchow, *Syphilis constitutionnelle*, trad. Picard, Paris, 1860.

2. Parrot, *Sur une pseudo-paralysie causée par une altération du système osseux chez les nouveaux-nés atteints de syphilis héréditaire*, Arch. de phys., mai, oct. 1872, et Bull. soc. anat. 1873.

3. G. Vegner, Voy. *Arch. de méd.* 1872, p. 345, et Virchow, Arch., 1870.

avoir vu le début des lésions, il avait constaté chez les avortons des femmes syphilitiques un état congestif franc du périoste.

Antérieurement Ranvier avait montré des décollement épiphysaires chez un enfant qui avait en même temps ce qu'il appelait des gommes du foie [1]. Enfin, peu après le travail de Parrot, Waldeyer et H. Kœbner publiaient des recherches analogues sur les lésions osseuses des jeunes syphilitiques [2].

Les os du crâne ne font pas exception. Charrier a vu chez un enfant syphilitique, des noyaux qui semblaient suppurer entre les os du crâne et la dure-mère [3].

Ainsi voilà ce qui a été trouvé chez des enfants atteints les uns de pemphigus, les autres de plaques muqueuses, les autres de boutons sur le corps, soit au moment de la naissance à terme, soit à la suite d'un avortement alors que le fœtus n'a que 7 mois : des pneumonies interstitielles affectant la forme lobulaire, des petites tumeurs dans le foie du volume d'un grain de millet ou d'un pois, et enfin des décollements du périoste congestionné, et plus tard des dépôts osseux, présentant le caractère de tous les dépôts osseux sous le périoste, qui suivent les décollements du périoste, quelquefois des décollements épiphysaires. Quelle est la signification de ces lésions? des accidents tertiaires pendant que la mère est à peine aux accidents éruptifs? Cela est au moins singulier. L'interprétation la plus rationnelle est celle-ci : l'enfant meurt avec les lésions de

1. Ranvier, Soc. de Biol. 1864.

2. Waldeyer, Kœbner. *Beitræge zur Kenntniss der hereditæren Knocken syphilis*. Virchow, arch. 1872.

3. Charrier, *Cas de syphilis infantile. Gaz. des hôp.*, 1851.

l'infection purulente, des noyaux métastatiques multiples dans le poumon et sous le foie et le périoste. On ne peut pas dire que ce soit des abcès métastatiques francs, mais on peut dire que ce sont des abcès métastatiques en voie de formation ou de régression; l'examen histologique ne montre en effet rien de spécial dans les pneumonies interstitielles, les hépatites gommeuses diffuses et les périostites.

Mais ce n'est point assez de faire ressortir l'impossibilité des interprétations qui ont été données aux faits qui viennent d'être rapportés. Cherchons ailleurs des raisons de maintenir aux lésions le caractère d'abcès métastatiques.

Les jeunes sujets ne suppurent pas comme les adultes sous l'influence des intoxications; les abcès sous-périostiques des os longs sont le privilége des jeunes sujets. L'infection purulente avec abcès métastatique dans les poumons est rare chez les enfants. Cela explique pourquoi les lésions osseuses chez les fœtus syphilitiques ont été observées plus souvent que les lésions pulmonaires. Lorsque les enfants ont été atteints d'une périostite qui n'a pas suppuré, ne sait-on pas aussi qu'il reste un gonflement durable de l'os dû au dépôt de nouvelles couches osseuses sous-périostiques et cela n'explique-t-il pas pourquoi chez les nouveaux-nés syphilitiques on observe des dépôts signalés par Parrot et qui indiquent une périostite antérieure de un ou deux mois. Il est bon de constater en effet que chez les enfants examinés par Parrot, il n'y avait point d'hépatite gommeuse ni de pneumonie interstitielle; celles-ci avaient manqué ou étaient guéries.

Les recherches que j'ai faites à l'hôpital de Lourcine m'ont conduit à rejeter toute idée de syphilis viscérale franche chez les fœtus. Je n'ai observé que de l'infection putride ou septicémie et de l'infection purulente ; encore ces derniers cas sont-ils rares.

Voici les conclusions auxquelles je me suis arrêté :

1° Une femme grosse qui a une syphilide généralisée précédée d'une fièvre prodromique forte, qui est anémique et a souffert, met au monde du 3e au 7e mois et principalement vers le 5e mois un avorton qui a le foie conjestionné volumineux et macéré plus ou moins, suivant que la mère avorte plus ou moins longtemps après la mort du fœtus. Dans ce cas le fœtus meurt septicémique, parce que le sang altéré de la mère qui nourrit à peine celle-ci devient pour le fœtus un véritable poison plus septicémique que spécifique.

2° Lorsque la mère est dans de meilleures conditions, lorsqu'elle n'est point débilitée et surtout lorsqu'elle n'a point eu de fièvre, elle avorte ou met au monde un enfant qui très-exceptionnellement présente des lésions du foie et du poumon et plus souvent des lésions du côté des os; ces lésions sont de l'infection purulente irrégulière qui marche simultanément avec quelques éruptions cutanées qui appartiennent réellement à la syphilis congénitale.

La syphilis héréditaire des enfants est une syphilis normale. L'éruption apparaît dans le 2me mois après la naissance avec une régularité qui n'a point échappé aux syphiliographes, tels que Cullerrier et Diday. Les métastases sont excessivement rares, tellement rares qu'on peut dire qu'elles n'existent pas et si à cet âge tendre de 4 mois à 18 mois où la lactation et l'alimentation irrégulière sont souvent à elles seules la cause de convulsions, de carreau, de tuberculose, de pneumonies interstitielles, des hépaties diffuses, de méningites tuberculeuses, on ne sait vraiment si on doit les attribuer à la syphilis ou à la mauvaise hygiène et à une mauvaise nourrice et à la faiblesse congénitale. Mais il y a tout lieu de croire que lorsqu'on observe autre chose que des accidents éruptifs de la syphilis normale, la syphilis des parents était une syphilis modifiée [1].

Lorsque les parents ont passé la période éruptive et n'ont point d'accidents métastatiques, les enfants viennent au monde sains [2].

Lorsque les parents sont atteints de gommes et de tubercules métastatiques, c'est-à-dire ont conçu l'enfant en dehors de la période éruptive de la syphilis, ils ont des enfants sains, on n'a vu aucun enfant naître avec une gomme franche ou avoir une gomme semblable à celle de ses parents dans les deux premières années qui suivent sa naissance. Mais c'est alors qu'on peut voir apparaître chez les enfants à l'âge de 6, 8, 10 et 15 ans et même un peu plus tard, des syphilides tuberculeuses circonscrites, que le père seul ou la mère seule ou tous deux aient été syphilitiques.

Tous les syphiliographes décrivent une série de syphilides pouvant exister chez les enfants, maisil n'y

1. ALBERS, *Uber Erkenntniss und Kur der Syphilis*, cité par LANCEREAUX, dit que les accidents du côté des os sévissent principalement sur les enfants nés d'un père syphilitique et d'une mère scrofuleuse.

2. Voy. l'observation que j'ai publiée à la société de chirurgie, *Bull. soc. de chir.*, 1869, p. 479, obs. de P... (Anna.).

en a qu'une qui est invariable : la papule et la plaque muqueuse simultanée. Les impétigo, les syphilides vésiculeuses ne sont que des erreurs d'interprétation. Car les enfants lymphatiques ont souvent ces éruptions d'ecthyma, de vésico-pustules aux fesses ou au dos ou à la face en dehors de toute syphilis; la malpropreté, le défaut de soin les entretiennent, et les irritations de la peau en sont d'ordinaire la cause déterminante. Il n'y a en réalité chez les enfants que les éruptions de papules et de plaques muqueuses et de tubercules qui soient réellement de la syphilis.

Lorsque les éruptions de syphilis apparaissent vers l'âge de la puberté ou dans la seconde enfance, on peut retrouver à la syphilis infantile les caractères qui ont été indiqués comme appartenant aux syphilis anormales et aux syphilis modifiées. Notons cependant qu'elles ne présentent jamais avec une certaine gravité les métastases tardives que l'on observe chez l'adulte.

Si les enfants des syphilitiques conçus et mis au monde, le père et la mère étant en puissance de syphilis, meurent dans la plupart des cas dans le sein de la mère, ou meurent peu après la naissance à cause de leur faiblesse ou de l'absence d'une bonne nourrice, au contraire les enfants de syphilitiques qui ont passé la période éruptive de la syphilis vivent, et c'est seulement dans ces conditions qu'on voit apparaître successivement plusieurs éruptions qui ont le caractère et la marche des éruptions de la syphilis anormale. Ce sont généralement des syphilides tuberculeuses en plaques circonscrites qui sont observées et elles existent sur le dos ou les membres où elles sont très-rebelles.

Les *exostoses* sont très-rares chez les enfants si l'on en excepte les exostoses épiphysaires décrites par Broca qui n'ont rien de commun avec la syphilis; les ulcères avec les caries des os du nez et du palais, aujourd'hui mieux connus sous le nom de stomatite ulcéro-membraneuse, ont été mis sur le compte de la syphilis héréditaire. Si elles ne sont pas de la scrofule elles sont peut-être des ulcérations dus à des coryzas répétés ou à des plaques muqueuses méconnues.

Les *Keratites heredo-syphilitiques* attribuées par Hutchinson à la syphilis héréditaire et coexistant avec une altération de la couronne des dents, une échancrure de leur partie libre [1], est aujourd'hui contestée, et la société de chirurgie a été unanime pour reconnaître que la kératite de Hutchinson n'avait rien de spécial aux syphilitiques [2].

L'iritis syphilitique des enfants est encore aujourd'hui mis en doute malgré les affirmations de Dixon Hutchinson et Diday. Sur les dix observations de Hutchinson [3] et les six antérieurement publiées, il y a deux faits à peine qui soient un peu concluants. Il y a deux cas où on a pris pour une iritis une persistance de la membrane pupillaire, deux cas où la teinte de l'iritis a été le seul signe qui ait permis de distinguer l'iritis; deux fois les enfants avaient eu une ophthalmie purulente au moment de la naissance et l'iritis en était le vestige, deux fois il y avait kératite et iritis. De deux cas acceptables, un seul est assez clair, il est bien comme les iritis de

1. J. Hutchinson, *Mem. on certain disease of the eye and ear conséquent of inhereted syphilis*, Lond. 1863.
2. *Kératite cachectique*, Bull. soc. de chir., 1871, p. 239 et 253.
3. J. Hutchinson, *Ophthalmic hospital reports*, v. I, p. 190 à 203.

l'adulte un accident concordant avec l'éruption papuleuse que les auteurs anglais appellent du psoriasis, encore il y avait en même temps une conjonctivite purulente. Il n'est point inadmissible qu'il y ait une iritis chez les enfants syphilitiques, mais ce que je rappellerai c'est qu'il faut une cause occasionnelle pour la produire. Il faut aussi reconnaître que les 16 observations aussi peu concluantes qui ont été publiées jusqu'ici sont des faits extraordinairement exceptionnels dans la syphilis héréditaire.

Le grand travers de l'époque est d'arguer de la syphilis chez les parents n'importe à quelle époque de leur vie pour dire que leur enfant aura des marques de la syphilis, et que toutes les lésions des enfants qui sont modifiées ou guéries par le mercure ou pendant qu'on donne le mercure sont des lésions syphilitiques. Il ne faut pas moins condamner cette opinion que chez un sujet qui présente des signes de la syphilis, toutes les lésions qu'il porte sont de la syphilis. Aussi faut-il rejeter comme n'appartenant pas exclusivement à la syphilis infantile des lésions qu'on rencontre chez les enfants nés avant terme et qui peuvent être liés à la syphilis, mais qui ne sauraient être de la syphilis lorsqu'on les observe à la 2me et 3me année de la vie. *Les abcès sous-périostiques, le décollement épiphysaire, les foyers de granules graisseux* du cerveau décrits par Virchow peuvent être de la tuberculose. L'*hydrocéphalie* (Haase), la *cataracte congénitale*, la Choroïdite exsudative (Hutchinson), n'appartiennent pas à la syphilis, ce sont des lésions surajoutées, liées à une syphilis modifiée chez le père et la mère, présentant et ayant transmis à leurs enfants en même temps que leur syphilis la diathèse qui l'avait modifiée; c'est-à-dire une maladie telle que la diathèse scrofuleuse ou tuberculeuse.

Un bon nombre d'enfants syphilitiques meurent soit parce qu'on ne peut leur donner une nourrice, soit parce que la mère qui les nourrit est mauvaise nourrice, soit parce que le traitement qui est administré à ces enfants empêche leur croissance, soit enfin parce qu'ils ont une faiblesse congénitale. A l'hôpital de Lourcine presque tous les enfants atteints de syphilis ont succombé rapidement : à l'hôpital des Enfants assistés la proportion des décès est encore plus considérable parce que, à l'hôpital de Lourcine, il y a encore quelques mères qui peuvent nourrir leur enfant. La mort arrive en général par la diarrhée ou les convulsions.

Tous les auteurs qui ont vu les nouveaux-nés syphilitiques on décrit une sorte d'émaciation de l'enfant, de desquammation furfuracée, de l'épiderme qui se fendille. Les traits altérés font ressembler les enfants à des petits vieillards. Trousseau [1] est celui qui a le plus insisté sur ce caractère qui n'avait pas échappé à Doublet, mais il y a à faire une restriction à cet égard, car tous les enfants qui ont des entérites ou des diarrhées prolongées offrent cet aspect, et il y a lieu de croire que l'état cachectique observé par Trousseau était le fait de la diarrhée, de la mauvaise nourriture et du traitement mercuriel sans aucun doute.

Gubler a signalé aussi le sclérème comme une manifestation de la syphilis. Il est réel que dans les

1. TROUSSEAU, *Clinique méd.*, t. II, p. 663.

15 premiers jours après la naissance il y a des enfants de syphilitiques qui ont le sclérème et qui meurent en peu de jours ; on est donc en droit d'admettre que chez les enfants syphilitiques le sclérème est au moins une complication de la diathèse syphilitique; elle est observée surtout lorsque les enfants ont froid et sont mal nourris, ce qui est à peu près fatal dans les hôpitaux.

B. *Syphilis infantile acquise.* — Les enfants gagnent la syphilis par la nourrice ou par la vaccination, ou encore par le contact fortuit avec des linges ou un instrument contaminé, par le virus syphilitique, enfin par le viol.

Les premiers accidents sont ceux de la syphilis normale : une éruption de papules sur le corps et de plaques muqueuses aux parties génitales, sur les amygdales, dans le nez et les oreilles. Tantôt dans tous ces points à la fois ou dans quelques points seulement, des engorgements ganglionnaires existent et suppurent. Assez souvent on les rencontre dans tous les points où il y a des ulcérations et principalement dans la partie qui correspond au lieu où a été opérée l'inoculation, à l'aisselle s'il y a syphilis vaccinale, au cou s'il y a eu inoculation par la bouche. Ces engorgements persistent après la guérison de la plaie de l'inoculation ou la disparition d'une induration chancreuse.

Cette syphilis infantile suit la marche normale de la syphilis, sauf que les accidents se succèdent avec une grande rapidité et finissent vite lorsque les enfants sont traités par les seuls toniques; elle prend la marche anormale si l'on emploie le mercure.

Plus l'enfant est âgé et moins la syphilis a de gravité, il en est de la syphilis comme du croup et de la plupart des maladies graves de l'enfance ; tant que la période de la dentition n'est pas accomplie, il y a plus de dangers pour les enfants.

La syphilis acquise offre d'ailleurs des accidents ultérieurs du même ordre que la syphilis héréditaire bénigne à laquelle résistent les enfants. Mais il y a toujours une grande différence au point de vue de la gravité entre un enfant qui a vécu greffé sur une mère syphilitique et un enfant qui a reçu une quantité minime de poison syphilitique sur la pointe d'une lancette.

Du pronostic général de la syphilis.

L'on peut admettre comme démontrées les propositions suivantes d'après ce qui vient d'être exposé. La syphilis est la moins grave entre toutes les intoxications par les poisons animaux : la syphilis normale n'entraîne jamais la mort des malades. Plus la syphilis est rapprochée du moment où commence l'âge adulte plus le sujet est jeune et fort, plus les syphilis sont normales et moins elles sont graves.

La santé et le tempérament du sujet au moment de la contagion syphilitique rendent plus grave la syphilis ou au moins rendent plus graves les accidents ou manifestations de la maladie.

Les trois formes de syphilis modifiées les plus graves sont la syphilis modifiée par le scorbut, la syphilis modifiée par l'alcoolisme, et la syphilis modifiée par la scrofule et l'adénie.

La syphilis héréditaire du fœtus dans la vie intra-utérine pendant la durée de la formation première cause presque inévitablement la mort du fœtus ou la mort assez rapide du nouveau-né.

La syphilis héréditaire, qui apparaît dans la première enfance, et la syphilis acquise à cet âge, ne sont graves que parce qu'il est extrêmement difficile de donner une bonne nourrice à l'enfant et surtout difficile de la lui conserver. Lorsqu'une mère syphilitique a du lait elle vaut mieux pour son enfant que l'allaitement et le pronostic est moins grave.

Les métastases de la syphilis normale ne sont pas graves, au contraire les métastases de la syphilis modifiée ont la gravité des lésions viscérales, qui existent en dehors de la syphilis dans les maladies telles que le rhumatisme, la scrofule ou la tuberculose.

Diagnostic de la syphilis.

Il est des cas où l'on voit les syphilitiques pendant le plein de la période d'éruption et où le diagnostic repose sur la constatation des signes exposés dans les chapitres qui ont trait aux syphilis normales, anormales et modifiées.

Des plaques muqueuses et des papules, des engorgements ganglionnaires, et le début du mal par une lésion des organes génitaux ou la bouche et surtout la diffusion des lésions sur la peau et les muqueuses, tous ces signes par leur évidence même conduisent au diagnostic. Chez les enfants le diagnostic n'offre pas plus de difficulté, car les plaques muqueuses sont aussi évidentes que chez l'adulte; les antécédents du côté des parents confirmant le diagnostic.

Lorsque le mal est déjà ancien, lorsque les plaques muqueuses sont guéries et lorsqu'il ne reste plus que des macules sur la peau, ou lorsque le mal débute et quand il y a seulement quelques excoriations aux organes génitaux et un mal de gorge peu douloureux, mais persistant, le diagnostic est plus difficile, au moins dans les cas où il n'y a pas de chancres indurés, pas de plaies enflammées aux organes génitaux existant depuis un coït suspect. Mais on peut toujours apprendre qu'il y a eu une écorchure, une inflammation ou des cuissons aux organes génitaux ou aux lèvres, une crevasse au sein chez les nourrices. On trouve alors des engorgements des ganglions aux points qui correspondent aux régions où il y a eu des écorchures; puis, les malades eux-mêmes ont constaté un symptôme à propos duquel il ne faut jamais manquer de les interroger, *ils ont maigri* ou ont été mal à l'aise. Lorsque l'éruption est déjà passée ils disent qu'ils ont été mal à l'aise et qu'ils ont eu ensuite des boutons ou des taches sur le corps. Enfin il est bon de savoir que les éruptions du cuir chevelu sont quelquefois les premières à paraître et les dernières à disparaître; et c'est dans le cas d'éruption du cuir chevelu qu'on trouve ces engorgements des ganglions cervicaux qui ont été donnés comme un signe certain de syphilis.

Des cas plus difficiles sont ceux où il n'y a qu'une éruption de papules ou de tubercules et point de plaques sur les organes génitaux ou la gorge et point d'engorgements de ganglions nulle part. Les inoculations par les cathétérismes de la trompe d'Eustache, les inoculations par une plaie vite refermée, les inoculations par des instruments de chirurgie ou des verres, sont celles dans lesquelles le point où a lieu l'inoculation échappe au malade et à l'observateur. Ici c'est le caractère même de l'éruption qui est un indice. Quelques femmes disent que l'éruption qu'elles ont remarquée est une éruption de sang due à une suppression de règles et il est des médecins qui acceptent cette raison, mais il faut savoir que ces grandes éruptions, lorsqu'elles sont réellement papuleuses ou tuberculeuses, ont été précédées de malaise et d'amaigrissement et qu'elles ont eu une durée de plusieurs semaines ou plusieurs mois; cela est tout à fait significatif.

Les éruptions de plaques muqueuses, de papules, de tubercules, qui existent en même temps que des accidents locaux d'inoculation ou après des accidents bien constatés par les malades sont faciles à reconnaître, à l'antécédent d'abord, et ensuite aux caractères propres des lésions.

Le diagnostic des éruptions tardives des syphilis anormales repose sur les caractères de la syphilide, et sur la notion d'accidents ou poussées antérieurs et d'un accident du côté des organes génitaux.

Lorsque c'est 20 ou 30 ans après un de ces accidents que paraissent les syphilides circonscrites, c'est le caractère de l'éruption qui permet d'établir le diagnostic, et c'est par voie d'exclusion des autres maladies constitutionnelles qu'on arrive à reconnaître la nature des lésions.

Les tubercules métastatiques et les gommes sont reconnaissables surtout à cause des antécédents. Les tubercules syphilitiques métastatiques présentent généralement la disposition en cercle; ils sont violacés et plus tard ont une couleur voisine de celle de la chair de jambon, tandis que les lésions analogues de la scrofule sont roses ou d'une couleur vineuse.

Les éruptions des syphilis modifiées rappellent les éruptions propres des diathèses qui modifient la syphilis, et l'on diagnostique la vérole :

1° A la coïncidence ou la préexistence de plaques muqueuses ou de papules avec l'éruption modifiée en lupus, dartre, psoriasis ou varicelle ;

2° A la connaissance du début par un mal aux organes génitaux ;

3° A la connaissance d'antécédents diathésiques dans les ascendants ou collatéraux du syphilitique, ou à la connaissance du régime et du genre de vie de l'individu.

Les métastases viscérales de la syphilis, plus communes dans les syphilis anormales et les syphilis modifiées que dans la syphilis normale, sont revelées par les signes qui appartiennent aux maladies des viscères ayant la même symptomatologie, apoplexies, paralysies, ascites, tuberculose, orchites chroniques, iritis et choroïdites, névroses et névralgies. Le diagnostic ne peut être appuyé que sur l'antécédent syphilitique reconnu. Les mercurialistes ajoutent que l'efficacité du traitement mercuriel et par l'iodure de potassium est le meilleur moyen de diagnostic.

Plusieurs auteurs et Lancereaux entre autres ont trouvé un signe caractéristique de ces lésions, ils ont dit que le polymorphisme des symptômes et des lésions révélait presque toujours la nature syphilitique du mal ; mais comme il est plus aisé de formuler un précepte que d'en trouver l'application, il s'est rencontré déjà un grand nombre de cas où des *cancers* des alcoolismes chroniques, des kystes du cervelet, des adénies et des tuberculoses ont été pris pour de la syphilis et l'autopsie a signalé les erreurs de diagnostic. Les bulletins de la société anatomique de Paris en offrent de beaux exemples.

Diagnostic du début de la syphilis. — Le diagnostic de la syphilis d'après les lésions des organes génitaux, des seins ou de la bouche est souvent facile, mais il y a beaucoup de cas où l'on doit rester dans l'incertitude car des chancres durs et mous, des érosions, des lymphangites ont été suivis de syphilis, ou n'ont été suivis d'aucun accident général. Même en supposant qu'il ait été possible de confronter les malades avec ceux qui leur ont donné une quelconque des lésions précédentes, il n'est pas certain que les ulcérations transmises seront suivies fatalement de syphilis constitutionnelle.

Lorsque des ulcérations durent, quand les ganglions des régions correspondantes s'il s'agit des lèvres, des paupières et surtout les organes génitaux s'engorgent, il y a de grandes probabilités pour que les ulcérations ou érosions soient le lieu où la syphilis a été inoculée.

Diagnostic des éruptions de la syphilis ou syphilide. — Il a été donné pour caractères généraux aux syphilides, l'*absence de démangeaison* et la couleur *cuivrée* ou de *jambon*. Le premier caractère est juste, dans les premiers moments de l'éruption, mais toute éruption qui se recouvre de squammes et de croûte démange plus ou moins. Quant à la couleur elle varie singulièrement. Si les éruptions ont une coloration brune c'est au début et à la fin de l'éruption, et toute syphilide qui est ulcérée présente au moment où l'ulcère est à la période d'état une auréole inflammatoire d'un rouge vif ou d'un rouge violet. A la période stationnaire l'ulcère a des bords violacés. C'est en vain qu'on voudrait faire des syphilides quelque chose de spécial, la suppuration d'une plaie ou celle d'un ulcère ont toujours, à un moment donné, les caractères communs de l'inflammation suppurative.

Les papules syphilitiques, *roséole papuleuse* de Bazin et *syphilide papulo-tuberculeuse* du même auteur, sont reconnaissables aux caractères que nous avons décrits ; le diagnostic des papules et des plaques muqueuses a été fait à propos de l'étude des lésions essentielles de la syphilis [1].

La *syphilide miliaire* offre pour caractère une éruption de petites papules du volume du grain de la chair de poule, les petites papules sont rouges, violettes ou brunes suivant leur âge, elles desquamment quelquefois. Elles reposent quelquefois sur une base un peu élevée ayant le caractère de la papule, et ceci est le cas où la syphilide miliaire est peu confluente. Cette syphilide offre quelquefois de petites vésicules.

La *syphilide pustuleuse* disséminée ou en groupe est l'acné. Elle est constituée par des boutons rouges acumines, plus ou moins gros, atteignant le volume d'un gros pois, suppurant, se recouvrant ensuite d'une petite croûte. C'est là une syphilide d'arthritique.

La *syphilide vésiculeuse* est une éruption où la papule se transforme en une vésicule analogue à la varicelle, et même à l'herpès; c'est une syphilide des scrofuleux et des arthritiques. C'est la syphilide papuleuse miliaire qui se transforme le plus ordinairement en cette syphilide vésiculeuse chez les dartreux.

1. Ici pour éclairer le lecteur nous rappelerons les caractères indiqués pour le diagnostic des syphilides en particulier, et nous suivrons l'ordre suivi dans l'excellent livre de Bazin dont les syphilides cependant me paraissent beaucoup trop multipliées.

Diagnostic de la gomme et du tubercule métastatique. Gomme. — Dans la peau la gomme est caractérisée au début par une tumeur dure dont le centre est plus mou. Plus tard la peau rougit, tire sur le violet, une escarre se forme et de deux choses l'une, ou bien il sort un liquide aqueux jaunâtre, ou bien il sort du pus séreux, et du fond de l'ulcère produit par l'ouverture de la gomme il sort un bourbillon blanc plus ou moins régulier. Et à la place du bourbillon il reste une surface qui bourgeonne et dont les bourgeons sont un peu jaunâtres. Quelques gommes pourtant se résorbent.

Les gommes devenues phagédéniques offrent un fond pulpeux, c'est-à-dire qu'une escarre grise ou blanche recouvre le fond de l'ulcère. Les bords de l'ulcère sont décollés, violacés et déchiquetés.

Sur les muqueuses, les gommes forment d'abord un plateau dur mal limité. A leur niveau la muqueuse est rouge un peu jaune. Sur la partie saillante de la tuméfaction il se forme une escarre blanche, noirâtre quelquefois s'il y a une hémorrhagie, et à la place de l'escarre il y a une ulcération qui est comme taillée à l'emporte-pièce. Le lieu où ceci est le mieux observé est la voûte palatine et le voile du palais.

Ces gommes de la peau et des muqueuses sont peu douloureuses, il n'y a pas de fièvre. Ces deux signes permettent de distinguer les gommes des furoncles. Les gommes du tissu cellulaire forment des tumeurs molles faussement fluctuantes, indolentes, qui simulent des abcès froids et des adénites, mais il est toujours facile d'établir le diagnostic en prenant en considération que les adénites chroniques sont dures, et que les abcès froids, sauf ceux qui existent chez les scrofuleux, ont été annoncés avant leur apparition par des douleurs et qu'ils offrent une fluctuation évidente.

Le diagnostic des gommes sous-cutanées offre de grandes difficultés, car elles sont simulées par des lésions diverses, telles que les kystes formés aux dépens des coulisses des tendons et qui sont devenus indépendants par des périostites, par des hématomes anciens dans le tissu cellulaire. Dans ces cas ce sont les antécédents syphilitiques qui doivent être le critérium du diagnostic. Lorsqu'il y a déjà eu une gomme, cet antécédent c'est l'élément essentiel du diagnostic.

Tubercules métastatiques ou syphilides circonscrites de l'école de Saint-Louis. — Le diagnostic des tubercules métastatiques est le même que celui des gommes. On trouve en petit les mêmes caractères : le tubercule est une miniature de gomme et les variétés de syphilides tuberculeuses en groupe qui ont été établies ne tiennent qu'à l'étendue, la forme et la durée de l'assemblage d'une série de tubercules.

Ainsi la *syphilide tuberculeuse résolutive* de Bazin est une réunion de petites gommes qui ne suppurent point et s'arrêtent à la période de ramollissement. La *syphilide pustulo-crustacée* est une réunion de petites gommes dont les unes desquamment et les autres suppurent.

La *syphilide papulo-vésiculeuse* est une réunion de petites gommes qui suppurent. Enfin la *syphilide papulo-ulcéreuse* est une lésion où le tubercule suppure prématurément. C'est une modification du tubercule chez le sujet scrofuleux.

Les *syphilides tuberculo-ulcéreuses* sont une réunion de tubercules qui suivent la marche ordinaire des gommes et deviennent phagédéniques. C'est une des éruptions des syphilis modifiées par la tuberculose et la scrofule. Les ulcères sont comme taillés à l'emporte-pièce; leur fond est jaunâtre, et les tubercules récidivent au pourtour des cicatrices.

Les *syphilides gommeuses* de Bazin (Hydroadénite syphilitique) ne sont autre chose que des gommes réunies en groupe.

Les *syphilides tuberculo-ulcéreuses* peuvent être des modifications des syphilides papuleuses, mais elles sont le plus souvent des modifications des tubercules, et sont le propre des syphilis modifiées par le scorbut. Elles ont l'aspect d'ulcères phagédéniques rongeant en surface, et il n'est pas rare de voir se reproduire des tubercules dans les cicatrices de ces ulcères.

TROISIÈME PARTIE

TRAITEMENT

Histoire du traitement de la syphilis

> Que guéris-tu, médecin, si tu ignores la cause de la maladie?
>
> (GALIEN.)

La syphilis a été traitée dans l'antiquité comme les maladies locales étrangères à la syphilis par des remèdes empiriques ou des moyens chirurgicaux. Il n'était point question de spécifique. Les dartres, la lèpre, les ulcères étaient traités par les étuves, les fumigations, les lotions avec le soufre, les onguents à base de plomb. Plus tard avec Galien, le médecin humoriste, le positiviste des Grecs, la théorie des coctions des humeurs et de la nécessité de les pousser à la peau, ou de les chasser par des purgations, permit d'établir des médications raisonnées. Le réglement de l'emploi des six choses *non naturelles*, l'air, l'alimentation, le mouvement, le repos, le sommeil, les affections de l'âme, unis à l'emploi de médicaments, constituaient une thérapeutique tout à fait rationnelle. Les médecins avaient pour but d'entretenir les parties dans leur état naturel par des choses qui fussent en rapport avec cet état; ils joignaient à la réglementation des fonctions correspondantes aux six choses non naturelles, les médicaments, les purgatifs au début, et les électuaires et sirops plus ou moins empiriques, fruits séculaires de l'expérimentation. En un mot les médecins faisaient de l'hygiène d'abord et ensuite de la thérapeutique. L'hygiène de nos jours ne diffère pas de celle de Galien, mais la thérapeutique polypharmaque a varié. La saignée jouait dans tous les traitements un rôle à part et elle a survécu bien des siècles, à Hippocrate et à Galien.

La syphilis dans l'antiquité, quoiqu'elle fût méconnue, a été traitée par ces moyens. Les ulcères des parties génitales, les céphalées, les angines, les dartres et la lèpre ont été traités par les moyens thérapeutiques en vogue aux époques de Celse, de Galien et des Arabes.

Au moyen âge, où la syphilis existait bien avant le xve siècle, comme dans l'antiquité, nous avons l'observation de Hugo Bence qui montre comment la syphilis était traitée [1] alors que la maladie n'était pas encore distinguée. Toutes les traditions galéniques transmises par les Arabes sont respectées. C'est au moment de la constatation de la vérole que l'on voit surtout l'influence des traditions galéniques qui régnaient en maîtresses à cette époque. Les consultations de G. Torella [2]

1. Bence. Voy. l'historique de la syphilis, p. 28.

2. Torella, *Concilia quædam particularia adversus pudendagram*, Basil., I.

(1500) donnent une idée exacte de la thérapeutique des académies et des médecins ; mais ce qu'il faut noter ici, c'est que cette thérapeutique était exactement la même que celle qui était dirigée contre la lèpre et les dartres : régime, électuaires, purgatifs, sudation, onctions résolutives, la saignée même, tout était presque semblable. D'autre part comme Hippocrate était retrouvé et comme on l'opposait à Galien, un des éléments de la thérapeutique du médecin de Cos a été introduit dans le traitement du mal Français par Léonicène en particulier. La diète fut prescrite : parce que, suivant le 9e aphorisme de la 2e section d'Hippocrate, *plus on nourrit les corps pleins d'impuretés plus ils sont incommodés*. Les premiers écrivains qui parlèrent du traitement de la syphilis avaient suivi Léonicène et Torella.

Le traitement méthodique était institué d'après les indications traditionnelles d'Hippocrate et de Galien.

Ils employèrent, contre la syphilis, la thérapeutique combinée en vue de combattre l'altération des humeurs.

1° La saignée locale ou générale ; ventouses, sangsues ou saignée du bras.

2° Les laxatifs.

3° Les potions et électuaires altérants, où dominaient les sudorifiques et les diurétiques tels que la bourrache, le buglosse, le fumeterre, l'asperge, le houblon, etc.

4° Les bains émollients.

5° Les purgatifs drastiques, les opiats échauffants.

6° Contre les pustules de la peau, les onctions grasses,

au sortir du bain, avec les principes des baumes, la suie, le *soufre*.

7° Contre les douleurs : les huiles de camomille, de laurier, etc., le savon de Venise, la décoction de jusquiasme, etc., et même la *graisse humaine*.

8° Contre la maladie invétérée, l'étuve.

9° Enfin les remèdes chimériques tels que les préparations intus et extra de la vipère, et que Catanée ne repoussait pas.

10° Le cautère en désespoir de cause [1].

Le régime très-sain était joint à tout cela. Tous les livres du temps notent que des malades ont été guéris de la sorte. Ne devait-il pas en être ainsi ? Depuis qu'il y a des médecins on a toujours dit qu'on avait guéri les maladies graves par la thérapeutique en vogue, les maladies fussent-elles même réputées incurables, et comme la syphilis ne l'était point, elle ne pouvait faire exception.

De nombreux médicaments étaient aussi employés et, en particulier, l'opium pour calmer les douleurs. Torella avait imaginé un emplâtre avec le laudanum. Paulli (1661) et plus tard Grand et Michaelis (1779) ont usé de ce médicament à titre de spécifique.

Le mercure n'était ni dans Hippocrate ni dans Galien ; il était naturel qu'il ne figurât point dans la thérapeutique des Académiciens d'Italie. Ce ne sont point les médecins qui l'introduisirent dans le traitement de la vérole.

Qui a en effet introduit le mercure dans le trai-

1. Conrad Cilini, *Opus de morbo gallico*, 1497.

tement de la vérole? Le témoignage de Fallope (1560) et celui d'Astruc [1] semblent établir que Béranger de Carpi (1512) et Jean de Vigo [2] (1513) sont les premiers qui aient administré scientifiquement le mercure sous forme de frictions. Mais Fallope [3] nous fournit une révélation; il dit « que les médecins du temps désespéraient de guérir certainement et se rendirent si méprisables à tout le monde, que si quelques chirurgiens très-hardis n'eussent trouvé par hasard l'usage du mercure, et s'il n'était survenu des Espagnols qui savaient comment la maladie se traitait dans les Indes, la vérole aurait été et serait encore incurable. » Astruc a protesté contre le dire de Fallope, mais il n'a pu fournir de preuve à l'appui de son opinion. Bien loin de là il consigne des arguments puissants en faveur de la thèse de Fallope.

D'abord il avoue que Jean Wiedman [4] louait déjà à la date de 1497 les onguents mercuriels; Conradin ou Conrad Cilini [5], la même année, s'élevait contre les charlatans, *barbiers, cordonniers, savetiers, coureurs* qui prétendent guérir la vérole par les seuls topiques (c'est-à-dire l'onguent mercuriel). Les médecins du temps criaient déjà sus aux rebouteurs et leur reprochaient de ne pas évacuer l'humeur vérolique.

Fracastor a été plus loin, il écrit : « Les préparations

1. Astruc, *Traité de la maladie vénérienne*, t. II, p. 123.
2. Béranger de Carpi, cité par Fallope. Jean de Vigo, *Mat. cop. chir.*, loc. cit.
3. Fallope, *De morbo gallico*, cap. xx.
4. *Tractatus clarissimi medicinarum doctoris* Johannis Wideman dicti Meichingen. *De pustulis et morbo qui vulgo nomine mal de Franzos appellatur*, janv. 1497, in-4, Gothique Bibl. nat.
5. Conrad Cilini, loc. cit.

mercurielles, comme je l'ai dit, furent introduites dans la thérapeutique du mal Français par de misérables empiriques[1]. » Trois fois il revient sur cette idée et dans un passage même il semble dire que le remède était employé à titre de caustique. Des historiens ont eux-mêmes reconnu que les soldats en Italie s'adressaient à des vendeurs d'orviétan qui leur donnaient des onguents. Voilà donc l'origine du mercure dans la syphilis. Donné d'abord comme simple topique par les charlatans, il ne tarda pas à être accepté sous cette forme par les médecins, pour ce motif qu'il était un des remèdes de la médecine arabe rapporté par Théodoric de Parme (XIIIe siècle) et Arnaud de Villeneuve. Les médecins du XVe siècle justifiaient ainsi l'emprunt qu'ils faisaient aux barbiers et aux vendeurs d'orviétan.

Il était bien vrai en effet que l'onguent mercuriel était apporté de l'Orient par les Arabes. Le peuple des malheureux traité de la gale par l'onguent de Mesué et Rhasès avait eu l'idée simple de se servir du même remède pour les boutons du mal français. Les révélations de remèdes nouveaux et infaillibles n'ont point de raison d'illuminer les charlatans plutôt que les médecins. Les pauvres barbiers du XVe siècle avaient lu le livre de Théodoric de Parme que les médecins des académies ne tenaient point pour une autorité, et c'est là tout le secret de l'application du mercure dans la vérole par les barbiers et les charlatans avant que les médecins en eussent accepté l'usage.

Le mercure avait été employé par les Arabes quoique Galien le considérât comme un poison. Depuis

1. FRACASTOR, *De contagionibus et contagiosis morbis.*

Rhasès [1] qui le donnait contre les poux jusqu'à Mésué [2] qui le donnait dans l'impétigo ou asaphati, les Arabes avaient accepté ce médicament.

Mais dès 1250 Roger de Parme [3] donnait l'onguent mercuriel ou Sarrasin contre la morphée blanche, Rolland [4] (1268) l'employait contre la *rima*, c'est-à-dire une variété de rhagades. Pierre Hispanus [5] (1276) l'employait contre les pustules et les gales de la tête. Théodoric [6] (1280) l'employait dans le male mortuum. Guy de Chauliac [7] a aussi mentionné cet onguent et le recommandait contre les dartres et la gale et il en donne une formule bonne, dit-il, pour la rogne, le male mort, la phlegme salée. Ici se place une découverte attribuée par plusieurs auteurs à Albucasis ou Alsaharavius, je veux parler de la salivation mercurielle. Guy de Chauliac dit : « il fait (l'onguent sarrasin) sortir les superfluités et les mauvaises humeurs par la bouche en causant une salivation, et par les aisselles en faisant suer, si on en frotte les extrémités depuis la chenouil d'un costé et depuis le coude de l'autre, tenant le malade exposé au soleil ou devant le feu prenant garde qu'il ne prenne pas froid. Voici sa description.

1. Rhases ad Almanzor, lib. 2-9. Pierre Hispani, pape sous le nom de Jean XXI (1276), conseillait aussi l'onguent mercuriel contre les poux. (Voy. *Thesaurus pauperum*, cap. iv.)

2. Mesué. *Antidotar*, Distinctio 114.

3. Roger de Parme, *Chirurgiæ* lib. I, cap. xlii.

4. Rolland, *Chirurgia*, lib. I, cap. xv.

5. Pierre Hispani ou Hispanus, *Thesaurus pauperum*, cap. iii, éd. Lyon, 1525.

6. Theodoric, *Chirurgia, Secund. medicationem* Hugonis de Lucca, Venet. 1490, lib. III, cap. lxix.

7. Guy de Chauliac, *Chirurgia magna*, trad. VI, doct. I, du Traité de la gale, Éd. Mengelhousiaux.

PP. *Euphorbe.*
Litharge.
(De chaque 1/2 livre.)
Staphysaigre
(1/2 quarteron.)
Argent vif.
(Un quarteron.)
Vieille graisse de pourceau
(Une livre.)

Incorporez dans un mortier et faites un onguent duquel on oindra le malade une fois par semaine.

Il faut prendre garde, suivant l'avis d'Avicenne, de faire des onctions sur les parties les plus éloignées de l'estomac et des autres parties princesses, parce que le vif-argent leur est ennemy capital et fait enfler les gencives. Henry dit qu'il est bon de faire laver les dents avec la décoction de mentastre, d'anet et de camomille. » La salivation, d'après Guy de Chauliac lui-même, ou au moins la gengivite mercurielle était connue d'Avicenne; Henry de Mondonville[1], élève de Pitard (1312), avait sans doute tiré sa mention de la salivation, d'Albucasis (1100)[2]; il est difficile de dire si Avicenne avait copié Albucasis ou si le second avait copié le premier, nous ne possédons en effet aucune indication certaine sur la date de la publication des œuvres de l'un et de l'autre auteur arabe. Il ressort néanmoins du passage de

1. Henry de Mondonville, un des premiers arabistes français. V. Ambroise Paré, édition Malgaigne, préface.

Guy de Chauliac appelait Henry, Harmondavilla; c'est le traducteur Mingelhousiaux qui a mis le nom d'Henry d'après le premier manuscrit français de sa chirurgie. (*Manuscrit* 7131, Bibl. nat.)

2. Albucasis, *Chirurgia methodus medendi*, in-4, trad., Venise, 1520, à l'école de méd.

Guy de Chauliac que les Arabes connaissaient la salivation mercurielle, et il était en effet impossible qu'ils ne l'eussent pas constatée du moment où ils employaient la friction mercurielle.

Torella et Ulrich de Hutten (1519) [1] n'avaient pas été moins explicites contre les barbiers donneurs de mercure qu'ils appelaient vagabonds et imposteurs. Ulrich de Hutten qui avait été traité par des charlatans sans doute, car il ne parle pas de son médecin, signale les accidents formidables qui résultaient de l'administration répétée des frictions avec les onguents mercuriels, la chute des dents, la gangrène de la bouche, les vertiges et le *tremblement*. Voici les propres paroles de l'auteur : « Ce qu'il y avait de plus déplorable dans l'usage des frictions, c'est que ceux qui les employaient ne savaient point la médecine. Ce n'était pas seulement des chirurgiens qui s'en mêlaient, mais des gens dont tout le mérite était une effronterie sans bornes..... Ces prétendus guérisseurs ne s'embarrassaient point d'évacuer par les selles l'humeur vérolique, et n'avaient aucun soin d'assujettir à un régime convenable. » Au reste déjà à cette époque le mercure ou plutôt le barbier donneur de mercure avait ses ennemis.

Avec Alp. Ferry (1554) [2], Fallope (1560) [3], A. Paré (1575) [4], et Ant. Francantiano [5] il reprit plus de crédit, et au moins l'on admettait qu'il pouvait guérir

1. Ulric de Hutten, *de Morbi gallici curatione per administrationem ligni guaiaci*. Ouv. cité.
2. Alp. Ferry, *liber de Ligno Sancto*.
3. Fallope, *de Morbo gallico*, cap. lxvi et lxvii.
4. A. Paré, *Opera chirurgicorum*, lib. XIX.
5. Ant. Francantiano, *de Morbo gallico*.

la vérole; Fallope lui-même conseillait les frictions mercurielles au moins dans les véroles invétérées.

Fallope cependant reconnaissait les inconvénients du traitement mercuriel, il y revient plusieurs fois. Il attribue au mercure les accidents du côté des os. « Sciatis quod non in omni inveterato gallico hoc fit, sed tantum in illis in quibus inunctio facta est Hydrargyri. » Plus loin il accuse encore les frictions mercurielles qui, lorsqu'elles ne guérissent pas le malade, occasionnent des lésions des os. « Unde accidit ut, cum aperimus ossa illa corrupta, Hydrargyrum inclusum reperiamus. »

Tout le XVIe siècle fut partagé en trois partis : les médecins qui donnaient le gaïac, les médecins qui traitaient par la méthode galénique et le gaïac, et les médecins qui ajoutaient un remède mercuriel en frictions mais avec des précautions et des formalités telles que la thérapeutique mercurielle des charlatans était bien devenue la chose du corps médical.

Le premier remède mercuriel fut l'onguent sarrazin, l'onguent des charlatans, mais il ne tarda pas à être modifié *secundum artem*, c'est-à-dire uni à des médicaments classés dans la pharmacie de l'antiquité et du moyen-âge, tels que l'huile de rue, de vers de terre, de pétrole, etc., de la staphysaigre, de l'euphorbe, de l'aloës, du styrax, du soufre vif, et surtout de la thériaque, cette merveille de la pharmacopée antique, etc., etc. Ainsi arrangé l'onguent ou liniment mercuriel pouvait passer pour œuvre de médecine. On en frottait chaudement les jointures des membres, et les membres jusqu'aux aisselles, et l'on faisait saliver.

Le cérat mercuriel de Angelo Bolognoni (1506) [1], l'emplâtre de J. de Vigo (1514) [2], dont on faisait des toiles emplastiques, plus tard des sparadraps, furent employés en frictions ou en emplâtres collés sur tout le corps jusqu'à ce que la salivation s'ensuive. Déjà en 1502 Wendelin Hock avait un onguent mercuriel au huitième pour les frictions, c'était presque l'onguent sarrazin [3].

Il est impossible de mettre au compte d'un médecin la découverte des fumigations avec les parfums mercuriels. Voici ce que dit Jacques Catanée (1505) [4] : « Certains praticiens se servent au lieu d'emplâtres mercuriels de parfums de cinnabre, lequel est composé de vif-argent, de soufre et qui par là font quelquefois des cures admirables. » Nic. Massa [5] est le médecin qui formula le premier des suffumigations avec le cinnabre.

Comme pour l'onguent sarrazin on fit subir aux parfums de cinnabre des modifications de formule, l'arsenic, le précipité rouge, etc., etc., y furent introduits. Là comme toujours dès qu'un médecin avait dit : j'ai vu réussir les fumigations de cinnabre, chacun voulait faire sa formule et la faisait. On plaçait le malade sous une petite tente appelé archet et on brûlait près de lui sur un réchaud des trochisques du parfum ; par exception on faisait respirer au malade l'air extérieur avec un tube. Ces fumigations causèrent la salivation grave comme les frictions. Jean Benoît (1540) [6], Augier

1. Angelo Bolognoni, *Livre des onguents*, chap. VI.
2. J. de Vigo, *Practica copiosa*, lib. V.
3. Wendelin Hock, *De mentagra*, cap. xv.
4. Jac. Catanée, *Tract. de morbo gallico*, cap. x.
5. Nic. Massa, *de morbo gallico*, lib. V.
6. Jean Benoit, *de morbo galllico*, cap. iv.

Ferrier (1553) [1], s'élevèrent contre les fumigations de cinnabre. Guill. Rondelet (1560) [2] cependant proposa de régler l'application des fumigations en ne mettant en usage que le cinnabre, et en se débarrassant du fatras de correctifs dont les médecins avaient encombré la manipulation des trochisques mercuriels destinés aux fumigations.

La mention des lavages mercuriels avec le sublimé corrosif est attribuée à Augier Ferrier [3]. On se servait de la lotion.

Eau, cinq ou 6 livres.
Sublimé corrosif, 2 onces.

Depuis, la dose du sublimé a été augmentée et F. Plater (1608) [4] y avait ajouté de l'arsenic. Les bains médicamenteux de sublimé sont sortis de ces lavages.

L'usage du mercure à l'intérieur remonte très-loin. Jean de Vigo donnait des prises de précipité rouge dans la peste. Nicolas Massa employa ce remède à l'extérieur en topique en 1532, et disait tenir ce précipité d'un vieil alchimiste. Pierre André Matthiole (1535) [5] est le premier qui donna le mercure à l'intérieur ; sans doute il connaissait les effets du précipité rouge à l'intérieur. Matthiole donnait jusqu'à 5 grains de poudre de précipité rouge. Quoique Paracelse (1535) [6] eût dit l'année suivante que l'on pouvait donner le mercure à l'intérieur, les médecins italiens reculèrent. Cependant

1. Aug. Ferrier, *Traité de la vérole*, liv. I.
2. Guill Rondelet, *Du mal de Naples*, 1560.
3. Aug. Ferrier, loc. cit., liv. I, chap. XIII.
4. Plater, *Praxeos medicatoribus*, lib. I, chap. XIV.
5. P. A. Matthiole, *Op. de morbo gallico*.
6. V. la première partie de ce livre, page 66.

les préparations de mercure à l'intérieur revinrent d'un autre côté sous le nom de *Pilules mercurielles de Barberousse*. C'était du mercure cru.

Astruc en donna la formule d'après Pierre de Bayro [1] (1540).

Mercure cru,	vingt-cinq gros	100	gr.
Rhubarbe choisie,	dix gros	40	gr.
Diagrede (scammonée),	trois gros	12	gr.
Musc et ambre gris, de chaque un gros		4	gr.
Farine de froment, deux gros		8	gr.

Mêlez le tout avec du suc de limon, formez des pilules de la grosseur d'un pois, une chaque jour avant souper.

Enfin, il n'est pas jusqu'à une solution de sublimé à prendre à l'intérieur qui n'ait été imaginée bien avant Van Swieten. Des charlatans de Londres, au dire de Richard Wiseman (1676) [2], employaient une eau mercurielle composée :

Eau d'orge ou d'avoine, huit onces, 250 gr.

Sublimé corrosif, huit à douze grains, 0 gr. 40 à 60.

A prendre en plusieurs jours.

La blennorrhagie était traitée par le mercure peu après les premiers temps de la découverte de la syphilis. On employait le mercure en injection. Charles

1. Astruc, *Traité des maladies vénériennes*, t. II, page 147, cite sur ce chef Pierre de Bayro. *Enchiridium de med. corp. affectibus. De doloribus musculorum ex morbo gallico.*

J'ai suivi ici Astruc pour un bon nombre de citations que je n'ai point toutes vérifiées, et je dois dire que cette partie de son livre est remarquablement bien faite au point de vue de l'histoire et de la chronologie. Nous avons là un prodigieux travail d'érudition qui facilite singulièrement les recherches et honore la littérature médicale française.

2. Rich. Wiseman, *Treatise of lues venerea*, ch. III.

Musitanus (1689)[1] et Turquet de Mayerne (1619)[2] avaient une formule d'injection au mercure doux qu'ils avaient prise aux empiriques. Musitanus cependant conseillait *mercurio veridis* en prise de deux grains, à l'intérieur contre la gonorrhée.

Il n'est pas même jusqu'aux préservatifs de la vérole qui ne continssent du mercure ; on employait ce remède en *parfums sur les parties après l'action afin de prévenir la vérole*[3], prophylaxie modèle qu'on a tant de fois imitée depuis.

Ainsi pendant tout le XVIe siècle le mercure a été administré sous toutes les formes connues de nos jours à part les injections hypodermiques. Toutes les manières de donner les remèdes avaient trouvé des apologistes et des détracteurs. La théorie de l'action du mercure n'était point formulée si ce n'est à l'égard de la salivation causée par le mercure qu'on croyait capable de guérir en faisant évacuer par la bouche les saletés et les superfluités du corps. Tous les remèdes mercuriels en effet étaient employés jusqu'à salivation complète.

Dès le début pourtant le mercure rencontre des adversaires sans parler des hippocratistes, qui s'en tenaient à la thérapeutique rationnelle et n'employaient point les spécifiques.

Ulrich de Hutten (1519) vanta le bois de gaïac dont Schmai avait parlé en 1518. F. Delgado (1526)[4], prêtre espagnol qui voulut cependant exonérer les Indiens du

1. CH. MUSITANUS, *de Lue venerea*, lib. III.
2. TURQUET DE MAYERNE, *Praxeos Mayernianæ*, tract. 4, et de *Gonorrhea inveterata.*
3. In ASTRUC, loc. cit., t. III, liv. III, chap. II.
4. DELGADO, *del uso legni santi*, Venet., cap. III.

reproche d'avoir donné la vérole aux Européens, Musa Brassavole, vantaient aussi le gaïac à l'exclusion du mercure. Divers bois analogues au gaïac étaient employés concurremment ou à son défaut : tels étaient l'ébène, le bois de coudrier, le cytise, le genièvre.

Le gaïac était un remède interne, il était employé en décoction. La première décoction était le médicament, la seconde était la tisane, puis on faisait suer le malade en le tenant au chaud ou en le mettant à l'étuve. Parmi les personnages historiques qui se trouvèrent bien du gaïac, Erasme est un de ceux qui s'en trouvèrent le mieux après un usage infructueux des frictions mercurielles.

La squine fut apportée de Chine par des Portugais en 1537, au dire de Garcias du Jardin (1563) [1] et de Vesale (1546) [2] ; la salsepareille ne tarda pas à être aussi introduite dans le traitement de la vérole comme succédanée du gaïac [3]. Le sassafras fut apporté en Europe presque en même temps. Alors ce fut un mélange de tous ces bois, unis à toutes sortes d'autres bois, et ce mélange fut préconisé par les hommes même les plus célèbres. Fernel, un ennemi déclaré du mercure, avait fait des opiats où les médicaments végétaux à l'exception du gaïac jouaient le principal rôle. Il y avait là les espèces sudorifiques les plus variées, la gentiane avec la saponaire, et de la bardane, du millet à côté du roseau.

1. Garcias du Jardin, *Coloquintos dos simples e drogas he cousas medicinas de India*, Goa, in-4, 1563.

2. A. Vesale, *Epistola de radico Chinæ.*

3. A. Vesale, loc. cit.

Ainsi depuis Torella jusqu'à Fernel nous voyons les médecins tourner dans un immense cercle vicieux, passant d'une préparation à une autre pour revenir à la première et abandonnant de temps en temps le mercure pour revenir aux sudorifiques et aux tisanes composées.

Fernel [1] (1556), le médecin français qui a traité de la vérole avec le plus de talent pour son époque, repousse tout à fait l'usage du mercure. Botal [2] s'élève contre l'abus du mercure et fait supprimer des fumigations au cinabre les matières étrangères à ce médicament, l'arsenic en particulier. De son côté Fallope attribuait à l'usage non reglé du mercure les destructions des os du nez et du palais, il accusait surtout les frictions mercurielles.

L'autorité de Fernel agit sur les esprits de son temps; on cessa de donner quelque temps le mercure, puis les médecins revinrent aux enseignements des prédécesseurs de Fernel et l'on recommença à tourner une fois dans le cercle vicieux du gaïac au mercure pour revenir au gaïac, et parmi les préparations de mercure des frictions aux remèdes internes et des médications internes aux frictions.

Seulement comme il faut en tout temps donner une raison de l'action des médicaments, les médecins ne resteront pas court. Les premiers empiriques le donnaient comme dans la gale à titre de topiques. Les médecins voyant que le mercure produisait la salivation le donneront comme un remède provoquant l'évacua-

1. Fernel, *de Curatione luis veneræ*, ouvr. cité.
2. L. Botal, *de Lue venerea*, cap. XIV.

tion du venin syphilitique par la salive, et ils donneront de même le gaïac parce qu'ils croient que ce remède chassera par les sueurs provoquées le virus vénérien.

C'est seulement quand les alchimistes tels que Van Helmont eurent entrevu la digestion stomacale, que l'on supposa au mercure une vertu chimique cabalistique ou mystérieuse, voisine du métal médicament par excellence : l'antimoine.

Pendant le XVIIe siècle les panacées mercurielles abondent, l'or et l'argent sont mêlés au mercure. Ainsi : la panacée de M. de Lavigne (or et argent 1 partie et demi de chacun, mercure cru 3 parties) [1] (1700); le remède de Gervais Ucay de Toulouse (1663)[2]; le mercure éteint avec la salive ; les œthiops minéral, antiphysique, antirhumatic (mercure mêlé avec la gomme du gaïac), purgatif (mercure éteint avec du jalap), diurétique, absorbant (ces préparations étaient prises en pilules) ; la panacée du sieur de la Brune (sublimé corrosif obtenu du mercure revivifié du cinabre), ce remède était pris en pilules administrées jusqu'à salivation [3] ; les gouttes du général de La Motte (une solution du cinnabre).

Ici ce sont les préparations mercurielles prises à l'intérieur qui sont réinventées sous le couvert des remèdes secrets. Nombre de médicaments de ce genre existent dans les pharmacies de tous les peuples d'Europe et même d'Asie, car en Chine depuis le XVIe siècle on donnait du mercure.

1. FRED. HOFFMANN, *Pharm. medico chimica*, lib. III.
2. GERVAIS UCAY, *Traité de la maladie vénérienne*, chap. 8.
3. Dans GERVAIS UCAY.

Astruc nous a conservé les noms et les formules de tous les remèdes secrets des temps passés, il rappelle le mercure violet ammoniacal, le mercure par défaillance qu'on employait en tisane, la tisane purgative et sudorifique du sieur Callac. En même temps, on donnait aussi les préparations d'antimoine, le *Fondant* de Rotrou, et une foule de médicaments comme l'eau de Rabel, les pilules de craie, avec ou sans calomel, la pierre médicamenteuse de Crollius, le baume d'acier.

Tout le temps où les médecins s'occupent de varier les préparations mercurielles ou les préparations d'antimoine, d'or, etc., qui doivent être reprises et rejetées tour à tour, les recherches sur la syphilis sont rares : nous sommes à une époque de repos dans les sciences médicales.

Au XVIIIe siècle la médecine entre dans une phase nouvelle. La circulation du sang découverte à la fin du siècle passé révolutionne la théorie des maladies et des médicaments. Le sang devient l'objet d'études chimiques et surtout mécaniques ; l'action supposée du mercure est modifiée. Le mercure pour les solidistes est capable de pénétrer dans le sang et d'en chasser par son mouvement propre les humeurs qui le gênent. Partout où les accidents de la vérole existent, le mercure va les y chercher avec le sang auquel il est mêlé, mais dans les os ce métal reste quelquefois et il n'y cause point de mal. Telle est la théorie de Boerhaave (1720) [1]. On le voit, cette école admettait le passage du mercure en nature dans le sang par le moyen des frictions et

1. Boerhaave, *Aphorismes*, éd. 1720, et l'éd. de l'aphrodisiacus d'A. Luisinus, 1728.

par l'intermédiaire des pores de la peau. Boerhaave recommençait encore à tourner pour la troisième fois dans le cercle vicieux. Il recommandait à l'intérieur le calomel, et à dose fractionnée (méthode de Law) [1], et à l'extérieur la friction mercurielle : il croyait d'ailleurs la salivation nécessaire. On devait faire rendre 3 ou 4 livres de salive au malade pour que le traitement eût son effet. Quelques-uns des imitateurs de Boerhaave employaient un traitement mixte pour ainsi dire; ils faisaient des onctions avec l'onguent mercuriel sur la langue [2], et la face interne des joues.

L'Angleterre dont la médecine avait brillé d'un si vif éclat depuis Sydenham, l'Angleterre où la découverte de la grande circulation du sang avait été faite, avait fait progresser la science même pour ce qui avait trait à la syphilis, le mercure à l'intérieur y fut donné sous forme de calomel à dose fractionnée. C'est en Angleterre que l'usage des frictions mercurielles fut attaqué, non plus parce qu'elles provoquaient l'épuisement des malades, mais parce que l'on ne pouvait point doser la quantité de médicament administré. Mead, un chimiste mécanicien, posait ce principe que la préparation de sublimé à l'intérieur était supérieure aux frictions, parce que [3], « prises à l'intérieur les préparations mercurielles pénètrent aisément dans le fond des organes sécrétoires et que le sang s'en débarrasse, au lieu que dans toutes les onctions mercurielles nous ne sommes ja-

1. Voy. plus bas la citation R. Méad.

2. Voy. In P. Clare, 1780, *A new meth. of curing lues venerea.*

3. Mead (Richard), *Mechanical account of poisons*. Lond., 1702. Plus tard Mead a abandonné sa théorie mécanique des poisons.

mais certain qu'il n'est point resté de particules mercurielles cachées dans les interstices des fibres et des cellules osseuses, parce que aussi en supputant la quantité de mercure requise pour exciter la salivation soit qu'on le donne intérieurement, soit qu'on le donne en frictions, il est évident que dans ce dernier cas la dose est infiniment plus forte que dans le premier et que, par conséquent, les inconvénients qui en résultent sont dans la même proportion. »

Cirillo, imbu de ces idées, avait fait des frictions avec la pommade au sublimé (1783)[1]. Toute la théorie du temps reposait sur ce principe que le mercure était introduit en nature dans le sang où s'opéraient des neutralisations, des associations du virus avec le mercure et une évacuation consécutive du mercure avec le poison, par l'intermédiaire de la salivation.

Cependant depuis 1684, Dav. Abercromby avait déclaré que la salivation mercurielle n'était pas nécessaire[2]; Sintelaer[3] en 1709 reproduisit la même idée. En Allemagne Ludolff[4] (1747) commença à attribuer au traitement mercuriel les plus redoutables accidents de la syphilis. A l'imitation des Anglais et comme ses prédécesseurs, il s'appuyait sur l'erreur de Fracastor qui avait considéré la chute des dents comme un symptôme de la syphilis, sur quelques faits démontrant la

1. Cirillo, *Oss. prat. intorno alla lue venerea.* Naples, 1783.
2. Abercromby, *Tuta ac efficax luis venereæ sæpe absque mercurio ac semper absque salivatione mercuriale curandi methodus.* Lond., 1684.
3. Sintelaer, *The scourge of Venus and mercury etc., With true way of curing the mercurial pox found to be more dangerous than pox itself.* Lond., 1709.
4. Ludolff, *Demonstratio quod atrocissimæ luis venereæ.* Erf. 1747.

présence du mercure dans les tissus et dont Boerhaave et Astruc ont gardé le souvenir.

Après Rivière (1646) [1] Vercellone [2], précédant Bertin, traite les enfants directement, c'est-à-dire par les remèdes internes. Le premier employait le précipité blanc à la dose de 10 centigrammes par jour, le second donnait le mercure doux. Mais ce dernier se servait en outre d'une eau mercurielle comme topique sur les rhagades à l'anus fréquentes, disait-il, chez les enfants.

A ce moment les partisans de la méthode de traitement de la syphilis par les mercuriaux administrés jusqu'à salivation, se préoccupaient d'atténuer les effets de la salivation. Les uns suspendaient momentanément ce traitement, les autres employaient des collutoires et des purgatifs concurremment avec le mercure. Astruc dit que l'on corrigeait les effets de la salivation par le collyre de Lanfranc ou l'alun employé en gargarisme (le collyre de Lanfranc contenait du sulfure jaune d'arsenic et de l'oxyde de cuivre dans du vin blanc) [3].

Lalouette (1776) [4] avait repris une troisième fois les fumigations mercurielles sans les faire respirer. Abandonnées au temps d'Astruc après des expériences faites à Paris aux Invalides, elles étaient encore remises en honneur pour la troisième fois.

D'autre part la liqueur de sublimé vantée par Van

1. Laz. Rivière, 1646, cité par Bertin.
2. Vercellone, *De pudendorum morbis et lue venerea titrabiblion.* Asti, 1716, trad. franç. de J. Devaux. Paris, 1730.
3. Astruc, *Traité des maladies vénériennes.* Paris, 1764, t. IV, p. 191.
4. Lalouette, *Nouvelle méthode de traiter les maladies vénériennes par la fumigation.* Paris, 1776.

Swieten (1770) [1], le mercure gommeux imaginé et vanté par Plenck (1766) [2] reproduisaient aussi toutes les formules et tous les modes d'administration du mercure tels ou à peu près que les avaient vantés les médecins du XVIe siècle, puis ceux du XVIIe, dont les principales œuvres étaient les remèdes dits secrets ou panacées mercurielles. Mais les anti-mercurialistes étaient plus rares qu'aux XVIe et XVIIe siècles. Quelques médecins cependant ne renonçaient point à l'usage du gaïac et même de la saignée. W. Bromfield (1759) avait aussi proposé comme nouveauté l'usage des diurétiques [3].

A l'époque où Hunter écrivit son livre, une perturbation était imminente dans le traitement de la syphilis; la blennorrhagie allait être distraite de la syphilis. Cela n'annonçait rien moins qu'une réforme du traitement de la syphilis, puisque jusqu'à Hunter on donnait le mercure contre la blennorrhagie. Il est venu naturellement à l'esprit que si l'on avait donné du mercure sans but dans la blennorrhagie et si on lui avait attribué la guérison du mal, il n'y avait pas de raison pour que l'on ne se trompât sur l'efficacité du mercure pour la vérole. Plus tard la distinction entre les chancres syphilitiques et les chancres pseudo-syphilitiques poussa davantage encore vers les conséquences de ce raisonnement. Aussi le commencement du XIXe siècle sera-t-il le règne des anti-mercurialistes.

1. Van Swieten, *Commentaire sur les aphorismes de Boerhaave*, t. V, Amst. V. Swieten dit qu'il tient de Sanchez, médecin de l'impératrice de Russie, la liqueur qui a conservée son nom.

2. Plenck, *Methodus nova et facilis argentum vivum ægris venerea lue in fectis exhibendi*. Vienne, 1766, et S. Chapeman *a treatise on venereal disease*. 2e éd. *With an account* of Plenk's *meth. of cure*. Lond., 1770.

3. Bromfield, *of the cure by secretion of urine*. Lond., 1759.

Le livre de Hunter représente la thérapeutique de la syphilis au XVIIIe siècle. L'auteur anglais constate d'abord que le mercure est incertain dans la blennorrhagie, qu'il est un peu plus puissant contre les chancres et plus encore contre la syphilis constitutionnelle. Puis il pose deux lois : « il faut attaquer la maladie par la voie qu'a suivi l'infection, c'est-à-dire par l'intermédiaire du sang. Il ne faut pas considérer toutefois le sang comme malade lui-même ou renfermant le poison, mais bien comme le véhicule du médicament qui sera transmis par lui à toutes les parties auxquelles le poison a été porté et qui dans son trajet agit sur les solides malades. — Les parties les plus susceptibles de la maladie paraissent être celles où la maladie se guérit le plus facilement. »

Le mercure, dit Hunter, est le grand spécifique de la syphilis constitutionnelle. Il agit aussi bien à l'extérieur sur la peau, sur les ulcères mêmes, que lorsqu'il est administré par la bouche. Dans tous les cas il produit la salivation. Entre toutes les préparations celles qui agissent le plus vite sont celles que l'on prend à l'intérieur, l'intestin étant la surface d'absorption la plus active. Cependant Hunter reconnaît que la méthode de traitement par les frictions est la meilleure parce qu'elle permet de faire un traitement plus prolongé, sans fatiguer l'estomac. Pour ce qui est de la durée du traitement, il dit que l'on doit cesser le mercure quand les accidents cessent, et comme il donnait du mercure contre les bubons, il avait été conduit à admettre que l'on devait s'arrêter quand il y avait suppuration. Ceci était la conséquence d'une remarque générale que le mercure ne portait pas seulement son action sur les parties atteintes de syphilis. En effet Hunter avait vu que le mercure augmentait la sécrétion, la salive, les sueurs, l'urine et même les sécrétions intestinales ; il avait bien constaté la diarrhée mercurielle.

Hunter n'admet pas le mélange du mercure dans le sang avec le virus et la destruction de ce dernier, ou son expulsion au dehors, avec le mercure, par le moyen de la salivation ou des autres sécrétions. Le grand Hunter formule une objection capitale : c'est la rapidité de l'apparition de la salivation, laquelle semblerait indiquer que l'écononie est saturée de mercure et que le poison a été entièrement neutralisé, ce qui, dit-il, est contraire à l'expérience. Hunter est réduit à admettre que le mercure est un contre-irritant opposé à l'irritation vénérienne et qu'il agit *en vertu de ses forces de stimulation propre*. La théorie nervoso-dynamique de Cullen était ici le guide de Hunter.

Cependant il croit que quand il y a des ulcères dans la bouche, le mercure en produisant la salivation par laquelle il est expulsé, agit comme un gargarisme mercuriel. De même pour les syphilides cutanées, la sueur chargée de mercure agit comme topique, « comme le soufre guérit la gale en passant par la voie de la transpiration cutanée. »

Hunter disait qu'un traitement de deux mois pour la syphilis constitutionnelle était suffisant ; il acceptait les traitements répétés pour les récidives des accidents. Il a bien constaté l'action débilitante du mercure; il conseille de joindre au mercure un régime doux, et veut qu'on soutienne le malade avec le vin de quinquina et le sucre, le miel surtout. Contre la mercurialisation, c'est-à-dire l'affaiblissement du à un traitement prolongé, il conseille aussi l'usage du soufre et les bains de mer.

La saignée, les bains de vapeurs, les préparations aux frictions par les bains et la saignée sont abandonnés, et déjà l'idée de reconstituer les malades auxquels on donne du mercure est formulée dans le livre de Hunter [1].

La chimie de Hunter est tout à fait imparfaite. Il dit que le mercure en nature agit en tant que corps soluble dans les humeurs telles que la salive, ce qui est contraire à ce que l'on a prouvé depuis. Mais Hunter ajoute que toutes les préparations mercurielles agissent comme le mercure en nature et que la meilleure est la plus soluble. Hunter était en outre éclectique, il croyait à l'efficacité du gaïac, et il associait volontiers l'opium au mercure.

Le traitement local décrit par Hunter est d'ailleurs fort peu de chose. Des topiques mercuriels principalement en forment le principe.

Ainsi le mercure agit comme un contre-irritant par une vertu spécifique. Tel est le bilan des connaissances du XVIIIe siècle sur l'action du mercure. Voilà ce que des observations multipliées ont prouvé pour chaque auteur, quelles que soient la forme, la durée et la diversité de la médication de choix employée.

Les contradictions pourtant ne manquaient point. Les uns avec Swediaur tenaient pour une neutralisation

1. HUNTER, *Traité de la maladie vénérienne*, éd. Richelot, p. 586 et suiv.

du poison vénérien dans le sang ; les autres pour son mélange avec le venin et son expulsion par la salivation. Mais pendant ce temps Chicoyneau (1718) et Haguenot (1737) [1], tous deux de Montpellier, reprenant la thèse anglaise d'Abercromby, proposèrent une méthode de traitement dans laquelle le mercure était administré jusqu'à salivation; on s'arrêtait alors, on corrigeait la salivation par le régime et l'opium ou la thériaque, et on recommençait ensuite l'usage du mercure peu après la guérison de la salivation. Cette pratique a prévalu avec le temps et elle devenait, à l'époque où elle était en vogue, des plus propres à renverser la théorie de l'efficacité du mercure et de son action propre sur le virus vénérien. C. Hales (1764) [2], en Angleterre, se joignit à ses prédécesseurs pour dire que la salivation n'était pas nécessaire dans le traitement de la syphilis.

Le résultat prévu de ces théories appuyées aussi sur des observations, fut la recherche de nouveaux spécifiques , et la négation de l'action du mercure. En effet du moment où on guérissait la vérole sans provoquer cette salivation qui jouissait d'une faveur séculaire, il y avait lieu de croire que l'on s'était trompé sur la vertu du mercure. Aussi, vers 1800, Alyon[2] et Beddoes[3], en même temps, proposent l'oxygène et l'acide nitrique comme spécifique de la vérole. Se fondant sur l'effi-

1. Haguenot, *Mém. contenant une nouvelle méthode de traiter la vérole.* Montpellier, 1737.

2. C. Hale, *Salivation not. necessary for the cure of venereal desease.* Lond., 1764.

3. Alyon, *Essai sur les propriétés médicinales de l'oxygène.* Paris, an VII 1799.

4. T. Beddoes, *a collect. of testimon. respecting the trait of venereal disease by nitrous acid.* Lond. 1799.

cacité du précipité de mercure, ils se demandaient avec Girtanner si ne n'était pas l'oxygène plutôt que le mercure auquel on était redevable des guérisons. H. Scott de Bombay (1793) avait eu déjà recours à l'acide nitrique, sous forme d'acide nitro-muriatique en frictions et en bains. Ici le chlore du sublimé était reconnu capable d'avoir la même vertu que l'oxygène du précipité rouge [1].

En même temps, on donnait seul l'opium jusqu'à 25 centigrammes par jour, ce médicament avait été associé au mercure depuis longtemps, il devint spécifique de la syphilis pendant quelques années, surtout dans les pays du nord de l'Europe [2]. La diète seule a été vantée par Schweigger [3], c'est ce qui a été repris depuis par Fricke et Oppenheim et préconisé de nos jours par Payan, sous le nom de traitement arabique.

Levret (1771) [4] est le premier qui ait songé à traiter le nourrisson par l'intermédiaire de la mère ou de la nourrice. Il avait même conseillé de nourrir les enfants avec le lait de chèvres soumises aux frictions mercurielles, afin d'éviter aux nourrices un traitement répugnant : à cette époque on supposait que le lait se chargeait de substances médicamenteuses. L'on pensait qu'on pouvait ainsi traiter les enfants à la mamelle. L'idée n'était pas nouvelle. Hippocrate avait posé le principe et, au dire de Diday, Pierre Garnier de Lyon

1. Scott (1793), *On the internal and external use of nitro muriatic acide*. Méd. chir., trans., vol. VIII, et Duncan ann. of med., t. I, 1796.

2. Consultez Pearson, *Obs. on the effects of various act of the materia medica in the cure of lues venerea*. 1800.

3. Schweigger, *On the cure of syphilis by abstinence*, *Hufland's jour*, in *Dict. de chir.* de S. Cooper syphilis Bibl.

4. Levret, *Lettre sur l'allaitement des enfants*. Paris, 1771

en 1699 aurait proposé ce traitement. Doublet et Swediaur devaient plus tard se rattacher à ces idées et traiter l'enfant à l'aide du traitement mercuriel de la mère. Mais comme on avait déjà traité par le mercure les femmes enceintes, la logique semblait conduire à traiter la mère pour son nourrisson, et cela en dehors même de toute expérimentation. Astruc avait donné le mercure aux femmes enceintes atteintes de vérole comme aux autres malades. Seulement, il considérait que la vérole dans ces conditions était un des cas où il fallait user du mercure avec le plus de ménagements. Pour traiter l'enfant, Astruc admettait le traitement de la mère ou de la nourrice, c'était le traitement indirect et cela supposait que dans l'esprit des médecins du temps le mercure passait dans le lait [1]. Astruc toutefois traitait aussi les enfants par les frictions, mais il ne spécifie pas autrement. Nic. Massa est le premier, dit-on, qui avait précédé Astruc dans cette voie, mais comme on avait traité indistinctement, au début, tous les syphilitiques par le mercure, quel que fût leur sexe et quel que fût leur âge, on ne peut attribuer à personne en particulier l'institution du traitement mercuriel par les frictions pour les enfants.

Doublet (1781) avait dit qu'il n'était pas nécesssaire de traiter la mère pendant la grossesse [2]; cette idée a été depuis rejetée et reprise jusqu'à nos jours. Quelques médecins même depuis ont attribué au mercure

1. ASTRUC, *Traité de la maladie vénérienne*, 4e éd., Paris, 1774, t. IV, p. 173.

2. DOUBLET, *Mém. sur les symptômes et le traitement de la maladie vénérienne chez les nouveaux-nés*. Lu à l'assemblée de la faculté de Paris, 1781.

ou à une dose trop forte de mercure les avortements. Il savait que le traitement direct des enfants par les frictions ne causait point la salivation, mais que le mercure produisait la diarrhée; aussi rejetait-il le traitement des enfants par les frictions. Petit-Radel avait employé les frictions mercurielles chez les enfants, comme Nisbett, qu'il venait de traduire [1]. Mais Bertin (1810) [2] avait été pour le traitement direct des enfants et donnait le muriate sur-oxygéné de mercure ou sublimé à l'intérieur il n'employait qu'une faible dose, 1/2 grain, dans un loch. Cette médication était poursuivie pendant un assez long temps et suivant cet auteur elle faisait disparaître promptement les symptômes; elle exposait cependant suivant lui plus que les autres préparations mercurielles aux récidives. Bertin acceptait néanmoins le traitement de la mère en même temps que le traitement de l'enfant.

C'est surtout depuis les travaux de Bertin et de Doublet que l'action de la vérole sur la grossesse et la manière de traiter les femmes enceintes ont été bien étudiées. Doublet était pour le traitement par les sudorifiques; Bertin au contraire croyait à l'efficacité du mercure, et loin de penser, comme Doublet, que le mercure pût faire avorter, il était au contraire d'avis que sans le mercure les femmes avortaient ou accouchaient avant terme. Bertin néanmoins disait que dans certains cas il fallait se borner aux frictions, que l'on devait associer aux préparations mercurielles les toni-

1. Petit-Radel in Nisbett, *first Lines of the theorie and pratice in venereal disease*. Paris, 1787.

2. Voyez l'historique page 116.

ques en général et le quinquina. Toutes ces propositions comme toujours étaient appuyées sur des observations.

Aussi au commencement de notre siècle, parmi les préparations mercurielles usitées contre la syphilis des hommes, les frictions avaient été surtout employées de préférence pour les femmes enceintes et les enfants. La médication interne avec le sublimé, les lotions de sublimé, qu'on a transformées depuis en bains, usitées au XVIIe siècle, ont été remises en honneur par Bertin. Le traitement de la nourrice par le mercure pour guérir le nourrisson perdit du crédit peu à peu, surtout lorsque Berthollet eut dit que le mercure ne passait pas dans le lait.

Cependant il y eut un retour à la médecine ancienne. Un traitement rationnel de la syphilis semblait être une nécessité après tant de médications variées, reprises, abandonnées, reprises encore, pour être jugées de nouveau insuffisantes ou mauvaises. Une crise survint, et elle fut provoquée par Bru et les chirurgiens anglais.

Bru, en déclarant que la maladie vénérienne n'existait point, était avec Albernethy, Balfour, Tode et B. Bell qui rejetaient le caractère syphilitique de certains chancres et de la blennorhagie, les auteurs involontaires des théories nouvelles de la guérison de la syphilis sans mercure. En effet, si l'on n'admettait plus que la vérole fût à la fois la blennorrhagie et les chancres, il était évident que la blennorrhagie et certains chancres mous, pseudosyphilis d'Abernethy guérissant seuls, la vérole du temps, la vraie vérole pouvait de même guérir sans mercure. Cette idée devait être largement développée en Angleterre d'abord, puis en France. L'Allemagne suivit. Outre les médecins qui comme Ulrich de Hutten, Fernel, Ritter, Sintlaer, Ludolff, avaient accusé le mercure de causer les accidents graves de la syphilis, en 1803 Alley avait de son côté découvert une éruption causée par l'exposition aux vapeurs de mercure et les frictions. Ce dernier fait légitimait encore les accusations dirigées contre le mercure [1].

Des recherches avaient été entreprises déjà sur l'action du mercure dans le sang et avec les idées chimiques du temps. L'altération des qualités du sang, sa dissolution avaient été affirmées par Spielmann et Ehrmann en 1781 [2]. Swediaur avait écrit que le traitement de la syphilis par les frictions mercurielles répétées avait tué des malades [3].

Fergusson, chirurgien de l'armée de Portugal, en 1813, étudia les effets du mercure sur les syphilitiques de ce pays, et il remarqna que les véroles y étaient très-bénignes et guérissaient seules [4]. C'est la première fois qu'en Europe on considère l'influence du climat sur la gravité de la syphilis. Quoique la chose eût été dite au temps des voyages des Espagnols en Amérique, le fait énoncé au XIXe siècle surprit les esprits. C'était encore un argument contre le mercure; on le disait alors, si la théorie de l'efficacité du mercure est vraie, elle l'est

1. ALLEY, *An essay ou a peculiar eruptive desease arising from the exhibition of mercury*. Dublin, 1804.

2. SPIELMANN et ERHMANN, *Diss. de hydrargyri in sanguine effectibus*. Strasbourg, 1781.

3. SWEDIAUR, *Des maladies vénériennes*, t. II, p. 151. Paris, 1804.

4. FERGUSSON, *Obs. on the venereal disease in Portugal*. Méd. chir. trans., vol. IV, 1813.

seulement pour la syphilis des pays froids, tandis que dans les pays chauds la nature et les végétaux agissaient mieux que les préparations mercurielles.

Guthrie (1817)[1], Thompson (1817)[2], Rose (1817)[3], et Hennen (1818)[4], parmi les Anglais, publièrent des faits de guérison des accidents de la syphilis sans le secours du mercure. Guthrie en particulier cite plusieurs chirurgiens anglais qui avaient fait la même remarque, James Evans entre autres. Th. Rose disait avoir guéri par de simples pansements locaux des ulcères de la verge et des symptômes secondaires; il disait n'avoir point observé de carie ni un quelconque de ces cas si souvent cités où, malgré le mercure, la syphilis suit une marche progressive. Rose disait « que les maladies les plus sérieuses des os aussi bien que les autres symptômes déplorables que l'on rencontre dans ces maladies doivent être attribués à l'usage peu judicieux ou excessif de ce remède. »

Guthrie, constatant la réalité des opinions de Abernethy et de Carmichael sur le degré d'action des divers chancres sur l'économie, établit que le traitement de la vérole sans mercure permettra de distinguer les ulcérations chancreuses de celles qui ne le sont pas. Les malades de Guthrie avaient des ulcères

1. Guthrie, C. J. *On the treatment of the venereal disease without mercury*. Méd. chir. trans., 1817, vol. VIII.

2. J. Thompson, *Obs. on the treatment of venereal disease.* Edim. méd. surg. journal, janv. 1818.

3. Th. Rose, *Obs. on the treatment of syphilis with an account of several cases in wich cure was effected without the use of mercury.* Med. chir. trans., vol. VIII, 1817.

4. Hennen, in Edim. méd. surg. journal, 1818, et principles of surgery. Lond., 1820.

qui ont été traités par les remèdes anodins, les accidents secondaires ont été peu graves, et ils ont guéri par les cathartiques et les antimoniaux. Guthrie appuyait ses expériences sur une théorie, il disait que les symptômes secondaires n'apparaissaient que dans de certaines conditions déterminées par la constitution du sujet qui portait le chancre. Syme d'Edimbourg s'est depuis rattaché à cette idée.

Les idées de Thompson ont un peu moins de valeur que celles des auteurs précédents, car il mettait au compte de la syphilis les bubons, et obtenir la guérison de ces accidents sans mercure signifiait peu de chose eu égard à l'efficacité du mercure dans la syphilis; mais cet auteur a cité, néanmoins, des cas de guérison des accidents de la syphilis sans l'usage du mercure. Comme Guthrie et Rose, Thompson dit qu'il n'a point vu survenir d'accidents graves du côté des os chez les malades dont il avait traité les accidents sans le traitement spécifique.

Hennen fut plus affirmatif : il déclara que ce que Hunter avait décrit sous le nom de mal syphilitique guérissait sans mercure par le repos, l'abstinence et la propreté; que les ulcérations de la gorge, les éruptions cutanées et l'iritis guérissaient par les mêmes moyens. Hennen est le premier qui attribue au mercure la transformation des chancres en ulcères phagédéniques, et il est du nombre de ceux qui montrèrent l'inutilité du traitement mercuriel sur les enfants.

La France ne subit pas immédiatement le contrecoup des doctrines anglaises; Cullerier (l'oncle), Boyer, Dupuytren employaient les frictions ou les pilules de sublimé, et ils étaient d'avis de donner le mercure pendant la période d'état et de cicatrisation du chancre et après sa guérison, afin de prévenir les accidents secondaires et tertiaires.

L'école de Montpellier n'avait pas tout à fait oublié le remède de Gervais Ucay; Chrestien de Montpellier (1811) avait préconisé l'or [1]. Il donnait le chlorure d'or et de sodium en même temps que la salsepareille dans les syphilis graves. Lallemand (1822) avait conservé cette tradition, mais ce remède réinventé tomba presque de suite dans l'oubli. Destouches [2] vanta le muriate d'or et de soude en 1819, et A. Legrand en 1828 essaya en vain de faire reprendre le traitement par l'or [3].

Au milieu de tant d'opinions diverses il n'est pas sans intérêt de constater ce que l'homœopathie, cette exploitation habile de ce que depuis des siècles la médecine pratiquait sous le nom de régime simple pour certaines maladies, a dit de l'usage du mercure dans la syphilis. Cette doctrine qui propose des médicaments agissant sur les maladies dans le sens de leurs symptômes avec l'étiquette *similia similibus* a conservé l'usage infinitésimal du mercure : tant était puissante en Allemagne à cette époque d'Hahnemann la foi dans le mercure que les novateurs ne crurent pas devoir le repousser, et tant il était vrai que les homœopathes n'obéissaient point à

1. Chrestien, J. A. *De la méthode iatraleptique et sur un nouveau remède dans le traitement des maladies vénériennes et lymphatiques*; la 3e édition datée de 1811 est la première qui contienne les préparations d'or. Paris, 1811.

2. Consultez Destouches, *Observations sur l'efficacité du muriate triple d'or et de soude dans la syphilis*. Thèse, Montpellier, 1819.

3. A. Legrand, *De l'or et de son emploi dans les syphilis récentes et invétérées*. Paris, 1828.

une conviction sincère lorsqu'ils avaient mis à la place de notre polypharmacie à doses élevées des spécifiques infinitésimaux dirigés contre des symptômes. Il fallait en effet, à la crédulité publique, un objet mystérieux. L'homœopathie n'eût peut-être pas vécu si elle n'avait point eu des remèdes ou plutôt des noms de remèdes, et si elle n'avait dit que ce qui est vrai, que la plupart des maladies guérissent par le seul régime.

Cependant en 1827, Desruelles au Val-de-Grâce reprenant la thèse de Richond des Brus et Jourdan, admirateur de la doctrine physiologique de Broussais, soutint la thèse des anti-mercurialistes et formula un traitement analogue à celui que proposait Léonicène au XVe siècle. Les ulcères des parties génitales étaient traités par les émollients, les ulcères de la gorge et les accidents secondaires étaient traités par la diète et les sangsues. Les exostoses étaient traitées par les saignées locales [1].

Les Anglais avaient conseillé, pour remplacer le traitement mercuriel, le traitement par le repos au lit, la diète, les purgatifs, la saignée pour les individus pléthoriques, des émollients ou des caustiques sur les ulcères (sulfate de zinc ou de cuivre). Desruelles dit qu'il faut un traitement interne général et un traitement des symptômes. *Traitement général.* Diète végétale et lactée, peu de pain, pas de vin ni de café, tisanes délayantes, exercice modéré, vêtements chauds, les bains simples tièdes, dans les cas graves, les sudorifiques, les

1. H. M. S. Desruelles : *Journ. des progrès des sciences médicales*, 1827, et à part *Mémoire sur le traitement de la syphilis sans mercure*. Paris, Baillère, 1827.

saignées générales et locales, l'opium et l'extrait de jusquiame, la tisane de Feltz sans mercure, les bains sulfureux quand il y a des symptômes cutanés. *Traitement local.* Ce traitement était celui des inflammations locales (Desruelles était *identiste*), uréthrite, orchite, ophthalmie, etc. Les ulcères étaient traités par l'opium comme topique et les sangsues autour de l'ulcération. Pour les syphilides il donnait les bains sulfureux et les bains de vapeurs; une diète nourrissante lactée, les sangsues à l'épigastre; la saignée dans les cas d'ulcères du voile du palais et les cautérisations. Pour les ulcères gommeux il recommandait la cure par la faim et la diète lactée. En terminant ce qui a trait au traitement, Desruelles signale, pour l'opposer à ses contradicteurs, ce fait que personne jusqu'à lui n'a constaté ni recherché le nombre et la nature des récidives après les traitements mercuriels.

Il ne fut point fait un bon accueil au mémoire de Desruelles. En 1838 Ricord commença sa carrière de syphiliographe avec un certain éclat, et comme il était par tradition pour le traitement mercuriel ainsi que l'école de Saint-Louis, à part peut-être Devergie, le mercure reprit sa vogue ancienne et ce fut l'Allemagne qui continua les travaux de l'Angleterre. En vain Broussais avait écrit en 1831 : « toutes les cures sans le mercure ne sont pas réellement radicales, quelques-unes sont suivies de rechutes. Mais ceux soumis au traitement mercuriel exclusif pratiqué dans les autres hôpitaux, outre leur guérison moins rapide, présentent encore plus de rechutes; l'avantage reste donc pour le traitement sans mercure. »

Ricord toutefois admet que si le mercure est le médicament le plus énergique du cadre thérapeutique de la syphilis, il est des cas cependant où l'on peut s'en passer. Ricord admet au mercure une vertu spécifique, c'est-à-dire mystérieuse et qu'il n'explique pas. Il préfère l'administration du mercure par les voies digestives et comme durée de traitement il conseille de se guider sur l'amélioration du mal pour cesser le traitement. Il reconnaît toutefois qu'il serait dangereux d'introduire dans la constitution, comme le voulait Hunter, une quantité de mercure proportionnée à la violence de la maladie, l'administration répétée du remède et à intervalles est indiquée.

Ricord a adopté l'iodure de potassium inventé par Wallace et il a eu pour ce médicament un grand enthousiasme ; il l'a recommandé surtout pour les accidents tertiaires de la syphilis, pour les cas où, dit-il, le mercure a épuisé son action; puis il a institué le traitement mixte par le mercure et l'iodure de potassium, surtout chez les individus qui avaient des accidents tertiaires et dont les accidents primitifs et secondaires avaient été mal traités par le mercure.

Ricord, avec les médecins de l'école de Saint-Louis, Biett et Emery, administrait à l'intérieur le protoiodure de mercure et rarement la liqueur de sublimé de Van Swieten. Il mettait en usage les bains de vapeurs et les fumigations locales de cinabre ou sulfure de mercure contre les éruptions cutanées de la syphilis; les bains de sublimé institués à l'image des bains d'acide muriatique étaient aussi en vogue à cette époque ; ils avaient été conseillés pour la première fois en 1770 par Baumé. Les tubercules de la peau étaient traités par les lotions avec la teinture d'iode, et cautérisés lorsqu'ils étaient ulcérés avec le nitrate de mercure et le calomel. Ricord et son école employaient les frictions mercurielles sur les tempes à l'image de Sichel. Sur les points affectés de périostoses et de douleurs ostéoscopes on plaçait les vésicatoires, ou bien les sangsues étaient appliquées, en même temps que le mercure et l'iodure de potassium étaient administrés à l'intérieur.

Ricord sut mettre en œuvre bien des pratiques des chirurgiens de son époque. Comme Cullerier, il plaçait sur les gommes des vésicatoires et les cautérisait lorsqu'elles étaient ouvertes. Enfin il proposait d'extraire les os cariés, confessant que les os atteints de carie ne peuvent être réparés ni par un traitement général ni par un traitement local.

A un moment Ricord avait proposé la cautérisation du chancre comme moyen de prévenir la syphilis.

Après bien des changements, bien des contradictions, après avoir fourni une longue carrière, Ricord a défendu encore le traitement mercuriel. Quoiqu'il ait écrit : « on blanchit la vérole et on ne la guérit pas [1] », dans ses lettres sur la syphilis publiées avec le dessein qu'elles eussent un grand retentissement, il a dit cependant, seize ans après, que le mercure était le véritable spécifique de la vérole et qu'il la guérissait. Baumes de Lyon, Acton à Londres ont professé les idées de l'école du Midi et la généralité des médecins est encore disposée à admettre la vertu du traitement mercuriel spécifique

1. HUNTER, *Traité de la maladie vénérienne*, avec les notes de Ricord.

malgré les faits et surtout malgré ce mot décevant qu'on blanchit la vérole mais qu'on ne la guérit pas. L'Allemagne pendant ce temps suivait la tradition des anti-mercurialistes.

L'iode fut appliqué en médecine pour le goître, par Coindet, en 1820. Richond des Brus (1823) employa l'iodure de mercure proposé contre la syphilis, l'iode en frictions sur les bubons et à l'intérieur comme Brera dans la blennorrhagie et la syphilis. Quoique les traditions de l'hôpital Saint-Louis attribuent à Biett et à Lugol l'idée d'employer les iodures et l'iode en même temps que le mercure vers 1825 et 1830, c'est Wallace qui introduisit dans la thérapeutique de la syphilis l'iodure de potassium [1]. Wallace (1836) donnait l'iodure de potassium comme un spécifique destiné à remplacer le mercure, il l'employait contre l'iritis et les syphilides cutanées en particulier : il donnait jusqu'à deux grammes par jour dans une solution. Ricord alla jusqu'à six grammes. Puche, à l'hôpital du Midi de Paris, donna des doses exorbitantes de ce médicament.

Avec ce remède nouveau la thérapeutique de la syphilis était riche en spécifiques, sans compter le gaïac et l'or, qui depuis Gervais Ucay avait été plus ou moins repris et abandonné, jusqu'à Chrestien de Montpellier. Mais une fois engagé dans cette voie des spécifiques, les médecins ne s'arrêtèrent plus. Serres de Montpellier [2] vanta les préparations d'argent. F. Hœfer (1840) [3] proposa le platine.

1. Wallace, *the Lancet*, 1836.

1. Serres (de Montpellier), *Mém. sur l'emploi des préparations d'argent dans le traitement des maladies vénériennes.* Paris, 1836.

2. F. Hoefer, *Gaz. méd. de Paris*, nov., 1840.

Si les spécifiques étaient multipliés les formules du mercure ne l'étaient pas moins. Chacun avait son médicament favori et tenait à honneur d'avoir une formule individuelle. Souvent il n'y avait qu'un changement de nom. Le sublimé, le calomel, le mercure métallique ou l'onguent mercuriel, le proto-iodure de mercure, le bi-iodure de mercure en potions, tisanes, sirops ou pilules, enrichissaient les formulaires du temps.

Les pilules de Belloste et de Sédillot contenaient du mercure métallique, les pilules de Dupuytren et celles de Chomel, comme les pilules majeures de Hoffman, contenaient du sublimé. La liqueur de Van Swieten, le sirop de Cuisinier contenaient du sublimé, ainsi que le sirop de Larrey. Toutes ces préparations renouvelaient sous une forme plus simple les panacées mercurielles du XVIIIe siècle, avec cette différence que les précipités ou oxydes de mercure étaient remplacés par le sublimé ou le proto-iodure et le bi-iodure. Seulement le souvenir du mercure gommeux de Plenck avait persisté. Il était généralement admis qu'on devait associer l'opium au mercure. On ferait un volume de toutes les formules des composés mercuriels qui ont été proposés contre la syphilis depuis le XVIe siècle; tous les sels mercuriels qui n'étaient point des caustiques trop violents ont été employés. L'acétate de mercure, le phosphate de mercure, le proto-nitrate n'ont pas été oubliés. Cent formules contenant le même sel ont été échelonnées dans l'histoire de la thérapeutique de la syphilis. Abandonnés, repris, vantés, et tombés dans l'oubli, ils ont été repris çà et là. Le remède de Keyser, le mercure soluble de Hahnemann, le sirop de Bellet, la tisane de Zittmann conservent le souvenir de sels de mercure les plus divers vantés et abandonnés tour à tour.

Les Anglais se sont arrêtés longtemps au calomel en frictions, en paquets ou en pilules, aux pilules d'onguent mercuriel ou plutôt de mercure métallique sous le nom de pilules bleues.

Les Allemands employaient de préférence la liqueur de Van Swieten, le mercure soluble de Hahnemann, les autres peuples suivaient.

Grâce aux progrès de la chimie moderne qui a multiplié les composés mercuriels il fallut s'arrêter, on ne pouvait raisonnablement augmenter en proportion les remèdes mercuriels. Mais ce qui ne fut pas moins utile, parce que cela était nécessaire, c'est l'étude scientifique de l'action du mercure sur le sang. La toxicologie créée par Orfila fut l'occasion de cette étude. Lassaigne [1] démontra le premier que le sublimé formait, avec l'albumine, un composé soluble dans les chlorures alcalins. On divisa alors les préparations de mercure en solubles et insolubles et l'on chercha l'explication de l'action des composés de mercure insolubles par une décomposition du sel insoluble dans l'estomac, décomposition qui aurait pour effet de rendre libre le mercure en nature ou de former du bichlorure qui est soluble. Ceci a été de toute évidence la découverte la plus précieuse, les médecins n'en ont pas été plus logiques pour cela, ils ne se sont plus bornés à donner exclusivement les préparations solubles, c'est-à-dire le sublimé, dont ils pouvaient

1. Dict. en 30 vol., art. *mercure* (Soubeiran).

pour ainsi dire mesurer exactement la dose. Appuyés sur l'assertion de Hunter qui avait dit que toutes les préparations mercurielles agissaient de même parce qu'elles se transformaient en un composé unique, ils n'avaient aucun scrupule de varier la préparation mercurielle.

Les effets toxiques du sublimé ou bichlorure de mercure ont été étudiés par Orfila et il reconnut à ce sel les caractères d'un poison irritant susceptible, disait-il, de se transformer en mercure doux; mais il pensait que le sublimé qui cause des coliques et des vomissements, agit localement sur la muqueuse de l'estomac comme caustique. Il admettait alors avec Hunter que le mercure était un irritant spécifique, et c'était là tout. Pourquoi le mercure agissait-il dans la syphilis? On ne le cherchait point, on avait abandonné toutefois la théorie de l'expulsion de la syphilis par la salivation, depuis que l'école anglaise avait montré l'inutilité de la salivation pour guérir la syphilis.

Cependant le travail de Mialhe sur l'absorption du mercure, le mémoire de Melsens sur l'action de l'iodure de potassium[1], ne manquèrent pas de satisfaire à la fois les partisans du mercure et les anti-mercurialistes. En France, les mercurialistes s'en servirent pour appuyer le proto-iodure dont les effets sur l'estomac sont infiniment moins graves que la liqueur de Van Swieten, et les pilules de sublimé. Mialhe, puis Dumas, dans ses cours, prouvèrent que c'est à l'état de deuto-chlorure

1. Melsens, *Mém. sur l'emploi de l'iodure de potassium pour combattre les affections saturnines et mercurielles.* Ann. de chim. et de physique, 1849.

que les sels de mercure sont absorbés, que le deutochlorure se combine avec l'albumine, et qu'il est indiqué d'administrer de l'albumine avec le sublimé, afin que celui-ci ne détériore pas l'estomac.

Mialhe disait que les protosels de mercure solubles insolubles étaient moins efficaces que les deutosels, que les protosels avaient une action bien moindre et toujours à peu près inoffensive. « On pourrait même dire, ajoutait-il, que les protosels n'agissent que par la faible proportion de sublimé auquel leur décomposition donne naissance; » il montre que le mercure métallique lui-même en présence des chlorures alcalins du sang se transforme en partie en sublimé, il conclut : « Il s'ensuit que tous les phénomènes chimiques produits dans les circonstances précitées ont lieu dans l'intérieur du corps humain quand on y ingère une préparation mercurielle. *Celles-ci produisent toutes une quantité constante de sublimé corrosif en qui réside leur propriété médicale* [1]. »

Un fait des plus importants de ce travail est l'évaluation de la quantité de sublimé que donne le protoiodure introduit depuis peu dans le traitement de la syphilis. Cette quantité est trois fois moindre que celle que donne le calomel [2]. Aussitôt après cette remarque le biodure avait été vanté, en vertu de cette idée que l'on ne pouvait pas guérir la vérole en employant à peine de mercure, que dis-je? Ricord avait donné jusqu'à 50 centigrammes de proto-iodure par jour pour

1. MIALHE, *Mém. com. à l'Acad. des Sciences*, *Ann. de chimie et de physique*, 1842, et art de formuler. Paris, 1845.
2. MIALHE, loc. cit., et Bull. Thérap., t. XXIV, p. 337.

répondre à l'objection adressée à son médicament de prédilection, et qui avait bien réussi depuis que Biett l'avait introduit dans la pratique. Mialhe analysa les faits, il montra, que des doses même élevées de proto-iodure ne fournissaient pas plus de sublimé qu'une dose minime de calomel, que l'association de l'iodure de potassium au proto-iodure, au contraire, rendait le proto-iodure très-énergique parce qu'il le transformait en bi-iodure qui est aussi corrosif que le sublimé, car le bi-iodure au contact des chlorures alcalins donne beaucoup de sublimé.

Le livre de Mialhe offre des révélations qui eussent dû ouvrir bien des yeux. Le cinabre ou bi-sulfure de mercure, le sulfure noir ou œthiops, l'oxyde noir de mercure, le proto-nitrate, le mercure soluble de Hahnemann [1] sont les sels de mercure qui donnent la plus faible quantité de sublimé au contact des chlorures alcalins. Au contraire le deuto-chlorure, le bi-iodure, le proto-acétate de mercure, le cyanure de mercure, le deuto-sulfate de mercure, sont des composés dangereux.

Au point de vue physiologique, voici la conclusion de Mialhe : « L'action physiologique et thérapeutique du mercure est due à la propriété que possède le deuto-chlorure de mercure, de se combiner avec la partie albumineuse du sang, et les chlorures alcalins qui l'accompagnent, et c'est en s'unissant à la partie de

1. Cazenave a reconnu que ce médicament était peu actif; il dit : « J'ai traité souvent la syphilis primitive par le mercure soluble de Hahnemann, je n'ai pas eu un seul cas de salivation. » (*App. au Codex*, Paris, 1841.)

ce fluide animal que l'on peut à bon droit désigner sous le nom de chair coulante, qu'il apporte dans l'organisme, ou un trouble modificateur bienfaisant, ou une perturbation violente et même mortelle. »

Avant les recherches de Mialhe, des théories les plus contradictoires avaient été émises. Brotonneau croyait que le mercure diminuait la plasticité du sang. Une expérience de Dupuy était venue jeter le trouble dans les esprits [1], le sang des chevaux tués avec le mercure avait été trouvé épaissi. Mialhe ne manqua pas de faire remarquer que cela tenait à ce que le cheval a moins de chlorures alcalins dans le sang que l'homme.

Mialhe admettait le passage du sublimé dans le lait des nourrices en petite quantité, et venait appuyer la doctrine de Doublet et Bertin; Mialhe reconnaissait en outre que les mercuriaux purgeaient, à moins qu'ils ne fussent absorbés dans l'estomac. Enfin, fidèle à sa théorie, il déclarait que le véritable contre-poison des préparations mercurielles était l'albumine, le bi-sulfure de fer, et l'eau sulfureuse ou les bains sulfureux. C'est à ce moment que l'un des meilleurs progrès dans le traitement de la syphilis a été accompli, les eaux minérales sulfureuses ont été recommandées pour les syphilis anciennes.

Ces remarquables recherches ne donnaient point la raison de l'action du mercure dans la syphilis.

L'étude de l'action du mercure sur l'économie avait commencé avec le mémoire d'Alley et surtout le travail de Merat sur la colique métallique [2]. Les maladies des

1. Dupuy, *Journal gén. de méd.*, t. LXXX, p. 178.
2. Merat, *De la colique métallique*, Paris, 1812.

étameurs de glace furent étudiées, et l'on apprit que le mercure outre la salivation, connue des Arabes et de Guy de Chauliac, causait la sueur, la diarrhée, une anémie et enfin des troubles nerveux remarquables, tels que le tremblement, les vertiges, les convulsions quelquefois, et même l'idiotie. Plus tard on admit une cachexie mercurielle. Trousseau et Pidoux [1] établissent avec les anciens que la salivation est suivie de carie ou de nécrose des maxillaires, que le sang tiré des veines est diffluent, moins riche en fibrine, et qu'il y a de la tendance aux hémorrhagies passives, que les malades sont infiltrés, qu'ils ont une diarrhée colliquative. Certes les accusations des médecins d'autrefois contre le mercure avaient déjà signalé les accidents des traitements par le mercure donné jusqu'à salivation, mais ce n'était point tout. A. Colson, en 1828, avait produit un fait d'hydrargyrie et de tremblement mercuriel après un traitement mercuriel méthodique [2]. Pinjon (1842) a fourni à Orfila un fait d'empoisonnement par le mercure métallique où le tremblement mercuriel fut presque immédiat [3].

Becquerel et Rodier, en 1844, lorsqu'ils étudièrent les altérations du sang dans les maladies, déclarèrent que la syphilis causait une anémie, et que l'abus et l'usage intempestif des mercuriaux peuvent produire le même effet; les choses restèrent en cet état jusqu'à ces der-

1. Trousseau et Pidoux, *Traité de thérapeutique, art. mercure*, 1re édition.

2. Colson, *Essai sur le tremblement à la suite du traitement mercuriel*. Arch. de méd. 1828, 1re série, t. XVIII.

3. Pinjon in Mialhe, art. de formule. *Atr. sur les mercuriaux*, p. 106.

niers temps où l'Allemagne reprit pour son compte ses recherches sur l'action des mercuriaux.

En Angleterre, un travail de Ayres (1845)[1] démontrait aussi que pendant la salivation mercurielle le sang perdait de l'eau, de la fibrine, de l'albumine et de la graisse, et que l'urine contenait du fer, ce qui ferait supposer que des globules sanguins étaient détruits en grand nombre.

Une réaction avait eu lieu en France et en Angleterre, à la suite de la thérapeutique du Val-de-Grâce que la doctrine de l'irritation avait inspirée. L'école de Saint-Louis et Ricord à Paris, Syme et Acton à Londres, encouragèrent la plupart des praticiens à persévérer dans l'usage du mercure.

Le travail de Melsens passa presque inaperçu en France; la raison principale était que l'iodure de potassium pouvait être considéré comme efficace, parce qu'il faisait éliminer le mercure introduit dans l'économie. En effet, l'on administrait l'iodure de potassium dans les accidents tardifs de la syphilis : la critique portait, car on pouvait dire que l'iodure de potassium ne réussissait que parce qu'il expulsait le mercure ingéré pendant les accidents primitifs. La théorie de Melsens reposait sur ce fait qu'on avait trouvé du mercure dans les tissus, et qu'on en avait constaté la présence à l'aide de métaux avec lesquels il avait fait un amalgame. Les observations douteuses de Colson et Velpeau étaient un des arguments de l'auteur. Melsens disait que l'iodure de potassium dissolvait les composés de sublimé avec

1. Ayres, *the Lancet*, 1845, n° 1.

l'albumine, les savons mercuriels et les phosphates de mercure, et qu'elle les entraînait au dehors par les urines. L'hypothèse de Melsens, à savoir que l'iodure de potassium dissouderait les composés mercuriels qui sont dans l'économie et les entraînerait au dehors, ne reposait alors que sur des expériences peu nombreuses. La théorie a été reprise toutefois depuis. De ce travail il resta prouvé l'élimination du plomb par l'iodure de potassium, fait qui était également le but des recherches de Melsens. L'analogie confirmait les idées de l'auteur sur l'évacuation du mercure par le moyen de l'iodure de potassium. La théorie était ingénieuse, mais c'était encore de la chimie supposée. Overbœk a soutenu cette thèse en 1861 [1].

L'action de l'iodure de potassium fut aussi étudiée. L'abus que Puche à l'hôpital du Midi faisait de l'iodure de potassium, permit de constater les effets de ce médicament : la salivation, le coryza, le catarrhe naso-pulmonaire et pharyngien furent reconnus comme l'accident principal de l'administration de l'iodure de potassium. L'enduit grisâtre de la langue caractéristique, les furoncles, l'acné iodique ou un érythème étaient encore des accidents plus ou moins communs [2].

Pendant cette époque les médecins de l'école de Saint-Louis donnèrent aux enfants le proto-iodure à l'exemple de Biett; les bains de sublimé avec Cazenave et Gibert, les frictions sur les gencives avec le calomel

1. Overbœk, *Mercur und syphilis*, Berlin, 1861.

2. Titon, thèse Paris, 1856. — Trousseau et Pidoux, *Élém. de thérapeutique*, et surtout Kuss, *Gaz. méd. de Strasbourg*, nov. 1865.

comme Cazenave. Toutes ces méthodes de traitement renouvelées ou modifiées ont suffi aux nécessités de la pratique. De temps en temps le sujet reparaissait à l'ordre du jour. En 1820 cependant, une proposition presque nouvelle fut renouvelée. En 1820, Ducasse [1] avait soutenu, comme Massa et Burton, que les femmes syphilitiques accouchaient avant terme d'enfants morts-nés ou avortaient. Velpeau, dans son traité d'accouchement, avait tenu le même langage. La conséquence de ces théories était que le mercure en guérissant la syphilis empêchait les avortements. Bertin avait dit que le mercure ne les empêchait pas. Mais on oublia ce qu'il avait écrit 10 ans auparavant. Ce n'est pas toutefois qu'il n'y eût des oppositions au traitement des femmes grosses par le mercure; Huguier et Colson [2] dirent que le mercure pouvait être lui-même cause de l'avortement.

Malgré l'usage général des mercuriaux en France, quelques médecins ne manquèrent pas de remarquer que la syphilis n'avait point de remède spécifique et que c'était seulement la lésion locale que le mercure avait la propriété de guérir. Cullerier (neveu) enseignait cette doctrine en 1836 [3], mais on alla plus loin. Trousseau et Pidoux admettaient que le mercure pouvait rendre plus aigus certains symptômes syphilitiques [4]; ces propositions n'eurent point d'écho.

1. Ducasse, *de l'Avortement.* Thèse de Paris, 1820.

2. Colson, *de l'Influence du traitement mercuriel sur les fonctions de l'utérus.* Arch. de méd., t. XV, p. 338.

3. V. *Recherches sur la thérapeutique de la syphilis* par Lucas Championnière (Gaz méd. 1836).

4. Trousseau et Pidoux, *Traité de thérapeutique*, t. I.

Pendant que la thérapeutique française s'enrichissait des proto-iodures, du sirop de bi-iodure de Boutigny dit de Gibert, l'Allemagne avec Fricke de Hambourg traitait la vérole sans mercure [1]. L'Allemagne suivait le mouvement imprimé par Angleterre et dans lequel la France était entrée un instant. Fricke a été fort commenté en Angleterre, il y avait dans ses remarques un fait assez significatif, il avouait n'être pas entré brusquement dans la voie des anti-mercurialistes ; c'était après avoir longtemps traité la syphilis par le mercure qu'il était arrivé à rejeter ce médicament (1827).

Le traitement proposé par Fricke est général et local — le traitement général consiste en propreté, repos, régime sévère, et anti-phlogistiques. — Fricke ajoutait que plusieurs malades avaient été guéris par les bains chauds et le traitement local. Le régime était un régime végétal, il y avait pour traitement interne, la saignée et les purgatifs, puis la décoction des bois sudorifiques, gaïac, etc. 8 à 12 onces par jour, puis lorsqu'il exsistait des sueurs abondantes, une cuillerée à bouche de la potion.

Décoction d'avoine	288 gr.
Sirop simple	24 gr.
Acide nitrique	3 gr.

Il donnait des bains savonneux, des bains au muriate de soude, d'acide nitrique, de sublimé et même de potasse caustique.

Comme traitement local des chancres il employait

1. Fricke, *Annalen der chirurgischen alteilung*, etc. Hambourg, 1827. V. Graves, *Clin. méd.*, Édit. Jaccoud, Paris.

l'eau blanche, les caustiques à la potasse, au sublimé, au sulfate de cuivre.

Le mercure était ici employé comme topique, le bain de sublimé était administré comme d'autres bains caustiques contre les éruptions de la syphilis.

Fricke avait été précédé dans cette voie par plusieurs Allemands : Bruninghausen (de Vurtzbourg), et Von Walther de Bonn.

Oppenheim [1] a vulgarisé la méthode de Fricke et a repris une ancienne opinion de la guérison de la syphilis par la faim. Toutes ces pratiques revenaient un peu en France et réagissaient sur la foi aveugle du médecin dans le mercure; les plus bizarres effets en résultèrent.

Vidal, à l'hôpital du Midi, saignait et purgeait tous les syphilitiques avant de commencer le traitement mercuriel. D'autres médecins traitaient la syphilis exclusivement par le gaïac. Mais la thérapeutique de la syphilis n'occupait alors que fort peu les esprits : c'était le moment où l'avénement de la doctrine de l'école du Midi sur la syphilis était pompeusement annoncée et devait provoquer chez nous tant d'écrits et de controverses. Les recherches sur l'histoire de la syphilis, sur les opinions émises depuis le commencement du siècle, l'apparition des travaux de l'école de Lyon sur la syphilis, de l'école de Saint-Louis sur les syphilides occupèrent encore les esprits pendant ce temps.

Graves, en Angleterre, en 1838, professait qu'il fallait mettre les malades syphilitiques à un régime doux et léger, les envoyer à la campagne, leur faire prendre de

1. Oppenheim, *die Behandlung der Lustseuche ohne Quecksilber*. Hambourg, 1837.

la salsepareille et de l'acide nitrique (méthode de Scott). « Une fois que vous aurez, dit-il, restauré la constitution vous obtiendrez de bons résultats en administrant un peu de mercure à dose altérante. » Graves recommande avec Kirby un sirop végétal (sirop de Velno) légèrement laxatif et sudorifique, composé auquel on ajoute 10 centigrammes de sublimé pour 500 grammes de sirop; ce médicament était donné par cuillerée jusqu'à salivation et on s'arrêtait comme dans la méthode de Haguenot.

Les ulcères étaient traités par la pommade au précipité rouge.

Pour les cas rebelles Graves conseillait le sublimé à l'intérieur à la dose de 0 gr. 015 et une friction avec 1 à 2 gr. d'onguent mercuriel[1].

Graves disait d'ailleurs que la syphilis et le mercure dans le corps humain ne peuvent pas être assimilés à un acide et à un alcali qui se neutralisent, mais il ne donnait pas la théorie de l'action du mercure.

Fricke, après Hennen, après tant d'autres, Ulrich de Hutten, Fallope, Ritter, etc., avait répété que si la syphilis était capable de déterminer des lésions osseuses on n'observait que très-rarement la carie et la nécrose chez les individus qui n'avaient pas pris de mercure. Toute une école anti-mercurialiste imbue de ces souvenirs s'éleva en Allemagne, au point qu'aujourd'hui même les syphiliographes allemands sont tous ou presque tous anti-mercurialistes. Baerensprung, Boeck, Hermann, Lorinser, Billroth, sans être égale-

1. Graves, *Leçons de clinique méd.*, trad. Jaccoud, 3e éd., Paris, 1871, t. II, p. 656 et suiv.

ment affirmatifs, sont disposés à écouter ceux qui accusent le mercure d'aggraver la syphilis au moins dans certains cas. Nous allons retrouver appuyées sur des recherches anatomiques, sur des arguments cliniques, les anciennes attaques contre le mercure.

A Vienne, en 1855, Hermann soutint que les accidents tardifs de la syphilis étaient une hydrargyrose chronique[1].

Les idées de Richond des Brus reprises par Hermann trouvèrent des adversaires et des défenseurs. Lorinser soutint Hermann[2]. De Baerensprung, sans être entièrement mercurialiste[3], dit que « le mercure ne guérit pas la syphilis mais que le mercurialisme fait disparaître momentanément les symptômes de la maladie. Tant que dure l'effet du mercure, la syphilis reste à l'état latent pour apparaître aussi et d'autant plus terrible que l'intoxication a plus affaibli la constitution. » Lorinser établissait de son côté que le mercure était trouvé dans les urines des malades lorsqu'on leur donnait de l'iodure de potassium, et il s'appuyait ici sur un travail de Melsens qu'il n'a pas cité et que Kletzinsky[4] avait introduit dans sa chimie biologique comme une nouveauté. Aussi deux arguments nouveaux étaient invoqués par les anti-mercurialistes, c'était d'abord le fait de la présence du mercure dans les tissus, admise

1. J. Hermann, *Medecinische Studen*, Vien, 1855 — et *die Behand lung der Syphilis ohne Mercur*, Wien, 1856-1857.

2. Lorinser, *Mercur und Syphilis*, Wien. méd. Wochenschrift, 1858, n° 40, 41 et 42.

3. Baerensprung, *Annalen des charite Krankenhauses*, 1855, Berlin, t. VII, p. 176, 1858.

4. Klectzinsky, *Comp. der Biochimie*, Wien, 1856, t. II.

comme prouvée, et l'efficacité raisonnée de l'iodure de potassium.

La présence du mercure en nature dans les tissus avait été affirmée par Fallope et Bonet aux XVIe et XVIIe siècles. En 1829 Cruvelhier à Paris [1], Otto en 1830 [2] en Allemagne, avaient annoncé qu'ils avaient vu du mercure dans les tissus. Cruvelhier en étudiant l'anatomie pathologique de l'infection purulente avait injecté du mercure dans les veines, et en avait trouvé dans le canal médullaire des os dans différents organes des animaux soumis à l'expérience ; on avait trouvé des noyaux d'induration au milieu desquels il y avait un petit globule de mercure. Lorinser avait trouvé à l'aide de procédés chimiques électrolytiques du mercure dans l'urine des malades syphilitiques, et il avait remarqué que ceux-ci rendaient davantage de mercure quand ils étaient soumis au traitement par l'iodure de potassium.

Les anti-mercurialistes allemands ne citaient que pour mémoire les anciens arguments contre le mercure.

Michaelis [3], Singer [4], Junken, Reder [5], s'élevèrent contre les assertions de Hermann et Lorinser ; ils combattirent principalement l'assimilation des accidents secondaires et tertiaires de la syphilis à une hydrargyrose. Hermann en effet était allé examiner les ouvriers des

1. Cruvelhier, *Anat. Path.*, liv. VI, et Berard, Dict. en 30 vol., art *pus*.

2. Otto, Path. Anat., vol I, p. 156.

3. Micha'elis, *Wochenblatt der zeit.* Wien Aertze, 1857.

4. Singer, *Wochen blatt. der zeit.* Wien Aertze, 1857, n° 11.

5. Reder, même recueil, 1858, n° 45 ; Junken, même recueil, 1847, n° 10.

mines d'Idria et il avait cru trouver chez les malades des accidents semblables à ceux de la syphilis. Il n'a pas été difficile de prouver qu'Hermann s'était laissé séduire par sa théorie : sur 30 malades qu'avait vus Hermann il y avait 2 caries, 5 douleurs ostéocopes. Il n'était pas question d'éruptions tuberculeuses cutanées.

Les idées les plus entières de Hermann et de Lorinser résistent aux contradicteurs et, en 1865, Hermann dit que la syphilis est une maladie locale dont les effets sont aggravés par le mercure. Ces syphiliographes sont allés trop loin; ils reproduisent les idées de l'école de Broussais et Desruelles, et ils méconnaissent un des caractères de la syphilis. Néanmoins ils ont rendu un service, celui de montrer que le mercure s'éliminait à la longue et que, lorsqu'il n'était point éliminé, les syphilis avaient un cachet spécial de gravité, ce qui avait été déjà dit sous une autre forme bien moins précise par des mercurialistes comme Trousseau.

L'argument historique invoqué par Lorinser a plus de valeur que ne le croyait Follin. Il est vrai que chez les premiers syphilitiques observés par les médecins du XVe siècle, les gommes étaient peu fréquentes et qu'elles l'ont été davantage, plus tard, après la généralisation du traitement mercuriel. Mais il est encore un fait à noter : au milieu des recherches qui ont été entreprises pour et contre la théorie de l'hydrargyrose, l'on a reconnu que les ouvriers qui travaillaient au mercure avaient une fragilité spéciale des os [1]. Jüncken a fait cette remarque en étudiant les maladies des ou-

1. Cette idée avait été émise par Venot, Journ. de méd. de Bordeaux, 1846.

vriers des mines d'Idria. C'était reconnaître implicitement l'action du mercure sur les os. Waller de Prague[1] a vu que le mercure s'éliminait par l'urine en petite quantité à la fois et qu'après six semaines on ne retrouvait plus de mercure dans l'urine, que cette élimination s'effectuait sans le secours de l'iodure de potassium. Cela prouvait que le mercure ne restait point dans l'économie, au moins lorsqu'il était donné à faible dose pendant un certain temps. J. Keller [2] reconnut chez les individus qui travaillent au mercure des ulcérations de la gorge analogues à celles qu'on observe dans la syphilis.

Baerensprung, en Allemagne (1855), Diday, en France, étudièrent les effets du mercure sur des syphilis de toute nature : le premier était uniciste ou à peu près, le second était dualiste, les deux systèmes allaient chacun de leur côté se trouver aux prises avec une interprétation de l'action du mercure. Baerensprung et Diday ont été des anti-mercurialistes un moment, au moins au point de vue doctrinal ; l'un et l'autre ne donnaient pas de mercure au début de la syphilis. Baerensprung disait qu'il n'avait jamais vu d'accidents tertiaires sur les malades qui n'avaient pas pris de mercure pendant qu'ils avaient leur chancre induré.

Mais avant de parler des idées actuelles sur le traitement de la syphilis, il faut citer encore un retour à la

1. Waller, *Bertrage zur Losung liniger streitfragen in der syphilidologie*, Prag. Vierteljahrschrift, t. LXIII, et Weitere Beitrage, t. LXIV, 1859 et 1860.

2. J. Keller, *Ueber die Erkrankungen in den spiegelfabriken zu sophienmülte, in Bohemen*, Wien méd. Wochenschrift, 1860, n° 38.

méthode des *frictions mercurielles* professée par Sigmund de Vienne (1856-1859)[1]. Voici la méthode, et à part la salivation cherchée par les anciens, la méthode était la même : les malades étaient préparés par des bains et des frictions sèches sur les points où l'on devait faire l'onction, puis on employait environ un gramme d'onguent mercuriel par jour ; la friction devait durer 20 minutes et les malades devaient s'envelopper les parties frictionnées avec des draps de toile ou de coton et rester au repos au moins pendant 18 heures. A part la saignée, les sudorifiques et le purgatif du début, c'était la vieille méthode. Les frictions étaient administrées comme traitement général, car Sigmund recommandait en outre des lotions mercurielles et les pommades mercurielles sur les accidents locaux comme Peyrilhe et Cirillo. Baerensprung de son côté, outre les frictions, recommandait le mercure albumineux à l'intérieur d'après la théorie de Mialhe ; voici la formule :

Sublimé	2 grains, 0 gr. 10
Blanc d'œuf	nº 1
Eau distillée	6 onces 180 gr.
Chlorhydrate d'ammoniaque	1 gros. 4 gr.

Une cuillerée à bouche toutes les heures.

Virchow (1858) avec Sigmund, mercurialistes tous deux, formulent une thérapeutique ; ils la recommandent d'après ce principe qu'il n'y a pas de syphilis en dehors des symptômes. Quand tous les symptômes seront

1. SIGMUND, *die Enresbungscur mit grauer Salbe bei Syphilisformen*, Wien, 1859.

apaisés, la syphilis sera guérie et le traitement symptomatologique de la vérole est parfaitement logique, pourvu qu'il parvienne à triompher du dernier symptôme. L'iode et le mercure sont acceptés par Virchow, mais il reconnaît, avec Baerensprung, que le mercure ne peut guérir la syphilis; il ajoute cette vérité séculaire qui malgré les efforts des théoriciens est encore la vérité : nous n'avons aucun signe qui permette d'affirmer que le traitement est complet, que le malade est guéri. Virchow est pour le traitement des symptômes de la syphilis par le mercure et dit que ce remède est efficace, même pour les accidents tertiaires de la syphilis et peut être plus efficace que l'iode : ici il y a une contradiction formelle opposée à l'école française de Saint-Louis et du Midi.

H. Berhend de Liverpool (1856) [1] employa le tartrate de potasse et de fer comme spécifique et à titre de tonique. Marsden (1857) [2] employait les toniques, le régime fortifiant, mais il y ajoutait à titre de spécifique la poudre suivante, à prendre en 2 doses.

Soufre,	4 gr.
Sulfure d'antimoine,	0 gr. 25.
Azotate de potasse,	0 gr. 25.

Enfin Arastia (1856) [3] vantait les pilules de Vicente, c'est-à-dire le bichromate de potasse, comme antisyphilitique. Leroux (de Versailles) et Dolbeau ont mis ce sel plus en usage en 1865 [4] sous forme de solution.

1. Berhend, *on treat of syphilis*, Lancet, 1856.
2. Marsden, *Lancet*, 1857.
3. Arastia, *du Bichromate de potasse dans le traitement de la syphilis*, Paris, 1856.
4. Dolbeau et Leroux, *Bull. soc. de chirurgie*, 1867, p. 49 et 170.

Le chlorate de potasse employé par Alyon sous le nom de Muriate sur-oxygéné de potasse, avait été repoussé de la thérapeutique de la syphilis après des expériences faites en France, mais l'Angleterre conserva ce remède comme antiseptique. Th. de Salisbury en 1816 le donnait comme antiseptique. Hunt en 1847 l'employait contre la gangrène de la bouche; le médicament fut repris en Suisse et en France vers 1855; Herpin de Genève et Blache le conseillèrent à l'intérieur contre la stomatite mercurielle [1]; Ricord devait plus tard avec Fournier donner le chlorate de potasse en même temps que le mercure pour faire tolérer le proto-iodure. Mais cette pratique renouvelée des anciens qui avaient recours aux gargarismes en même temps qu'ils administraient le mercure, ainsi que l'a rappelé Astruc (voy. p. 411), ne devait pas répondre aux promesses qu'avaient faites les deux auteurs, et la cessation du traitement mercuriel a été plus d'une fois obligée, malgré l'usage du chlorate de potasse associé au mercure, pour faire cesser des salivations graves.

La syphilisation, prodigieuse erreur de nos temps modernes, imitée de la vaccine Jennerienne dont l'efficacité et la valeur théorique même seront un jour tenues pour une illusion du XIXe siècle, vit le jour en 1851; c'est un des fruits du dualisme chancreux. Auzias Turenne, un esprit déclassé, avide de renommée et croyant avoir trouvé un titre à l'immortalité, lança cette idée qui, comme toutes les idées bizarres, mystiques ou inexplicables, devait trouver des adeptes. A

1. Voy. *Bull. de thérapeutique*, 15 janvier 1855.

propos de l'histoire des théories de la syphilis nous avons déjà parlé de cette opinon.

L'idée fondamentale de la théorie était l'immunité chancreuse obtenue chez un individu après des inoculations en nombre variable. Les syphilisateurs après y avoir cru, ont rencontré nombre de faits contradictoires; déjà ils avaient renoncé à la théorie de la puissance préservatrice des inoculations de chancres mous pour prévenir la syphilis : trop de faits immédiatement recueillis avaient renversé la théorie. Sans parler des chancres mous suivis de syphilis et des chances mixtes, on citait le fait du lépreux qui avait eu un chancre induré après de nombreuses inoculations de chancres mous [1]. Les hôpitaux renfermaient des malades qui trois et quatre fois à des intervalles plus ou moins longs avaient gagné des chancres mous et finissaient par avoir une syphilis constitutionnelle. L'immunité pour le chancre mou chez quelques sujets n'avait été jamais obtenue : un médecin avait pu en effet inoculer 2,200 chancres sans parvenir à l'immunité. Pour d'autres sujets elle avait été temporaire et la préservation de la syphilis par l'inoculation des chancres mous avait été reconnue une chimère.

Sperino de Turin (1854-1863) [2] employa la syphilisation comme moyen curatif de la syphilis : il inoculait des chancres mous sur des sujets syphilitiques en puissance d'accidents et inoculait jusqu'à guérison du mal. Comme il est des syphilides qui guérissent seules on

1. Voyez l'historique (page 156).

2. Sperino, *la Syphilisation étudiée comme méthode curative et comme moyen prophylactique des maladies vénériennes*, trad. Tresal, Paris, 1863.

inoculait des chancres mous pendant la guérison du mal ou d'un des accidents du mal, preuve nouvelle que la syphilis guérit par beaucoup de moyens différents parce qu'elle guérit seule.

Boeck de Christiania, Melchoir Robert crurent à l'efficacité de la syphilisation [1], et le seul résultat appréciable de cette opinion fut la tentative d'inoculer des chancres sur des individus atteints de maladies chroniques : cancer, favus ou autres [2], et le traitement de la syphilis par les vésicatoires [3]. Cullerrier à l'hôpital du Midi, en 1857, faisait appliquer des petits vésicatoires, 4 à 6 par jour, sur la poitrine et il remarquait que les accidents de la syphilis, au début au moins, étaient atténués.

Follin, qui a étudié avec soin ces tentatives, constatait que si la syphilisation et la vésication avaient une action sur les accidents et les modifiait, elles n'empêchaient pas les récidives, c'est-à-dire l'évolution de la syphilis [4]. Là comme dans les méthodes de traitement par la diète, les purgatifs, la sudation excessive et le mercure à haute dose, les mêmes effets étaient produits : on altérait la santé des individus ; on faisait pâlir leurs éruptions, disparaître des plaques muqueuses et on croyait à une guérison. Sur ces entrefaites Lukomski, un garde-forestier russe, imagina d'inoculer non plus

1. Bœck, *de la Syphilisation, état actuel et statistique*. Christiania, 1860, en français. Voy. Melchior Robert, à l'historique.

2. Thiry et Didot, *Encyclographie nouvelle*, Bruxelles, 1851, ouvrage cité. Ces auteurs ont inoculé des chancres sur des cancers.

3. Parisot, *De quelques doctrines modernes sur la syphilis et la syphilisation*, thèse de Paris, 1858.

4. Follin, *Path. ext.*, t. I, p. 766.

des chancres mous mais bien le vaccin, et les médecins Russes essayèrent le traitement : il consistait à inoculer 10 à 20 piqûres à plusieurs reprises. Grâce à ce traitement, les accidents syphilitiques s'amenderaient, les syphilides deviendraient plus bénignes. Mais aux observations de Papoff, de Jeltzinski [1] on peut opposer le même argument qu'à celle des syphilisateurs Sperino et Boeck. On peut opposer qu'elles étaient mal interprétées et que les syphilides guérissaient sous l'influence du traitement local seul et que la vaccination n'agissait qu'à titre de médication altérante, comme les chancres mous, comme les vésicatoires.

Le tartre stibié, par un nouveau retour aux médications antimoniales, fut vanté aussi par Wilenbrand et Hjort en Finlande et en Suède ; le premier employait le tartre stibié à l'intérieur et Auzias Turenne l'a imité; le second employait le tartre stibié en emplâtre à la manière des vésicatoires. Le tartre stibié reparaissait encore avec une nouvelle formule. Depuis que l'antimoine avait été utilisé sous le nom de fondant de Rotrou, Valsalva (1740) avait administré le tartre stibié en dissolution sous le nom d'eau stibiée et Morgagni, le commentateur de Valsalva, ne se montrait pas ennemi de ce remède. Wilenbrand faisait un troisième retour à l'antimoine.

De 1850 à 1856, le traitement de la syphilis des nouveaux-nés fut discuté à l'académie de médecine à propos du pemphigus des nouveaux-nés ; le traitement des femmes grosses et des enfants nouveau-nés a été

1. Voy. Kreyser, *die vaccination as Heilmiltel gegen Syphilis*, Méd. cent. Zeitung, 1860, t. XXIX.

discuté [1], toutes les opinions et pratiques connues depuis Massa et Nic. de Blegny, ont été reprises, les traitements connus de Levret, Doublet, Vercellone, Swediaur, Bertin, ont été attaqués ou vantés, mais il n'y eut à ce moment que de rares faits invoqués; on entendit nombre d'opinions fondées seulement sur l'expérience reconnue de leurs promoteurs. Un point nouveau cependant fut traité : devait-on traiter les parents qui avaient eu des enfants syphilitiques par le mercure, même quand ils ne présentaient point de signes de syphilis? Moreau principalement se prononça pour l'affirmative et disait que, de la sorte, les parents pouvaient avoir des enfants sains.

En 1852, Cullerrier [2] associait les bains de sublimé aux frictions pour le traitement de la syphilis des nouveaux-nés. La même année, Gubler parlait des avantages de l'iodure de potassium contre la cirrhose syphilitique des nouveaux-nés.

Enfin Diday de Lyon, rassemblant tous les travaux antérieurs sur la syphilis des nouveaux-nés, reproduisit tous les traitements anciens, réinventés, régularisés. Diday acceptait les idées du temps; il conseillait la préparation du sublimé à l'intérieur à doses assez élevées et il les remplaçait par les frictions avec l'onguent mercuriel quand l'estomac paraissait fatigué; c'est là, on le voit, le traitement que conseillait Bertin.

Pour ce qui est du traitement de l'enfant soupçonné de syphilis, Diday établit ce principe nouveau qu'il

1. Discussion, Bull. Académ., 1851 et 1852.

2. CULLERIER, *Trait. de la syphilis des nouveaux-nés. Bull. de thérapeutique*, 1852, n° d'octobre.

faut traiter l'enfant, quand même il n'aurait pas d'accidents, dès le moment de la naissance, et employer alors le mercure à fort petites doses. Pour ce qui est du traitement de l'enfant par l'intermédiaire de la nourrice, c'est-à-dire du traitement indirect, Diday s'appuyant sur les recherches de Personne [1], qui avait trouvé des traces de mercure dans le lait des nourrices traitées par le mercure, dit qu'il ne faut pas rejeter le traitement indirect et qu'il peut suffire dans certains cas. Diday se prononce d'ailleurs en faveur du traitement direct de l'enfant [2].

Trousseau (1857) [3] donne la préférence à une variété de traitement mixte, il veut qu'on traite l'enfant par le proto-iodure ou le sublimé et qu'en même temps on fasse prendre à la nourrice de l'iodure de potassium.

Cependant en 1858 Baerensprung, imitant en cela Fricke, se prononçait pour les anti-mercurialistes. Sans accepter les interprétations entières de Hermann et Lorinser, il laissait la syphilis marcher et ne croyait plus à la vertu spécifique du mercure. Syme d'Edimbourg (1856) [4] croyait aussi que le mercure pris en grande quantité avait des effets nuisibles et vantait l'iodure de potassium seul. Hughues Benett (1860) [5] reconnut que la méthode thérapeutique sans le mercure à titre de spécifique instituée par Fricke était le

1. Cullerier, *Trait. de la syphilis, etc. Bull. de thérapeutique*, loc. cit.

2. Diday, *Traité de la syphilis des nouveaux-nés et des enfants à la mamelle.* Paris, 1854.

3. Trousseau, *Leçon sur la syphilis congénitale, Union médicale*, 1857.

4. Syme, *Principle of surgery*, Edimbourg, 1856.

5. Benett, *Clin. lect. on the princ. and pratc. of med.*, 1859, Edimbourg.

meilleur moyen de guérir la syphilis, et que 8,000 observations au moins recueillies déjà par divers auteurs montrent que la syphilis guérit sans mercure. Cooke et Drysdale surtout continuèrent de suivre cette voie. Drysdale (1864-1869) [1] employait le traitement de Fricke modifié et mettait en usage l'iodure de potassium et le chlorate de potasse.

L'Amérique ne restait pas étrangère au mouvement. Pendant la guerre de la Sécession, où de part et d'autre les Américains ont montré l'esprit pratique des races anglo-saxonnes, on voit l'autorité militaire, dans la personne du chirurgien-major général des armées du Nord, répandre une instruction où il était dit de ne plus employer le mercure contre la syphilis. Voici le texte : « Cette résolution a été prise avec d'autant plus de confiance que la pathologie moderne a prouvé l'impropriété de l'usage du mercure dans une quantité de maladies pour lesquelles il était autrefois invariablement administré [2]. »

En 1853, Boeck de Christiania [3], en cherchant à défendre la syphilisation, produisit comme Fricke une statistique où étaient exposés les résultats des médications mercurielles et non mercurielles. De la comparaison il résulte que les malades traités par le mercure avaient mis soixante et un jours en moyenne pour être guéris des accidents primaires et cinquante-trois jours, pour être guéris d'accidents secondaires que les

1. Drysdale, *Syphilis Wihout mercury*, 1864, et *Case of syphilis treated without mercury*, Drysdale and R. W. Dunn, 1869.
2. Voy. *Méd. Times* and *Gazette*, 2 juin 1863.
3. Boeck, *Rech. cliniques sur la syphilisation*, Rev. méd. 1854, Paris.

malades traités par le sel d'Epsom et un traitement local avaient guéri des accidents primitifs en quarante-neuf jours en moyenne et des accidents secondaires en trente-cinq jours en moyenne. Cette statistique comme celle de Fricke et de Struntz de Berlin [1], qui employait exclusivement le traitement par les sudorifiques, sont attaquables en ce sens qu'il n'est fait aucune distinction parmi les accidents primitifs entre eux, et qu'il en est de même pour les accidents secondaires.

Bazin en France (1859 et 1866), le syphiliographe le plus scientifique de l'école de Paris, restait éclectique ; il dit : « Le mercure n'est pas un spécifique de la syphilis, impuissant contre la maladie, il en modifie avantageusement les premières manifestations. Administré dans la période d'incubation du chancre, il éloigne et tend à localiser les syphilides exanthématiques. Mais donné sans ménagement dans la troisième et la quatrième période, il semble précipiter l'évolution des accidents tertiaires et viscéraux : par conséquent il sera utile de prescrire le mercure aussitôt que le début du chancre sera bien caractérisé. » Il ajoute que certaines syphilides sont aggravées à la longue par l'usage du proto-iodure et qu'il convient alors de changer la préparation mercurielle. Bazin connaissait les cas de tremblements mercuriels précoces après trois frictions, et les accidents apoplectiques qui obligeaient à suspendre la médication mercurielle.

Bazin [2] reconnaît des syphilides malignes précoces, et

1. Graves, Clinique médical, édit. Jaccoud, Paris, 1871, 3e éd.
2. Bazin, *Leçons sur la syphilis et les syphilides*, 2e éd., 1866, p. 401.

les observations de Dubuc, son élève [1], témoignent que le mercure employé à dose *variée* et sous *toutes les formes*, n'a point guéri le mal dans le temps que l'on indique comme étant suffisant pour guérir les syphilides du même genre. Néanmoins le maître ne tire pas la même conclusion que l'élève : si l'un croit à l'efficacité du sirop de Gibert, l'autre croit l'iodure de potassium plus puissant.

Diday (1863) [2] a influencé ses contemporains, il a guéri sans mercure et suivi 18 malades pendant cinq ans en moyenne et il a vu les accidents de la syphilis guérir seuls, après deux et trois poussées. Ces observations comparées aux observations de malades traités par le mercure eurent une signification que personne ne méconnut. Diday ne put pas se dégager de la prévention du temps contre le mercure, il admit la chloro-anémie, la dyspepsie, une apoplexie et même une folie chez les individus soumis à des médications mercurielles à doses élevées ou prolongées. Il montra à l'aide d'observations comment entre les mains des spécialistes les plus renommés et les plus habiles le mercure ne guérissait pas des syphilides rebelles avant un temps très-long, les plaques muqueuses de la gorge par exemple et des indurations chancreuses; comment le mercure, administré pendant des années, n'avait point empêché les récidives de la syphilis. Et pour cela il citait les exemples les plus concluants.

Diday cependant ne rejeta pas entièrement le mer-

1. Dubuc, *des Syphilides malignes précoces*, thèse, Paris, 1864. Observations.
2. Diday, *Histoire naturelle de la Syphilis*, Paris, 1863.

cure, il le réserva pour les syphilis fortes, imitant en cela Jean de Vigo qui conseillait les frictions mercurielles pour les cas rebelles.

Voici la conclusion de Diday : « Si l'on se borne à considérer le mercure comme remède de *quelques-unes* des lésions de la syphilis, comme capable de la faire disparaître *actuellement*, le mercure sous ce rapport mérite son titre de spécifique. Tout le monde sait qu'il retarde l'éclosion de chacune des poussées successives de la syphilis. Je ne veux pas nier non plus absolument qu'il ne puisse parfois atténuer jusqu'à un certain point la gravité de ces poussées, mais j'affirme que dans aucun cas, à quelque dose que ce remède soit administré, il ne donne de garantie certaine ni contre le retour ni contre la progression croissante de la maladie[1]. »

Entraîné par la division du chancre infectant en chancre dur et érosion chancreuse, Diday conseille le mercure seulement pour le chancre dur et pour les syphilides consécutives qui s'y rattachent.

Il dit que le mercure est indiqué contre les syphilides profondes, iritis, albuginite, dysphonie syphilitique. Après cela il ajoute plus loin qu'il y a des véroles à extinction spontanée, et des véroles à mercure.

Diday pose en principe la nécessité absolue d'une *hygiène reconstituante*, avec des indications qui sont un retour aux indications galéniques exposées suivant nos idées modernes : nourriture fortifiante, viandes rôties, etc., exercice, habitation dans un lieu bien exposé

1. Diday, loc. cit., p. 182.

au soleil, gymnastique, repos moral, continence. Puis pour chaque accident en particulier, des prescriptions hygiéniques spéciales sont ensuite indiquées.

Diday ne néglige point la balnéation, il ajoute un traitement général pendant les incubations des poussées, de l'iodure de potassium et le quinquina et le fer ; il traite localement les chancres et les plaques muqueuses et croit que la cautérisation est très-puissante pour guérir les plaques muqueuses de la gorge, souvent si rebelles, plus puissante que le mercure à l'intérieur.

La formule physiologique de Diday est la suivante : « il faut maintenir les forces de l'organisme au niveau nécessaire pour réaliser l'élimination du virus; il faut rendre ou donner à la constitution assez de force pour empêcher toute fermentation pathogénique dans son sein. Voilà l'indication essentielle. »

Ainsi la preuve que la syphilis peut guérir seule, que les syphilides graves ne sont point atténuées par le mercure et que celui-ci ne les empêche pas de suivre leur évolution fatale, était faite de la manière la plus claire et il n'y avait rien à ajouter. Sur ce point, Diday a un titre de priorité car il est le premier qui ait bien précisé les faits. En effet, attaché à l'école dualiste, Diday n'avait pris ses exemples que dans les faits de syphilis constitutionnelle, tandis que Thompson, Fergunan, Guthrie, Fricke, Desruelles, Struntz avaient étudié les effets du mercure sur des chancres de nature diverse en même temps que sur des syphilides.

Une réponse fut faite à Diday : le mercure était mal administré dans les cas où il n'a pas réussi. La réponse fut catégorique ou elle fut insinuée sous forme de doute. Mais les bons esprits tinrent compte des observations de Diday et ils acceptèrent que des véroles faibles pouvaient guérir au moins momentanément sans mercure.

Hebra, au dire de Zissel (1864) [1], aurait le premier employé les injections hypodermiques de sublimé dans le traitement de la vérole. On les pratiquait au voisinage des lésions syphilitiques, c'est-à-dire presque comme un traitement local. Scarenzio (1865) [2] fit des injections hypodermiques avec le calomel, 20 à 30 centigrammes pour une injection, cette fois à titre de médication générale. Les injections étaient pratiquées sur les jambes ou les bras. Mais G. Lewin (1865-1868) [3] reprit les injections de sublimé et les employa comme Scarenzio à titre de médication interne ayant l'avantage de pénétrer dans le sang sans passer par les voies digestives. En 1869 Liegeois a repris cette thérapeutique, et à l'aide d'observations savamment recueillies avec des détails très-intéressants, il a conclu que la méthode était excellente et qu'elle réalisait la perfection du traitement mercuriel, à savoir, que cette médication poussait les malades à l'embonpoint, qu'elle guérissait les accidents graves et bénins en plus ou moins de temps. Mais Liegeois n'employait que cinq milligrammes de sublimé pour deux injections, et il n'avait que des observations d'une année, et beaucoup avaient trait à des hommes restés peu de temps

1. ZISSEL, *Lehrbuch der constitutionnellen syphilis*, Erlangen, 1864. V. Liégeois, Ann. de Dermatologie et de syphiliographie, t. II, 1869.

2. SCARENZIO, Ann. univer. di méd. 1864, septembre.

3. G. LEWIN *Uber syphilis behandlung mit hypodermatischen sublimatinjection*, etc., in Liégeois, loc. cit.

à l'hôpital. Liegeois avait observé en enthousiaste. Depuis les avis sont bien partagés à cet égard, il n'y a plus personne à Paris qui traite par les injections hypodermiques de sublimé à si petite dose que ce soit. A la société de chirurgie en 1869 j'ai montré que les injections faites à dose un peu élevée causaient des ulcérations et qu'à très-faible dose elles ne produisaient rien ou presque rien.

L'arsenic, l'arséniate de soude, les liqueurs de Fowler et de Pearson ont été ausssi employés de nouveau contre la syphilis : les médecins ont renouvelé les préparations arsénicales du XVIe siècle. Il était écrit que tous les traitements variés de la syphilis seraient recommencés plus d'une fois. Rayer avait conservé la tradition et c'est pour cela qu'il recommandait la tisane de Feltz à cause de l'arsenic qu'elle renfermait [1]. En 1852 H. Hunt croyait à l'action des préparations d'arsenic associées au bromure de potassium, au moins pour les syphilides secondaires [2]. Il devait en être ainsi, depuis que Bateman d'après Willan et Girdlestone avaient vanté l'arsenic dans les maladies de la peau, soit à titre de topique soit à titre de médication interne [3]. L'oxyde blanc d'arsenic était recommandé, alors, dans les affections de la peau comme un spécifique, et la similitude des dartres et de certaines syphilides devait conduire à traiter ces dernières comme des maladies de la peau.

1. Rayer, *Traité des maladies de la peau.* Paris, 1835.

2. H. Hunt, *De la valeur comparée des préparations mercurielles et des préparations arsénicales dans le traitement des accidents secondaires de la syphilis.* Trad. Bull. thérapeutique, 1852, t. XLII.

3. Bateman, *Synopsis of cutaneous desease,* Lond. 1815. — Girdlestone, *in* Lond. med. Journ., février, 1806, London.

De nos jours encore Devergie conseillait d'avoir recours aux préparations arsenicales pour les syphilis rebelles. Il était peu de médecins de l'école de Saint-Louis qui depuis Biett ne fissent à peu près, plus ou moins, ce raisonnement. Mais Bazin réservant pour la dartre seule la médication arsenicale ne la conseillait plus dans la syphilis. Quelques médecins acceptèrent la médication, d'autres la rejetèrent. Hardy est l'un des médecins de l'école de Saint-Louis qui ajoute le plus de foi à l'arsenic dans les affections cutanées en général et dans certains cas de syphilides rebelles [1]. L'action de l'arsenic sur l'économie a été étudiée dans ces dernières années et il résulte des travaux de Brera (1789), Orfila (1835), Lewin (1861) comme Hunt bien avant [2], que l'action des préparations arsenicales sur la syphilis est généralement inférieure à celle du mercure.

La balnéation au XIXe siècle a remplacé les fumigations et les étuves avec ou sans onctions, telles qu'elles étaient pratiquées au XVIe siècle. Les bains sulfureux ont été transportés de la thérapeutique des maladies de la peau à celle de la syphilis. Le bain sulfureux a été indiqué d'abord comme adjuvant de la médication mercurielle, puis à titre de contre-poison du mercure.

La vogue croissante des eaux minérales, suivant pour ainsi dire le développement du chemin de fer et de l'industrie, entraîna les médecins à conseiller dans

1. HARDY, *Leçon sur les syphilides*, Paris, 1859.

2. Consultez Lolliot, *Étude physiologique de l'arsenic*, thèse de Paris, 1868. Il est noté dans cette thèse que l'arsenic comme le mercure produit une stéatose du foie peu différente de la stéatose phosphorique.

la syphilis les eaux sulfureuses, et ce fut Creuznach en Allemagne, Cauterets et Bagnères-de-Luchon, Barréges en France, qui jouirent de la faveur du public. Engelmann (1849) insista l'un des premiers sur l'usage des eaux sulfureuses dans la syphilis. A sa suite les médecins expliquèrent l'action des eaux sulfureuses, à la manière de Mialhe, en déclarant que ces eaux servaient à pousser à l'élimination du mercure. Que dis-je? des médecins ont dit que les eaux minérales étaient la pierre de touche de la syphilis, qu'elles servaient à rappeler les éruptions de la syphilis et que celles-ci alors pouvaient être traitées utilement par le mercure [1]. Follin était d'avis que les eaux minérales sulfureuses fortifiaient les malades et les aidaient à tolérer la médication mercurielle. L'hydrothérapie, c'est-à-dire les bains d'eau froide, a été aussi remise en honneur; c'était encore une manière d'utiliser les eaux minérales même sulfureuses [2].

Ces médecins modernes ont repris les anciens usages de Hughes Bence, qui envoya son malade aux bains Sainte-Marie, et les coutumes des médecins de Padoue qui utilisaient, contre les maladies vénériennes, les eaux d'Abano et celles de Padoue. Plus tard et encore en Italie, Morgagni (1762) avait rappelé que Trincavelli recommandait les bains d'Abano aux syphilitiques [3], que l'hydrologue Baci ou Baccius (1571) avait

1. Engelmann, *in* Annales de la syphilis, t. III, p. 331. Consultez M. Pegot, *Essai clinique sur l'action des eaux de Bagnères-de-Luchon dans le traitement de la syphilis*, 1854.

2. Bazin, *Traitement des maladies de la peau par les eaux minérales*, Paris, 1870.

3. Trincavelli, *Consil. med.*, 63, lib. 2, Padoue, 1561.

4. Baccius, Baci, *De thermis*, lib. 3, cap. 2, Ven. 1571, ed. rare, voy.

dit que les eaux minérales réveillaient les manifestations de la syphilis, opinion renouvelée à notre époque comme une découverte, lorsqu'il a été dit que les eaux minérales sulfureuses étaient la pierre de touche de la syphilis.

L'iodure de potassium devait être aussi attaqué. J. Guillemin (1865) proposa de substituer la teinture d'iode à l'iodure de potassium [1], et il fournit quelques exemples à l'appui de sa thèse. Il recommençait encore le traitement par l'iode, préconisé par Brera et Richond des Brus, traitement qui avait précédé le traitement par l'iodure de potassium.

Enfin en 1867, à l'occasion d'un rapport de Dolbeau, le traitement mercuriel dans la syphilis a été discuté. Dolbeau parlait des avantages du bichromate de potasse et niait que le mercure pût empêcher les accidents tertiaires. Il disait que le mercure n'est point un antisyphilitique, et se demandait s'il ne valait pas mieux laisser la vérole marcher seule jusqu'aux accidents tertiaires, contre lesquels l'iodure de potassium a une action si certaine. C'est à ce moment que nous avons alors pris la parole pour dire que le mercure était inutile ou dangereux dans le traitement de la syphilis : inutile si on le donne en quantité petite et sous forme de proto-iodure, dangereux si on l'administre à haute dose sous la forme de sublimé ou de biiodure. Pendant quatre années consécutives nous avons

éd. Vallisnieri, Padoue, 1711, et Morgagni, *de Sedibus et Causis morborum*. Epist. LVIII, trad. Desormeaux, Paris, 1824.

1. Guillemin, *Des avantages de la substitution de l'iode à l'iodure de potassium dans le traitement des maladies syphilitiques*. Gaz. hebd., 1865, p. 134.

montré par la statistique intégrale de l'hôpital de Lourcine, que le mercure ne guérissait ni mieux ni plus vite les accidents de la syphilis que le simple traitement tonique (un bon régime, du fer et du quinquina, et des bains excitants), uni à un traitement local, scrupuleux. L'inutilité du mercure pour empêcher les avortements et la procréation d'enfants syphilitiques a été démontrée nettement par la statistique des faits. Pour ce qui est de la guérison radicale de la vérole par le mercure, quoique peu de personnes eusssent affirmé qu'elles y crussent, il a été facile de montrer qu'après les traitements mercuriels les plus prolongés la syphilis reparaissait plus ou moins grave, et sur ce point nous nous étions appuyés sur les observations même des partisans du mercure. En effet parmi les livres publiés jusqu'à ce jour il n'en est pas un où l'on ne trouve des observations destinées à prouver l'efficacité d'un quelconque des remèdes mercuriels dans les accidents tardifs de la syphilis, qui ne démontre qu'un ou plusieurs traitements mercuriels antérieurs réguliers ont été prolongés en vain, s'il était fait pour empêcher la production des accidents tertiaires.

La société de chirurgie ne voulut pas s'inscrire contre une thérapeutique séculaire. Verneuil déclara que le mercure était le spécifique de la vérole. A. Guérin, Panas, Perrin, Cullerrier exposèrent la méthode d'administrer le mercure qu'ils préféraient. Depaul affirma que la syphilis des femmes grosses ne guérissait pas sans le mercure, que les femmes ne pouvaient pas accoucher d'enfants vivants si elles ne prenaient pas de mercure.

Cullerrier était d'avis de ne donner le mercure qu'après la cicatrisation du chancre, et il employait la liqueur de Van Swieten. Perrin était du même avis et conseillait les frictions mercurielles, associées au chlorate de potasse à l'intérieur pour corriger la salivation, quoique ce médicament n'ait pas suivant lui l'efficacité que lui reconnaissaient Ricord et l'école du Midi.

Verneuil disait qu'il fallait traiter de suite la syphilis, et que le traitement devait être poursuivi pendant deux années. L'action du mercure sur le virus n'est pas prouvée, disait-il, mais il est démontré qu'il modifie avantageusement les manifestations successives et isolées du mal général. Verneuil reconnaissait aussi l'utilité des toniques et d'une bonne hygiène à titre d'adjuvant. Panas confessa que le mercure n'empêchait pas l'évolution de la syphilis, même en administrant le mercure dès l'apparition du chancre. Pour les syphilis confirmées, il préfère au proto-iodure les frictions mercurielles jusqu'à salivation, et dans les cas où le mercure échoue il croit que l'iodure de potassium réussit très-bien. A. Guérin voulait donner du mercure dès le début du chancre, et il se prononçait pour la méthode par extinction, c'est-à-dire l'administration du mercure pendant quatre à cinq mois ou pendant toute la durée des manifestations syphilitiques sans provoquer la salivation. Enfin Diday est venu exposer sa pratique et disait qu'il donne le mercure seulement pour les syphilis graves et à haute dose, traitement à coup de massue comme il disait. 10 à 15 centigrammes de proto-iodure à l'intérieur, et des frictions mercurielles jusqu'à salivation, telle est la méthode du chirurgien de Lyon. Il repoussait d'ailleurs le mercure pour les syphilis faibles. Diday à ce moment a attribué la syphilis à un parasite et à ce titre il affirmait que le mercure devait être employé comme parasiticide.

Ainsi dans cette discussion, les frictions mercurielles étaient encore recommandées, l'usage prématuré du mercure était vanté, mais l'accord n'existait point, ni sur la meilleure préparation mercurielle ni sur le moment où il convenait de la donner. En France comme à l'étranger il était évident que la thérapeutique de la syphilis par le mercure n'avait pour guide que l'empirisme, puisque l'on se servait des mêmes moyens et des mêmes raisons qu'au XVIe siècle. Il n'était point question en effet d'expliquer le mode d'action du mercure contre les accidents de la syphilis[1].

Sans reprendre ici les raisons que nous avons fait valoir devant la société de chirurgie, disons cependant que de cette histoire du traitement de la syphilis, il résulte clairement que, ni au point de vue physiologique ni au point de vue expérimental, l'action spécifique du mercure n'est démontrée ni même probable. Cette discussion critique de la thérapeutique mercurielle est la dernière phase de l'histoire contemporaine du traitement de la syphilis; ni Overbeeck[2], ni Kusmaul[3] qui ont essayé de donner une raison de l'action du mercure et dont les livres ont été analysés dans une leçon qu'a faite le professeur Sée à la faculté

1. Consultez Bull. de chir., 1867, t. VIII, 2e série.

2. OVERBECK, *Mercure und Syphilis*, Berlin, 1861.

3. KUSMAUL, *Uterschungen, uber den const mercurialismus und Verhaltniss zur const Syphilis*, Vurzbourg, 1861.

de médecine en 1867, ni le professeur lui-même qui a raisonné sur les interprétations des Allemands, n'ont rien dit de nouveau. Alley, Mérat, Lassaigne, Mialhe, Melsens, Orfila avaient dit tout ce que Overbeeck et Kusmaul avaient dit.

Qu'est-ce en effet que le chloralbuminate de mercure formé aux dépens du sang dans le corps humain, et leur absorption en présence des chlorures alcalins du sang, si ce n'est l'œuvre de Mialhe? Les Allemands en ont conclu que le mercure prenait l'albumine du sang et que les globules étaient respectés; ceci est une affirmation sans preuve car les globules s'altèrent dans le sang qui ne contient plus la quantité voulue d'albumine. Les anciens thérapeutistes avaient placé le mercure dans la classe des altérants. Les maladies des ouvriers qui manient le mercure, l'anémie, le tremblement, la cachexie mercurielle le prouvaient. Par une torture d'expression, les modernes thérapeutistes ont dit : le mercure arrête les néoplasies, dénourit les organes, puis arguant de ce fait que la syphilis attaque les ganglions, et que les ouvriers qui manient le mercure n'ont point de ganglions malades, ils disaient que le mercure agit en sens inverse de la syphilis, et que par conséquent il était le spécifique antisyphilitique. Jamais après ces affirmations on n'avait si bien vu la pauvreté des raisons des mercurialistes. Nous avons opposé à ces raisons que les manifestations de la syphilis n'étaient point des néoplasies lorsqu'il y avait ulcération, que le mercure ne dénourit point les ganglions puisqu'il est impuissant contre les engorgements ganglionnaires de la scrofule et de l'adénie. Nous avons montré que si la théorie était vraie, si le mercure dénourissait réellement les organes, il serait contre-indiqué dans la grossesse, puisqu'il dénourirait l'utérus et le produit de la conception en même temps que les autres organes. Rien ne tint donc des propositions des Allemands.

Mais ce n'était point assez. L'histoire même du traitement de la syphilis par le mercure et des progrès accomplis venait soutenir la cause que nous défendions. Du xve siècle au xixe toutes les explications de l'action du mercure sont insuffisantes et elles se réduisent toutes à une raison empirique, le mercure réussit. Depuis Jean de Vigo toutefois jusqu'à Bazin on reconnaît qu'il est des syphilis qui résistent au mercure, mais on avait oublié de dire jusqu'à Diday que les syphilis faibles pouvaient guérir seules sans le mercure. Or si les mercurialistes citent des cas où les préparations les plus diverses ont été mises en usage et ont réussi, ne sont-ce pas les cas de syphilis faible? Cet argument que nous avons fait valoir à la société de chirurgie était un des principaux sur lesquels nous nous appuyions. N'avait-on pas vu Fricke Desruelles guérir des accidents de la syphilis par le purgatif, la diète ou la saignée? Boek n'en a-t-il point guéri par la syphilisation, Dolbeau par le bichromate de potasse, et plus anciennement Ulrick de Hutten par le gaïac, Fernel par ses apozèmes sudorifiques, Scott par l'acide nitrique? Ces guérisons n'avaient pas été niées certes, mais on avait vu échouer les remèdes et alors on repoussait des médications qui ne faisaient pas mieux que le mercure.

Un fait historique qui n'est pas moins significatif est

la réaction séculaire qui s'est perpétuée contre le mercure de génération en génération. Il y a eu toujours des mercurialistes et des anti-mercurialistes, tantôt partisans zélés du mercure, tantôt adversaires injustes du remède. Les époques se sont succédé et toujours avec le même langage, les mêmes formules adoptées ou critiquées avec ardeur ont été le jouet des hommes et des écoles. Bien des médications, dira-t-on, ont eu un sort analogue; soit, mais ce sont les médications empiriques. La saignée et le purgatif ont été plus longtemps stables, dans les écoles et dans les écrits. La saignée n'a jamais été autant discutée que le mercure. Et pourtant la saignée est tombée aujourd'hui dans un oubli presque général, seules les saignées locales ont survécu comme révulsif et comme une médication adaptée aux symptômes. Le mercure ne saurait leur être comparé, de l'aveu même des partisans du mercure, et il n'a pas le mérite d'être resté inattaquable comme la saignée locale même après la chute de l'école physiologique.

Les médecins les plus avancés de notre époque ont compris l'impuissance où ils étaient de déterminer le mode d'action du mercure sur la diathèse syphilitique. Diday en France, Baerensprung et Virchow en Allemagne ont été logiques, ils ont donné le mercure comme le remède spécifique des symptômes syphilitiques. Ils ont dit que ce remède avait une action spéciale sur les manifestations de la syphilis, non pas parce qu'ils empêchaient les accidents tardifs de la syphilis de paraître, mais parce qu'ils agissaient mieux que toute autre préparation pour guérir les plaques muqueuses par exemple. Cette concession pouvait à la rigueur être suffisante, et à cette manière de voir nous avons objecté que le mercure ne pouvait agir que comme les autres médications débilitantes, la saignée, la diète, les purgatifs et même la syphilisation. En altérant la santé des malades, on fait pâlir leurs éruptions, affaissser les boutons, mais les syphilides durent toujours le même temps, et les récidives qui surviennent plus tard sont d'autant plus graves que le sujet a été plus débilité. Mais envisagé ainsi, le mercure, disions-nous, n'est plus un spécifique, car avec un traitement local, scrupuleux et une bonne hygiène, nous voyons à l'aide du temps disparaître les mêmes maux qu'on guérit avec le mercure et les récidives qui suivent sont de moins en moins graves. Toutes ces raisons que nous avons invoquées étaient étayées par des observations. Les premiers effets que nous avons obtenus, Diday et moi, sont d'abord l'administration du mercure à faible dose, puis l'adjonction d'un excellent régime reconstituant ou traitement tonique, à la médication mercurielle; le reste viendra sans doute prochainement et le mercure sera relégué au rang des souvenirs de la thérapeutique.

Consultez pour l'histoire du traitement de la syphilis :

ASTRUC, *Traité des maladies vénériennes.* — Éd. Paris, 1764, t. II.

W. DEASE, *On the different methode of treating venereal disease.* — Dublin, 1783.

PEARSON, *On the effects of various articles of the materia medica in the cure of lue venerea.* — Lond., 1807, 2e éd.

F. G. Sarfass, *De methodis atque medicamentis anti-syphiliticis.* — In-4°, Berlin, 1816.

Oppenheim, *Behandlung des lustseuche ohne Quecksilber.* — Hamburgh, Hoffmann und Camp, 1837.

Traitement de la Syphlis.

Il y a deux classes de médicaments :

Ceux qui renferment des substances assimilables et contenant des sels qui entrent normalement dans la composition des humeurs et des tissus de l'homme;

Ceux qui n'en renferment point.

Les premiers sont des médicaments aliments destinés à nourrir ou réparer le corps, les seconds sont des médicaments toxiques, et ont pour effet de produire *immédiatement* une perturbation générale ou locale, c'est-à-dire une action médicatrice, telles que la provocation d'une sécrétion éliminatoire, une paralysie ou une contraction du système nerveux, vaso-moteur du grand symphatique ou des vaisseaux d'un organe en particulier.

Aucun médicament toxique n'agit à longue échéance si ce n'est comme toxique. Toutes les fois qu'un remède renferme des substances qui ne sont point assimilables il tue immédiatement, comme la strychnine, ou est immédiatement rejeté en tout ou en partie, suivant la dose administrée, et l'expulsion du médicament ne cesse que quand il n'y a plus rien à éliminer. Les expériences faites touchant les voies d'élimination des poisons ont montré qu'ils étaient retrouvés le plus souvent dans les urines en nature ou au moins sous la forme où ils étaient quand ils ont été absorbés. Un médicament qui se comporte de la sorte est de toute évidence incapable d'agir à longue échéance, il n'agit que pendant son passage, et par son passage, exactement comme le musc administré comme excitant, et c'est toujours à titre de perturbation; tels sont le sulfate de quinine et la digitaline.

Il y a trois poisons qui sont absorbés quotidiennement à des doses bien inférieures à celle des médicaments et qui sont éliminés, mais la continuité du passage et ce qui peut rester du poison entraîne des accidents graves connus sous le nom de cachexie alcoolique, cachexie mercurielle, cachexie saturnine. Il est certain que ces médicaments toxiques passent dans le sang, qu'ils y cheminent jusqu'au moment où ils peuvent être intégralement éliminés; cependant, il peut arriver que le poison se fixe en quelques points où il produit des lésions telles que stéatoses, scléroses et nécrobiose, et au milieu desquels il est possible de retrouver la trace du poison.

Il y a, à l'inverse des médicaments toxiques qui ne s'assimilent à aucune humeur et à aucun tissu parce qu'ils ne renferment aucun des principes qui entrent dans la constitution du corps humain, des médicaments qui, tout en renfermant des principes qui entrent dans la composition du corps, sont presque toxiques. Ainsi le sulfate de soude, le sulfate de magnésie et les purgatifs salins, le carbonate de potasse, l'iodure de potassium; les uns agissent comme purgatifs, les autres comme altérants, mais cette action est due seulement à la dose du médicament employée, car si on les emploie à petites doses ils n'ont aucun effet désastreux, loin de là. Ainsi, pour ne parler que des purgatifs salins tels que le carbonate de magnésie, le sulfate de magnésie et le sulfate de soude, ces excellents purgatifs employés contre les embarras gastriques ou les complications gastriques des fièvres doivent être envisagés au double point de vue de la purgation et de l'absorption de substances salines destinées à la réparation des alcalis du sang. L'excès du médicament cause la purgation comme l'excès de nourriture cause le vomissement, mais tout ce qui pouvait être absorbé a été absorbé avant l'effet purgatif, et pour ma part je suis tout à fait édifié sur l'action de ces purgatifs que je donne par demi-verre et à dose peu élevée, dans toutes les maladies fébriles avec embarras gastrique. Nous verrons plus loin comment l'action de l'iodure de potassium doit être envisagé dans le même sens.

Y a-t-il des médicaments modificateurs du sang altéré ? Il n'y en a que deux espèces, ceux qui détruisent les globules, ceux qui les entretiennent : ceux qui détruisent les globules sont le poison ; ceux qui les entretiennent sont les aliments, hors de là il n'y a rien. Or ce qui entretient les globules c'est l'alimentation, c'est le fer, les sels de soude, les phosphates de chaux, mais jamais le sulfate de quinine, l'arsenic ni le mercure n'ont pu être considérés comme des agents réparateurs du sang. Qu'ils agissent immédiatement, sur un accès de fièvre, sur une maladie à crises périodiques, cela est incontestable ; mais ils n'agissent que comme un agent *perturbateur de la crise*. Est-il besoin de répéter que l'arsenic, les purgatifs énergiques quelconques arrêtent un accès intermittent aussi bien que le sulfate de quinine? Mais qui pourrait dire qu'une seule dose de sulfate de quinine a arrêté définitivement les accès intermittents dans le plein d'une fièvre intermittente datant déjà de 1 mois. Parmi les autres agents médicamenteux ayant une action spéciale il en est un qui a une action spécifique incontestable et qu'on vérifie par l'expérience journalière, c'est la belladone : ce médicament toxique agit immédiatement pour dilater la pupille et continue son action, jusqu'à ce que le poison absorbé ait été éliminé, c'est-à-dire 4 à 6 jours; d'après ce médicament on peut juger des autres. Il est absorbé facilement, il agit de même et produit un effet saisissable, effet mécanique sur le système musculaire, sur le système nerveux et grâce à l'intermédiaire du sérum du sang. Mais c'est un poison, et s'il est administré à haute dose comme l'opium, il tue en paralysant le système musculaire entier; mais il n'agit point à longue échéance.

Il n'y a aucun remède spécifique contre les infections du sang. Ni la variole, ni la morve, ni la rage, ni le charbon, ni l'infection purulente n'ont de contre-poison spécifique.

La fièvre typhoïde et le typhus, l'infection urineuse, la rougeole, la scarlatine, l'anthrax spontané n'ont point davantage de contre-poison spécifique. Il en est de même de la syphilis, et ce n'est pas là son moindre point de contact avec les autres toxemies par les poisons d'origine animale.

A. *Traitement général de la Syphilis.*

Le problème à résoudre dans le traitement de la

syphilis est de favoriser la réparation des éléments malades du sang et de faciliter l'expulsion des produits altérés provenant du sang par les voies naturelles ou des voix artificielles, c'est-à-dire les sécrétions des éruptions cutanées ou des abcès. L'expérience démontre en effet que l'éruption de la variole est le mode d'expulsion du poison varioleux et qu'après l'éruption de la variole, il n'y a plus d'infection. Personne n'a jamais essayé de guérir l'infection varioleuse en empêchant l'éruption et, depuis dix siècles, on sait que cette tentative aurait été inutile.

Il en est de même pour la syphilis.

Le traitement général de la syphilis normale consiste dans une hygiène aussi parfaite que possible, et ce qu'il y a de très-heureux dans cette maladie c'est qu'elle marche avec une si grande lenteur que l'on a tout le temps de réparer les désordres dus à l'intoxication, par l'alimentation et le régime. Aussitôt qu'un malade est atteint d'une des lésions qui peuvent être suivies de syphilis constitutionnelles, il faut joindre au traitement local, une alimentation réparatrice, viandes rôties, etc., recommander aux malades d'éviter tout excès, de se coucher de bonne heure et de prendre toutes les semaines un grand bain d'une demi-heure, soit un bain salé, soit un bain sulfureux, et l'on doit attendre les manifestations éruptives.

L'expérience montre que le froid, les variations de température ont une influence sur la marche de la syphilis, que la sudation est une excellente disposition pour la régularité des éruptions. Il sera donc indiqué de placer ou d'envoyer les malades dans un lieu ou climat chaud et tempéré, et de leur faire quitter les endroits froids et humides. Il y a des accidents locaux qui, grâce à ces précautions, guérissent par le seul changement de lieu, même en l'absence de traitement local.

Aussitôt qu'apparaissent les éruptions il faut administrer deux bains par semaine et donner à l'intérieur les préparations toniques, le fer et le quinquina. J'ai trouvé en prenant le service de l'hôpital de Lourcine en 1865 une préparation dont les auteurs ont été un peu tous les chirurgiens qui m'avaient précédé; cette formule est d'un usage commode et est très-efficace en ce qu'elle se prête facilement à l'absorption, la voici :

Fer réduit.	0 gr. 50.
Poudre de quinquina.	0 gr. 50.
Canelle en poudre.	0 gr. 50.

Cette préparation se prend entre deux soupes au repas du matin. Mais cela fait une quantité un peu considérable de poudre à prendre en une seule fois, j'ai réduit à moitié la formule et l'on peut donner :

Fer réduit.	0 gr. 25.
Quinquina.	0 gr. 25.
Cannelle.	0 gr. 25.

La cannelle n'ayant qu'une propriété indépendante du quinquina, la saveur, on peut la supprimer et donner seulement.

Fer réduit.	0 gr. 50.
Quinquina.	0 gr. 50.

Le fer et le quinquina associés sont une excellente préparation tonique bien supérieure aux pillules de Vallet, aux tablettes ferrugineuses qui souvent sont rendues intactes dans les selles; l'absorption est facile, elle est de plus réelle car on retrouve le fer dans les urines des malades. L'action du fer n'a pas besoin d'être expliquée, on sait qu'elle a été cent fois vérifiée et que le fer entretient les globules sanguins.

Les eaux minérales ferrugineuses de Spa, de Bussang, etc., en boisson, et à leur défaut l'eau ferrée obtenue avec la rouille de clous de fer forgé sont d'un excellent usage.

Le quinquina est reconnu expérimentalement un tonique, mais à quel titre ? Ici je ferai le même raisonnement que plus haut : l'écorce de quinquina en poudre, outre la très-petite quantité de quinine qu'il renferme, contient de la potasse et un oxyde de fer qui lui donne sa couleur, c'est donc un médicament aliment et à plus de titre encore que le fer, il nourrit le sang auquel il donne de la potasse et du fer.

Les bains salés et sulfureux ont une action double, et d'abord ils excitent la peau et la congestionnent assez pour activer la circulation du tégument, et, comme les bains sont pris chauds, ils agissent sur les lésions cutanées, papules ou plaques muqueuses, comme les fomentations chaudes agissent sur les abcès ou les phlegmasies, mais ils ont encore une autre action. Bien que l'absorption des liquides par le tégument soit discutable, l'eau salée néanmoins dépose sur l'épiderme du sel qui attaque l'épiderme, et l'absorption peut alors s'effectuer : le bain salé fournit alors au sang du chlorure de sodium. Le bain sulfureux, qu'il soit produit avec une dissolution de sulfure de sodium ou de sulfure de calcium, agit comme le bain salé, mais il a plus d'activité encore, car la vapeur du bain est respirée par les malades et l'absorption des sulfures a lieu alors par les voies respiratoires.

Ainsi le traitement par les toniques et les bains salés et sulfureux fournit aux malades du fer pour leurs globules, de la soude sous forme de chlorure, et une petite quantité de soufre pour les globules et le sérum. Avec un pareil régime les malades qui détruisent des globules et en refont quelques-uns avec leurs aliments trouvent encore dans le traitement deux puissants adjuvants pour la reconstitution du sang.

A toutes les époques de la syphilis ce traitement est convenable, mais il est surtout indiqué lorsque la période éruptive apparaît et pendant son évolution.

B. Le *traitement local* des accidents de la syphilis normale est constitué par les cautérisations des plaies ou des ulcères qui ont été le lieu d'introduction de la syphilis. La cautérisation doit être plus ou moins légère, plus ou moins répétée suivant l'accident. D'ailleurs une ulcération des organes génitaux doit être toujours immédiatement cautérisée comme une piqûre anatomique, comme une plaie par morsure.

Le caustique le plus commode est un caustique liquide. Le caustique au chlorure de zinc connu depuis Canquoin et qui a la merveilleuse propriété de ne cautériser que les surfaces dépourvues d'épithélium, quoique son application soit très-douloureuse pendant quelques minutes, est infiniment préférable au nitrate d'argent, aux acides, à la poudre d'oxyde de zinc et à l'iodoforme ou à la teinture d'iode; on l'emploie en solution :

Solution faible :

Eau	200 gr.
Chlorure de zinc	5 gr.

Solution forte :

Eau	200 gr.
Chlorure de zinc	10 à 20 gr.

(*Solution dite de Burnett.*)

Dans les cas où l'on veut avoir le maximum de cautérisation, on emploie la solution saturée dont voici la formule :

Eau	150 gr.
Chlorure de zinc	180 gr. [1]

Les ulcères chancreux et les plaies simples en apparence doivent être cautérisés dès le début avec la solution saturée.

Les érosions peuvent être cautérisées avec une solution plus faible.

Les érosions superficielles avec ou sans lymphangite doivent être traitées de la même façon.

Plus la cautérisation est faite près du moment où s'est effectuée la contagion, plus l'on peut espérer que la syphilis sera faible.

Pendant la période éruptive les plaques muqueuses, les papules des organes génitaux, les onyxis ulcéreux ou plaques muqueuses doivent être cautérisés avec une solution forte.

1. A. Després, *De la solution saturée de chlorure de zinc*, *Bull. thérapeutique*, 1867.

La théorie de l'action de la cautérisation sur les lésions éruptives de la syphilis est la suivante : chaque lésion syphilitique de la période éruptive est une inflammation d'un îlot de capillaires renfermant du sang syphilitique qui doit être éliminé. Une cautérisation détruit tout l'îlot de capillaires avec le sang à éliminer et hâte l'expulsion, qui sans cela durerait un temps plus long.

Les plaques muqueuses des orifices naturels, les plaques muqueuses du pharynx, de la langue et des amygdales doivent être cautérisées. Celles des fosses nasales devraient l'être aussi quoiqu'il soit plus difficile de les atteindre, mais on peut encore y parvenir, à l'aide d'injections dans les narines, avec une solution caustique faible.

Contre les surdités plus ou moins passagères qui existent pendant la période éruptive de la syphilis, les injections ont un effet certain, car elles atteignent des pharyngites et des plaques muqueuses du voisinage de l'orifice de la trompe d'Eustache, et, celle-ci une fois dégagée, la surdité disparaît. Lorsqu'il y a des plaques muqueuses des amygdales, cause unique de surdité parfois, on doit d'abord traiter celles-ci, et si la surdité n'a pas cessé, c'est alors que les lésions existent, au haut du pharynx, et contre celles-ci, les injections nasales ont leur effet certain.

Lorsque les plaques muqueuses sont ulcérées, en quelque lieu qu'elles siégent, il faut les cautériser avec la solution saturée, et, pour la gorge en particulier, il faut ajouter des gargarismes à l'eau très-chaude 6 fois dans la journée, à titre de pansement. Dans tous les autres points les ulcères doivent être pansés après la cautérisation, avec des cataplasmes, des compresses imbibées d'eau de sureau ou des linges imbibés d'eau chaude.

Les cautérisations doivent être renouvelées tous les 4 jours lorsque le mal est profond et étendu, et lorsqu'on se sert d'un caustique très-fort. Elles doivent être renouvelées chaque jour lorsqu'on se sert d'une solution caustique très-faible.

Les lésions du tégument, telles que plaques muqueuses, papules, tubercules, sont traités localement par les bains qui agissent comme topique, mais lorsqu'il y a des plaques ulcérées, il est bon de les cautériser : on hâte ainsi la guérison des plaques de la face, des oreilles, de la commissure des lèvres et de l'aile du nez.

Les tubercules résolutifs généralisés doivent être traités par les seuls bains, les tubercules isolés par les lotions avec la teinture d'iode.

Les gommes syphilitiques du tégument et les gommes sous-cutanées guérissent rarement sans suppuration. Lorsque la peau est rouge, lorsque la tumeur est adhérente, il faut se conduire comme si la suppuration devait arriver, c'est-à-dire appliquer sur la tumeur un cataplasme de fécule ou de farine de graine de lin, ou ce qui est plus commode appliquer un emplâtre de diachylum sur la tumeur. Quand la tumeur tend à disparaître on continue le dernier traitement local. Lorsque la gomme est molle à son centre, et quand la peau est violacée, il faut y faire une incision, et cautériser la plaie. Le chlorure de zinc est encore ici d'un bon usage. La théorie de la cautérisation est la même que la théorie appliquée aux plaques muqueuses. Une gomme traitée de la sorte dure 15 à 20 jours pour arriver à maturité et la réparation demande 40 jours, y compris la durée de l'élimination de la gomme.

Lorsque les gommes sont ouvertes seules, la peau est décollée, quelquefois il y a tendance au phagédénisme et la guérison demande un plus long temps. Ici les cautérisations sont encore nécessaires, elles ont pour effet d'aviver pour ainsi dire des surfaces qui ne sont pas suffisamment recouvertes de bourgeons charnus et de hâter la cicatrisation.

Toutes les lésions gommeuses ou métastatiques des viscères doivent être traitées comme les lésions viscérales étrangères à la syphilis, pneumonie, hépatite, encéphalite, et les révulsifs cutanés sont les meilleurs moyens à mettre en usage.

Traitement de la fièvre prodromique des éruptions. — La fièvre prodromique est quelquefois une fièvre rémittente avec accès le soir. Mais assez souvent la fièvre manque ou passe inaperçue et il n'y a que des malaises, de la dyspepsie et de la céphalalgie.

Quelle que soit la forme de la fièvre, il n'y a pas de traitement spécial à faire, il faut mettre les malades à un régime doux, viandes blanches ou viandes crues en purée et tisane délayante ou amère; et il faut attendre.

Si la dyspepsie domine, c'est elle qui doit attirer l'attention, il faut mettre les malades à la diète lactée pendant 4 à 7 jours; les eaux minérales, alcalines et gazeuses sont ici d'un bon usage.

La céphalalgie peut être combattue par le sulfate de quinine à très-petites doses, 30 centigrammes.

Le sulfate de quinine doit être employé surtout dans les cas où les malades ont eu antérieurement des accès de fièvre intermittente.

Aussitôt que l'estomac a repris ses fonctions, il faut immédiatement donner le fer et le quinquina, les bains salés et les bains sulfureux.

Traitement de l'iritis et des maladies oculaires. — L'iritis chez les syphilitiques doit être traitée comme l'iritis simple dès le début. Le premier et le meilleur moyen à employer est la dilatation de la pupille, à l'aide du collyre ou sulfate d'atropine, 1 gr. d'atropine pour 100 d'eau, et l'on a recours ensuite aux purgatifs et aux révulsifs sur les tempes, sangsues et vésicatoire. La durée moyenne des iritis chez les syphilitiques est de 15 jours à 3 semaines lorsque l'on traite l'iritis dès le début. Mais lorsque l'on a laissé des synechies se former, le traitement est beaucoup plus long et plus difficile.

On peut prévenir les iritis chez les syphilitiques car cette maladie accompagne ou suit de près l'éruption de la syphilis. Or, si l'on a soin d'empêcher le travail sur des objets fins, la veille, le séjour au grand soleil, on évite l'iritis. Il est donc bon de faire porter des lunettes de verres simples colorés aux malades en puissance d'éruptions de la syphilis. Les ponctions de la cornée et les évacuations de l'humeur aqueuse sont très-bonnes à employer lorsque l'iritis résiste à la méthode révulsive.

Les autres maladies oculaires seront traitées par le moyens indiqués dans les livres de chirurgie.

Traitement de l'alopécie. — Lorsque les cheveux tombent, il n'est pas certain qu'ils ne repousseront pas et, dans certains cas, il n'y pas plus à s'en inquiéter que de l'alopécie à la suite des érysipèles, des accouchements et de la fièvre typhoïde. Cependant, quand les cheveux tombent rapidement c'est toujours une bonne précaution de couper les cheveux ras, et, s'il y a quelques éruptions du cuir chevelu, on peut employer une pommade qui a réussi plusieurs fois :

Axonge	60 gr.
Huile de cade	3 à 6 gr.

Traitement des douleurs erratiques. — On calme les douleurs erratiques de la syphilis à l'aide de liniments au laudanum et au chloroforme, et, si la douleur est vive, des sinapismes et au besoin un petit vésicatoire volant font cesser le mal.

Les douleurs violentes, les céphalées qu'on observe rarement dans les syphilis diverses, même au début, pendant la période éruptive et qui durent parfois un mois entier, peuvent être calmées par les purgatifs drastiques, et beaucoup mieux par des vésicatoires. Le sulfate de quinine est impuissant, mais l'opium à haute dose et le chloral peuvent calmer momentanément les maladies.

Les mercuriaux que l'on dit si efficaces contre ces douleurs ne réussissent guère que dans les cas où les douleurs sont arrivées à leur terme ou quand elles ne sont pas tenaces. J'ai vu des malades chez lesquels ils avaient été employés en vain et chez lesquels les opiacés et le chloral avaient amené un soulagement.

Traitement des affections du système nerveux. — Tous les moyens thérapeutiques appliqués aux lésions du système nerveux étrangères à la syphilis sont applicables aux lésions qu'on pense devoir rattacher à cette maladie.

Traitement du testicule dit vénérien. — On appliquera contre cette lésion les révulsifs locaux sur le testicule, les lotions avec la teinture d'iode, et la compression avec de bons suspensoirs. S'il y a hydrocèle volumineuse, on fera une ponction et une injection iodée. S'il se forme des abcès, il est probable que le testicule appartient au genre testicule tuberculeux des vénériens, on fera des lavages iodés dans ces abcès. Contre les testicules ulcérés désignés sous le nom de fongus bénin et que Jarjavay rattachait à la syphilis on emploiera la cautérisation et la compression.

Traitement des gommes et ulcérations de la langue. — Il est rare qu'on observe des ulcérations et des gommes de la langue chez les individus qui ont de bonnes dents et qui ne fument point. Lorsqu'un ulcère existera sur la langue, il faudra arracher la dent cariée qui a provoqué l'ulcère, cautériser cet ulcère et donner des gargarismes astringents et laver la bouche avant et après chaque repas, et panser de la sorte l'ulcère de la langue; les malades doivent s'abstenir de fumer, surtout la pipe.

Les gommes du voile du palais seront traitées par la cautérisation, les gargarismes et les injections nasales astringents.

Traitement des périostoses. — Les périostites et

périostoses guérissent souvent seules, mais on peut hâter leur résolution en pratiquant une révulsion légère et répétée sur la tumeur à l'aide de la teinture d'iode. Lorsque la tumeur est douloureuse, c'est-à-dire lorsqu'elle a été causée par un traumatisme, on applique avec avantage des lotions d'eau blanche et on comprime. En aucun cas il ne faut faire des ponctions, car on ferait suppurer la tumeur et il n'est pas sûr qu'il n'y aurait point de nécrose consécutive. Les périostoses ne durent guère en général plus de 3 semaines excepté chez les scorbutiques, c'est-à-dire lorsqu'il y a du sang épanché sous la périoste.

Traitement des rétrécissements consécutifs aux lésions syphilitiques des conduits muqueux. — Les plaques muqueuses ulcérées, les chancres phagédéniques, les tubercules ulcérés des muqueuses causent des pertes de substances quelquefois très-considérables, et la cicatrisation des muqueuses entraîne fatalement un rétrécissement du rectum, du larynx ou de la trachée, c'est-à-dire des parties où siégent plus ou moins habituellement les lésions syphilitiques.

Contre le rétrécissement du rectum achevé, il n'y a qu'un traitement palliatif, la dilatation, mais lorsque l'on peut constater les lésions syphilitiques ulcéreuses du rectum au début, c'est à ce moment que le traitement peut être efficace. Quand on peut par des cautérisations avec le chlorure de zinc [1] et des pansements avec des mèches, quand on peut empêcher l'ulcère de faire le tour de la muqueuse, celle-ci se distendra

1. A. Després, *Des chancres phagédéniques du rectum*, Paris, 1868, Arch. gén. de méd.

après que l'ulcère sera cicatrisé et c'est à peine s'il y aura un rétrécissement valvulaire peu gênant. Les cautérisations bien faites et les pansements soigneux qui arrêtent les progrès des ulcères sont le meilleur moyen de prévenir les rétrécissements.

On est plus désarmé en présence des lésions du larynx; cependant depuis que l'on met en usage avec habileté le laryngoscope, on peut arriver à cautériser des plaques muqueuses sur les cordes vocales et surtout sur les replis aryteno-épiglottiques. Puis on peut avoir recours aux aspirations de liquides caustiques pulvérisés, la solution faible de chlorure de zinc pulvérisée remplit bien ce but, les aspirations de vapeurs iodées sont moins avantageuses. Les lésions trachéales sont le plus souvent confondues avec des bronchites et on ne les reconnaît guère que quand il y a asphyxie; on ne peut donc les prévenir. Ici les eaux sulfureuses et iodées sont très-utiles. Et lorsqu'un malade est atteint de lésions qu'on suppose syphilitiques du côté des voies respiratoires, il faut avoir recours à la fois aux révulsifs sur le cou et la poitrine et aux eaux sulfureuses.

Mais quand le rétrécissement est achevé il n'y a nul remède car rien ne guérit une cicatrice. Lorsque le rétrécissement est dans le larynx, il y a la ressource de la trachéotomie, mais les malades sont condamnés à garder toujours leur canule. Il y a autour de nos hôpitaux et après y avoir été traités, un certain nombre de malades qui vivent avec des canules, après avoir subi en vain toutes sortes de traitements mercuriels iodiques ou autres. Ils ont un rétrécissement du larynx, une cicatrice qui a suivi une ulcération. Tous les autres malades qui avaient un rétrécissement, mais chez lesquels la syphilis était doublée de la scrofulose, de la tuberculose ou de l'adémie sont morts tuberculeux. Aucun traitement général n'agit sur les rétrécissements d'origine syphilitique.

Syphilis anormale. — Le traitement de la syphilis anormale repose sur les mêmes indications que celui de la syphilis normale, sauf que l'emploi répété des bains salins ou sulfureux doit être poursuivi avec plus de persévérance, un bain tous les deux jours, et, aussitôt que reparaissent les éruptions, il faut revenir aux bains hebdomadaires de peur d'affaiblir le malade.

Lorsque c'est le mercure qui a modifié la marche de la syphilis, il faut avoir recours au chlorate de potasse contre les retours de gengivite mercurielle, qu'on observe parfois un temps assez long après l'usage du mercure. C'est pour les syphilitiques traités longtemps par le mercure que l'usage des eaux minérales sulfureuses est le plus indiqué; si une éruption syphilitique sort, il faut considérer cet événement comme une phase heureuse qui assure le malade contre les accidents tardifs.

Syphilis modifiée. — La syphilis modifiée par le *Rhumatisme* exige le régime approprié à cette maladie constitutionnelle, c'est-à-dire mettre les malades en garde contre le froid et leur faire suivre une hygiène reconstituante, dans laquelle une année de séjour dans un climat chaud doit être le principal élément, mais le régime tonique appliqué contre la syphilis a également un bon effet sur le rhumatisme. Les bains alcalins toutefois sont peut-être préférables aux bains sulfureux, au moins est-il bon d'alterner. Les douches de vapeurs aromatiques sont excellentes.

C'est l'accident local qui exige un traitement spécial, les rhumatismes articulaires, musculaires doivent être traités par la révulsion locale, les badigeonnages avec la teinture d'iode, les vésicatoires volants.

Les affections du cœur et des reins chez les syphilitiques seront traités par les moyens appropriés aux maladies du cœur.

Les tumeurs blanches, arthrites et synovites seront traitées par les moyens classiques, la cautérisation ponctuée, l'immobilisation.

L'arthrite sèche est incurable, mais on en soulage les douleurs par la compression avec une genouillière. Chez les jeunes sujets elle est souvent accompagnée d'hydarthrose, mais celle-ci diminue par la compression.

Dans les formes d'arthrite chronique, les eaux minérales auront un excellent effet, les eaux de Vichy en particulier ont été reconnues excellentes par Bazin. Chez les individus atteints d'acné rosacea en même temps que de syphilis, il est bon de consolider la guérison par une ou plusieurs saisons à Vichy. Les eaux de Loeche ont aussi une efficacité réelle dans ces conditions.

Les syphilis modifiées par l'*herpetis*, sauf au début, pendant la première période, c'est-à-dire l'éruption, exigent le traitement de l'herpetis plus encore que le traitement par les toniques, surtout chez les individus qui ont toutes les apparences d'une belle santé. Ni l'arsenic ni les autres remèdes dits spécifiques de la dartre ne valent le régime et les eaux minérales.

Lorsqu'il y a de ces syphilis psoriasiformes et de ces syphilides pustulo-crustacées si rebelles, ce qui peut être le plus utile ce sont les liniments ou pommades caustiques; elles détruisent le mal avec une partie du derme et quelquefois la guérison survient, mais le plus souvent, il y a des récidives ou des rechutes. C'est le temps, et les *répétitions* des saisons d'eaux minérales alcalines, les eaux de Loeche, de Saint-Christau, de Labourboule [1], qui peuvent donner une guérison ou au moins métamorphoser le mal en un mal moins incommode, tel que la gravelle.

La syphilis modifiée par la *scrofule* exige le traitement de la scrofulose *modifiée* uni au traitement tonique. L'huile de foie de morue doit alterner avec le fer et la viande saignante; les légumes farineux tels que les lentilles, les pois et les châtaignes doivent former la base de l'alimentation; les bains de mer, le séjour sur les bords de la mer sont préférables aux bains salés dans une baignoire. Mais il est bon d'avoir aussi recours à l'exercice, même à la gymnastique pour les sujets scrofuleux. Au moins faut-il l'employer dans l'intervalle des poussées de la syphilis. Le traitement tonique approprié à la syphilis et le traitement tonique approprié à la scrofule doivent être combinés, et on

1. BAZIN, *Traitement des affections chroniques en général et de la peau en particulier par les eaux minérales*, Paris, 1870.

doit les prolonger tous deux même en dehors de toute manifestation de la syphilis.

L'iodure de fer et l'iodure de potassium sont utiles lorsqu'il y a des ulcérations, mais c'est surtout quand les scrofuleux syphilitiques ont une teinte scorbutique qu'ils sont le mieux indiqués.

Les lésions locales, plaques muqueuses, ulcères, gommes, caries et nécroses doivent être traités comme les lésions syphilitiques et scrofuleuses. Cautériser les plaques muqueuses, les ulcères et les gommes ulcérées, traiter les caries et les nécroses par les injections iodées ou de liqueur de Villate, dont les effets sont de hâter la chute des os mortifiés.

La syphilis modifiée par le *scorbut* doit être traitée immédiatement par l'iodure de potassium. Lorsqu'il y a des ulcérations qui tournent au phagédénisme cela est de la plus grande importance. L'iodure de potassium, c'est ici le lieu de donner le mode de son action, renferme de la potasse et de l'iode. L'iode qui est volatil, comme l'essence de moutarde, a sans aucun doute une propriété analogue à ce condiment; la potasse est un alcali qui se combine facilement avec le soufre et les chlorures pour former du chlorure de potassium et du sulfate de potasse, qui entre normalement dans la composition du serum du sang : l'iode agit sans doute en vertu d'une action catalytique, et peut-être a-t-il aussi une propriété analogue à la sinapisine de la moutarde, car il est constant que l'iodure de potassium administré à petite dose excite l'appétit des malades d'une façon remarquable.

L'iodure de potassium administré dans la syphilis

contre les accidents qu'on appelait alors tertiaires, a eu de bons résultats ; les uns avaient attribué l'efficacité de ce sel à une action spécifique, d'autres, nous l'avons vu plus haut, ont pensé que l'iodure de potassium faisait éliminer le mercure.

L'iodure de potassium que Puche, à l'hôpital du Midi, employait à des doses extrêmement élevées jusqu'à 30 grammes par jour, n'empoisonnait pas les malades, il leur donnait des vomissements et de la dyspepsie. Cette bizarre thérapeutique montre assez jusqu'à quel point l'iodure de potassium peut être considéré comme un médicament aliment. Je sais bien que l'iode cause un coryza et des pustules d'acné, mais l'iode peut être accusé de les provoquer. A la dose de 1 gr. au maximum, et de 50 centigrammes, l'iodure de potassium ne cause jamais d'accidents, et surtout à la dose 0 gr. 50 il semble que ce sel produise des effets réels, non pas immédiatement mais après une semaine ou plusieurs, c'est-à-dire à longue échéance.

Ce n'est pas seulement parce que l'iodure de potassium réussit contre les ulcères de syphilitiques qu'il doit être employé, c'est parce qu'il est un excellent médicament interne contre le scorbut, contre la pourriture d'hôpital. Je l'ai vu réussir en effet chaque fois que je l'ai employé dans cette maladie, même à la dose de 0 gr. 50 par jour.

Le scorbut sans hémorrhagies constitué par la pâleur des tissus, la tendance aux ulcères, c'est-à-dire le scorbut général, les plaies des blessés ayant une teinte scorbutique recouvertes de pourriture d'hôpital, ce qui a été si fréquent pendant l'hiver de 1870-1871, durant la guerre, et plus tard en 1872, ont été guéris par l'iodure de potassium. Ce qu'on appelle le scorbut local et général est facile à guérir par la cautérisation des ulcères, l'iodure de potassium à dose peu élevée, et une nourriture réparatrice.

La syphilis chez les scorbutiques, c'est-à-dire la syphilis avec ulcères précoces, guérit par les mêmes moyens et c'est pour ces cas qu'il convient de donner l'iodure de potassium en même temps que le fer et le quinquina. Bazin lui-même avait reconnu que l'iodure de potassium valait quelquefois mieux que le mercure dans les syphilides malignes précoces. Les bains alcalins aussi valent mieux que les bains salés, mais les bains sulfureux sont au contraire très-utiles, car l'iodure de potassium et le bain sulfureux fournissent les éléments du sulfate de potasse normalement contenu dans le sang.

Le traitement local des ulcères chez les syphilitiques scorbutiques est la cautérisation avec le chlorure de zinc. Une seule application de caustique suffit en général pourvu que toutes les parties ulcérées aient été cautérisées. Les chancres devenus phagédéniques qui persistent quelquefois pendant toute la durée de la période éruptive de la syphilis doivent être cautérisés souvent pendant des mois en même temps que l'on administre l'iodure de potassium. Il ne faut pas désespérer, la guérison vient à la longue, pourvu que le chirurgien ne perde pas patience. Il faut savoir en effet que les ulcères syphilitiques des scorbutiques ont une durée très-longue qui a été reconnue même par les mercurialistes, quoiqu'ils n'eussent point reconnu la nature scorbutique de l'ulcère. Tels sont les ulcères du frein de la verge et du bulbe du vagin.

La *syphilis modifiée par la tuberculose* exige le traitement de la tuberculose pulmonaire, de la phthisie laryngée, de la tuberculose péritonéale et le traitement de la syphilis, moins le fer qui convient peu aux phthisiques, l'huile de morue le remplace; quant à l'iodure de potassium, il faut le donner à dose peu élevée si l'on veut qu'il soit utile. Mais ce qui est le plus indispensable c'est le séjour dans le Midi.

Pour toutes les lésions viscérales, le traitement ne varie pas, mais les révulsions par les vésicatoires sont utiles à employer quand les accidents passent à l'état de congestion. Ici il n'y aura qu'à appliquer les données fournies par la pathologie du foie, du cerveau et du poumon pour ce qui a trait aux lésions syphilitiques, aux tuberculeuses de ces organes.

Les livres sont remplis de mentions d'autopsies, de lésions de ce genre et où l'on a appliqué inutilement le mercure, quelque confiance que l'on ait eu en ce médicament.

Les plaques muqueuses des muqueuses chez les syphilitiques demandent la plus grande surveillance; elles ont une grande tendance à s'ulcérer, à devenir phagédéniques : au larynx, dans les bronches, dans le rectum, elles s'ulcèrent avec la plus grande facilité, il faut les cautériser et les panser, partout où on peut les atteindre, avec un très-grand soin, en variant les moyens de pansements suivant la région.

Syphilis modifiée par l'adénie. — La syphilis

modifiée par l'adénie que l'on a appelée la dégénérescence amyloïde, la cachexie syphilitique est irrémédiable , la vie n'est plus qu'une question de temps lorsque l'adénie est un peu généralisée. Cependant lorsqu'il n'y a qu'un groupe de ganglions pris et lorsque les premiers ganglions atteints diminuent de volume, il faut insister sur les préparations de fer à l'intérieur, et l'huile de foie de morue, et faire de la révulsion locale à l'aide des lotions avec la teinture d'iode.

Le séjour au bord de la mer est très-utile, les climats chauds sont également bons, mais c'est surtout pour les cas où il y a quelques symptômes à redouter du côté des poumons.

La syphilis modifiée par l'*alcoolisme* exige le régime végétal uni au traitement par la balnéation et le fer. Seulement, on doit toujours avoir en vue l'estomac et le foie d'une part et le cerveau de l'autre.

Il faut à tout prix régulariser les fonctions digestives et guérir la gastrite catarrhale. Quant aux fonctions cérébrales elles doivent toujours éveiller l'attention, et le médecin ne saurait être assez en garde contre les méningopathies, les apoplexies méningées qui sont le privilége des alcooliques. Contre ces lésions on emploiera les remèdes appropriés sans s'occuper autrement de la syphilis.

Le traitement de la syphilis du foie est celui de la cirrhose alcoolique.

Les syphilis modifiées des pays chauds sont quelquefois modifiées favorablement en ce sens qu'elles guérissent plus rapidement que dans les climats tempérés. Mais contre les syphilis de l'Orient, de la Kabylie, de l'Amérique du Sud qui semblent greffées sur des tempéraments lépreux, il y a peu de ressources spéciales, les bains, le fer, l'iodure de potassium et le régime végétal et sucré doivent être des plus profitables.

Traitement de la syphilis des femmes enceintes.

Le traitement de la syphilis normale et des syphilis anormales et modifiées est applicable aux femmes enceintes, seulement les bains ne doivent être pris régulièrement que pendant les 3 derniers mois de la grossesse. Pendant le premier mois ils peuvent être encore pris régulièrement, mais il faut bien faire attention que les bains ne soient pas trop chauds et trop prolongés. Le fer, le quinquina et les viandes rôties, le repos sont le régime dominant convenable pour toutes les variétés de syphilis des femmes grosses.

Le traitement local est le même que pour les femmes non enceintes, les cautérisations même les plus énergiques doivent être appliquées, mais dans les derniers mois de la grossesse lorsque les plaques muqueuses de la vulve sont volumineuses on doit joindre le repos au lit aux cautérisations. Les végétations qui se développent sur les plaques muqueuses seront traitées par les soins de propreté, les lavages avec l'eau blanche; on peut les saupoudrer avec les poudres de quiquina et de tan mélangées à parties égales.

Les plaques ulcérées seront traitées comme hors l'état de grossesse.

Tous les autres accidents de la syphilis seront traités par les moyens ordinaires.

Les avortements des femmes grosses syphilitiques

peuvent être prévenus lorsque le médecin peut diriger la grossesse depuis son début. Il faut obtenir : 1° l'abstinence des rapports sensuels, 2° faire disparaître par les lotions alcalines ou avec l'eau blanche, les démangeaisons de la vulve si fréquentes après la guérison des plaques muqueuses, 3° faire quelques injections avec une seringue à jet peu fort dans le vagin, lorsqu'il y a des pertes blanches *purulentes*, c'est-à-dire qui tachent le linge en jaune ou en vert. Quand les malades ont déjà eu une grossesse et ont avorté, il faut au moment de la seconde grossesse qui correspond à l'époque de l'avortement de la première, tenir les malades au lit. Lorsqu'il y a des accidents du côté du col de l'utérus, un ulcère, ou lorsqu'il y a une vaginite il faut du 5e au 8e mois, ménager l'emploi du spéculum. Dans les 5 premiers mois, au contraire, on peut impunément, on peut le dire, appliquer contre les vaginites et les ulcères du col, le classique tampon de ouate du volume d'une petite noix et renfermant de l'alun en poudre. Néanmoins il est des cas où malgré toutes ces précautions les malades avortent; mais ces cas sont rares, excepté chez les malheureuses dont on ne peut diriger la grossesse dans le moment où ce serait le plus opportun, et chez lesquelles le régime tonique et les soins appropriés ne peuvent plus avoir d'influence sur le fœtus.

Il y a des femmes syphilitiques qu ne peuvent concevoir pendant un certain temps, pendant la période d'éruption, ce sont les femmes qui sont mal réglées ou qui ne le sont point. L'anémie est alors la cause de la stérilité, et c'est contre ce symptôme que doit être dirigé le traitement. Le fer, le quinquina, les bains de mer, l'hydrothérapie même sont les remèdes les plus nécessaires, le retour de l'embonpoint et des règles est le critérium de l'amélioration de la santé, et dans ces nouvelles conditions les grossesses sont possibles.

Il a été affirmé à la société de chirurgie que des femmes qui avaient fait des fausses couches répétées et que l'on avait traitées par le mercure avaient fini par mettre au monde un enfant vivant à terme. Ceci est une allégation soutenue pour les besoins d'une cause, car Bertin avait déjà constaté qu'avec l'épuisement de la syphilis les grossesses impossibles ou troublées auparavant devenaient à la longue possibles. Avec un peu de sincérité, on est conduit à dire que ce qui est mis sur le compte du mercure, doit être mis sur le compte de la nature et de la cessation de la cause qui produit l'avortement. Il y a tant de faits d'avortements chez des femmes traitées par le mercure, qu'on ne comprend pas comment le mercure agirait bien pour les uns quand il agit si mal pour d'autres.

Les femmes grosses syphilitiques doivent être du reste traitées et surveillées comme toutes les femmes enceintes qui ont une maladie infectieuse ou des lésions des organes génitaux. Les indications thérapeutiques relatives à de pareils états sont exposées dans les traités classiques de l'art des accouchements.

Les accidents tardifs ou retardés de la syphilis n'influent en rien la grossesse et celle-ci n'exige aucune modification dans le traitement de la syphilis.

Traitement des enfants syphilitiques. — Au nouveau né syphilitique, il faut le sein de sa mère, et du biberon pour suppléer à l'insuffisance du lait de la mère et, dès le premier jour, un bain salé, répété tous les jours suivants, doit être mis en usage.

Lorsqu'il y a des éruptions au moment où naît l'enfant la mort est certaine, le sclérème qui apparaît dans les 3 ou 4 premiers jours est également mortel. Mais ce qui tue le plus souvent ces enfants, c'est l'absence de nourriture et de soins.

Lorsque dans le premier mois on voit apparaître du coryza et des plaques muqueuses avec ou sans papules sur le corps, il faut cautériser les plaques muqueuses.

Il faut contre le coryza faire des injections dans les narines avec une solution faible de chlorure de zinc : on emploie pour cela une seringue en verre et on renouvelle les injections plusieurs fois par jour. Lorsque les enfants ont un coryza si fort qu'ils ne peuvent respirer par le nez, ce qui les empêche de téter, il faut les alimenter au petit pot ou à la cuillère, il faut y mettre le temps, et des mères soigneuses en sont capables. Que l'on se rappelle bien surtout que ce n'est pas tout de prescrire mais qu'il faut exécuter.

Une mère syphilitique qui nourrit son enfant doit être traitée par le fer et le quinquina, même lorsqu'elle n'a plus aucune manifestation de la syphilis. Lorsqu'elle a des ulcères, on peut lui donner l'iodure de potassium à dose de 0 gr. 50 par jour, car l'iodure de potassium peut passer dans le lait ou le modifier et agir sur l'enfant.

On peut nourrir les enfants à l'aide de chèvres, mais

celles-ci deviennent malades et on est obligé de les remplacer, de sorte qu'il vaut mieux nourrir les enfants au biberon ou au petit pot, pourvu qu'on y mette le soin suffisant.

L'on a proposé de donner une nourrice saine à l'enfant. Si une femme accepte ce rôle, il est du devoir du médecin de tout faire pour empêcher la contagion. Les bouts de sein sont indispensables et ils ont été justement recommandés, alors ils sont de beaucoup supérieurs aux onctions du mamelon avec un corps gras car cette couche grasse est une protection illusoire. En tout cas, les nourrices doivent faire la plus grande attention. A ce prix, et grâce à des cautérisations des lésions syphilitiques de la bouche des enfants, on a pu empêcher la contagion de l'enfant à la nourrice.

Le traitement par le mercure ne guérit aucun enfant syphilitique de 1 à 8 mois; il n'y a qu'à consulter à cet égard la nécrologie des hôpitaux d'enfants assistés. Ce qui améliore les enfants ce sont les soins et la nourriture.

Les enfants plus âgés ou sevrés qui ont la syphilis soit parce que l'éruption de la syphilis héréditaire a été retardée, soit parce qu'ils ont été contaminés par des baisers ou par la vaccination, offrent une syphilis généralement normale qui doit être traitée par le même régime et les mêmes soins locaux que les adultes.

La prophylaxie de la syphilis vaccinale repose sur ces deux préceptes :

Laver toujours avec le plus grand soin la lancette qui sert à la vaccination ;

Ne jamais se servir d'un enfant pour en vacciner

d'autres sans avoir rigoureusement examiné l'anus, la bouche et le tégument de l'enfant vaccinogène, et sans avoir interrogé avec le plus grand soin la mère de cet enfant sur les maladies qu'elle peut avoir eues dans les deux ans qui ont précédé la naissance de son enfant.

Durée du traitement de la syphilis.

La durée du traitement de la syphilis normale varie peu, cependant il doit être proportionné à la gravité relative des accidents. Lorsqu'il existe des lésions locales qu'on suppose capables d'être suivies des accidents généraux de la syphilis, il faut faire le traitement général et le continuer deux mois après la cicatrisation de l'accident local ; si pendant ce temps les malades reprennent de la vigueur et de l'embonpoint, il est presque certain que la syphilis est guérie ou qu'elle se bornera à des accidents tardifs de peu de gravité, c'est-à-dire que l'on aura affaire à une syphilis anormale avec absence de période d'éruption.

Lorsque les malades ont des éruptions, ils les ont dans le 2e ou 3e mois qui suit l'accident local. Il faut alors traiter les accidents généraux par les moyens indiqués plus haut jusqu'à la cessation des manifestations générales. Puis pendant les 6 mois qui suivent soit la première poussée soit la seconde, on continura le traitement tonique et les bains. Seulement il est bon d'administrer le fer à intervalles pendant un mois sur deux. L'année suivante à partir du mois de février pendant trois mois il faudra revenir au traitement, une ou deux saisons aux bains de mer et aux eaux sulfureuses compléteront ce traitement. En somme le traitement doit durer de 18 mois à 3 ans au maximum.

Après 3 ans les malades peuvent être considérés comme guéris, surtout s'ils n'ont eu aucun accident depuis 18 mois, et c'est alors seulement que le médecin peut ne plus s'opposer au mariage. Mais n'oublions pas qu'il s'agit ici de la syphilis normale.

Le traitement de la syphilis rendue anormale par une mauvaise hygiène ou le traitement mercuriel est beaucoup plus long, cependant il est possible d'établir que le traitement doit durer de 3 à 4 ans à partir de l'apparition de la dernière manifestation de la syphilis éruptive qui a été entravée dans sa marche par le mercure ou des écarts de régime ou la misère. Il ne faut pas toutefois songer que le traitement devra durer jusqu'à ce qu'il arrive des gommes; lorsque la santé générale des malades reprend, on peut s'arrêter.

Le traitement des syphilis modifiées doit durer presqu'autant que la vie des individus, c'est à la sagesse des malades qu'il appartient de faire la plus grosse partie du traitement, le régime. Seule la syphilis modifiée par le scorbut est susceptible de guérir en un temps relativement court, et qui se rapproche de la durée du temps nécessaire à la guérison de la syphilis normale.

La syphilis des enfants exige un traitement prolongé, 3 ans suffisent d'ordinaire. Mais il est bon dans nos climats de répéter tous les ans au printemps l'usage du fer, du quinquina, et surtout des bains sulfureux. Les enfants auxquels on peut procurer le bien-être, le séjour aux bords de la mer tous les ans, reprennent la santé et se développent régulièrement, et ils échappent aux maladies de la puberté, qui chez eux peuvent être plus graves en vertu de l'ancienne faiblesse de leur jeune âge.

Tous les accidents tardifs qui arrivent dans les syphilis anormales et dans les syphilis modifiées, n'exigent point que l'on applique le traitement tonique, mais ils exigent l'emploi de la balnéation, du régime, et surtout des eaux minérales, et il est indispensable, principalement pour les syphilis modifiées, de faire un traitement d'une saison chaque année, même après la disparition du dernier accident. Il y a, on le voit, une part de traitement qui est du fait du malade.

L'homme est l'artisan de la plupart de ses maux ; qu'il sache que quand ses moyens et son instruction le lui permettent, il peut devenir aussi l'instrument de sa guérison.

Prophylaxie de la syphilis.

Il y a des livres où l'on indique les moyens de prévenir la contagion syphilitique. Qu'a-t-on trouvé jusqu'ici? Il y des arrêtés de police, destinés à réglementer la débauche et forcer les femmes qui se livrent à la prostitution à subir des examens médicaux. On a ainsi violenté la liberté de quelques femmes pour assurer la sécurité aux débauchés. Le résultat n'a pas répondu aux espérances, car les femmes soumises aux examens ne sont pas celles qui donnent le plus la syphilis.

Des médecins ont conseillé les lavages préventifs, les injections préventives avec des liquides astringents ou légèrement caustiques. Lorsque ces précautions visaient le scontagions de nourrice à nourrisson, de garde-malade à malade rien de mieux. Mais il est peu décent pour le médecin d'être entre le débauché et la prostituée comme une sentinelle destinée à éviter les accidents de la débauche. Quoique l'homme soit l'auteur de son mal, le médecin doit le guérir, mais il est défendu à ce dernier d'assister de trop près celui qu'il a prévenu du danger vers lequel il court volontairement. D'ailleurs les moyens sont presque toujours illusoires et, comme le médecin le sait, il serait plus digne qu'il se tînt à l'écart. Qu'il dise quels sont les signes de la maladie dangereuse, la nature des accidents contagieux; qu'il dise tous les modes de contagions, qu'il dise qu'on doit cautériser toute écorchure suspecte des organes génitaux et de la bouche, mais qu'il n'aille pas plus loin.

Les sauvages, plus près de la loi naturelle que les hommes civilisés, ont trouvé une prophylaxie plus raisonnable que toutes celles que nous avons imaginées. Les syphilitiques sont expatriés pour trois ans de leur tribu, après ce temps ils reviennent et ils ne sont plus dangereux car ils sont guéris. Je sais que les nécessités d'une société organisée comme la nôtre ne permettraient point d'adopter une mesure qui séparerait des familles et des époux; mais cela n'ôte rien à la valeur absolue du procédé prophylactique.

Il n'y aurait qu'une prophylaxie sérieuse qui pourrait être appliquée chez nous, mais pour cela il faudrait une loi. Tous les individus qui ont la syphilis le savent et leur médecin ne l'ignore pas davantage. Or, si tous les syphilitiques étaient obligés sous peine de dommages-intérêts envers les sujets qu'ils contaminent à s'abstenir de rapprochements, et si tous les médecins étaient moralement et civilement obligés à leur faire une pareille ordonnance, la syphilis diminuerait avec une grande rapidité, et je ne sais pas si les mœurs n'y gagneraient point à tous égards.

FIN

TABLE ALPHABÉTIQUE

DE LA TERMINOLOGIE SYPHILIOGRAPHIQUE [1]

(1) Nous avons fait cette table afin de faciliter les recherches des médecins qui voudraient retrouver dans ce livre la description ou la mention des choses qui font l'objet de chapitres étendus des livres anciens et modernes touchant la syphilis.

TABLE DES MATIÈRES

PREMIÈRE PARTIE.

HISTORIQUE.

DEUXIÈME PARTIE.

NOSOGRAPHIE.

TROISIÈME PARTIE.

TRAITEMENT.

ADDENDA ET CORRIGENDA.

Page 294, *ligne* 2 :

Les gommes du tégument et des muqueuses ne suppurent pas toujours. Tantôt elles se résorbent, tantôt après une période de rougeur et de ramollissement, elles disparaissent. Pour ce qui est du tégument on voit quelquefois les gommes se résoudre après une phase d'amincissement et d'humidité de la peau qui n'est autre chose qu'une suppuration insensible par de très-fines ouvertures.

Page 264, *ligne* 4 :

Fournier a fait une étude des troubles de la sensibilité chez les femmes syphilitiques. Il a dit qu'on observait chez les femmes une analgésie des membres supérieurs. Ceci est un rapprochement forcé entre deux états étrangers l'un à l'autre. Les chloro-anémiques ont en dehors de toute syphilis des troubles de la sensibilité; une chloro-anémique syphilitique peut donc les présenter sans que la syphilis joue aucun rôle dans la production des phénomènes.

Page 417, *ligne* 17 :

Les préparations mercurielles ont été aussi données en lavement. Il y eut vers 1767 une petite polémique dans des brochures, à propos de lavements anti-vénériens au sublimé. Consultez Roger, *Nouv. obs. faites dans les hôpitaux militaires*. Paris, 1770.

ERRATA

Pages	*Au lieu de :*	*lisez :*
5, *ligne* 5,	d'Epicure, d'Aristote et de Galien,	d'Aristote, d'Epicure et de Galien.
33, *ligne* 6,	les mêmes voisins,	les pays même voisins.
54, *note* 2,	Aloy. Lusinus,	Aloy. Luisinus
77, *ligne* 7,	et des rois. Que des,	et des rois ; que des
79, *ligne* 9,	et comme la lèpre,	et dès lors que la lèpre
99, *ligne* 18,	Erosions de l'anus,	les érosions de l'anus
127, *ligne* 4,	Gutteric,	Guthrie
— *ligne* 24,	Cullerier oncle (1860),	Cullerier oncle, 1800
132, *note* 4,	Battemann,	Batmann
149, *ligne* 25,	ce sujet là : Cullerier,	ce sujet : là Cullerier
157, *note* 2,	HAGEN, de la syphilisation thèse. Strasbourg 1805,	HAGEN, de la syphilisation, thèse Strasbourg, 1855.
158, *ligne* 1,	Dietrich,	Ditrich
165, *ligne* 21,	Loinser	Lorinser
174, *note* 2,	de l'incubation du chancre,	de l'incubation de la syphilis
187,	le titre doit être rétabli comme il est à la table des matières.	
234, *ligne* 13,	exedens	excedens
248, *ligne* 7,	échapper. Il y a	échapper, il y a
258, *ligne* 29,	on de l'écorchure la guérie	la guérison de l'écorchure.
269, *ligne* 8,	l'osteotose du foie,	la stéatose du foie.
316, *ligne* 9,	que les malades,	que ceux des malades
389, *ligne* 8,	hydroadénite,	hydrosadénite

BIBLIOTHÈQUE

SCIENTIFIQUE INTERNATIONALE

Cette collection paraît à la fois en français, en anglais et en allemand, à Paris, à Londres, à New-York et à Leipzig.

Elle réunit des ouvrages dus aux savants les plus distingués de tous les pays.

La valeur scientifique des livres qui la composent est assurée par la formation dans chaque pays d'un comité d'hommes de science qui en a la direction exclusive.

Enfin, malgré le caractère scientifique très-élevé de cette collection, elle sera toujours rédigée de manière à rester accessible aux gens du monde et à tous les esprits cultivés.

La *Bibliothèque scientifique internationale* est conçue dans le même esprit que la *Revue scientifique;* elle la complète en quelque sorte sous une nouvelle forme.

Voici la liste des principaux ouvrages qui sont en préparation :

AUTEURS FRANÇAIS

CLAUDE BERNARD. Phénomènes physiques et phénomènes métaphysiques de la vie.

HENRI SAINTE-CLAIRE DEVILLE. Introduction à la chimie générale.

ÉMILE ALGLAVE. Physiologie générale des constitutions.

A. DE QUATREFAGES. Les races nègres.

A. WURTZ. Atome et atomicité.

BERTHELOT. La synthèse chimique.

H. DE LACAZE-DUTHIERS. La zoologie depuis Cuvier.

FRIEDEL. Les fonctions en chimie organique.

VAN BENEDEN. Les commensaux et les parasites dans le règne animal.

MAREY. La machine animale.

TAINE. Les Émotions et la Volonté.

QUETELET. La moyenne de l'humanité.

ALFRED GRANDIDIER. Madagascar.

DEBRAY. Les métaux précieux.

AUTEURS ANGLAIS

HUXLEY. Mouvement et conscience.

HERBERT SPENCER. Les sciences sociales.

J. TYNDALL. Les glaciers et les Transformations de l'eau.

W. B. CARPENTER. Physiologie de l'esprit.

W. BAGEHOT. Lois scientifiques du développement des nations.

RAMSAY. Sculpture de la terre.

SIR J. LUBBOCK. Premiers âges de l'humanité.

BAIN. L'esprit et le corps.

BALFOUR STEWART. La conservation de la force.

CHARLTON BASTIAN. Le cerveau comme organe de la pensee.

NORMANN LOCKYER. L'analyse spectrale.

W. ODLING. La chimie nouvelle.

LAUDER LINDSAY. L'intelligence chez les animaux inférieurs.

STANLEY JEVONS. Les lois de la statistique.

BERKELEY. Les champignons.

MICHAEL FOSTER. Protoplasma et physiologie cellulaire.

MAUDSLEY. La responsabilité dans le maladies.

ED. SMITH. Aliments et alimentation.

PETTIGREW. Marche, natation et vol.

THISELTON DYER. Les inflorescences.

K. CLIFFORD. Les fondements des sciences exactes.

AUTEURS ALLEMANDS

VIRCHOW. Physiologie des maladies.

BERNSTEIN. Physiologie des appareils des sens.

HERMANN. La respiration.

LEUCKART. L'organisation des animaux.

O. LIEBREICH. La toxicologie.

REES. Les plantes parasites.

ROSENTHAL. Physiologie générale des nerfs et des muscles.

OSCARD SHMIDT. La théorie de l'hérédité et le darwinisme.

LOMMEL. L'optique.

STEINTHAL. La science du langage.

WUNDT. L'acoustique.

VOGEL. Les effets chimiques de la lumière.

F. COHN. Les Thallophytes.

AUTEURS AMÉRICAINS

J. DANA. L'échelle et les progrès de la vie.

S. W. JOHNSON. La nutrition des plantes.

AUSTIN FLINT. Les fonctions du système nerveux.

W. D. WHITNEY. La linguistique moderne.

Sous presse, pour paraître très-prochainement.

MAREY. Machine animale.

W. B. CARPENTER. Physiologie de l'esprit.

BAGEHOT. Lois scientifiques du dévelopment des nations.

ED. SMITH. Aliments et alimentation.

A. Milne-Edwards. — Colonel Usquin. — E. Faivre. — Fouqué, etc., etc.

Angleterre. — MM. Huxley. — Tyndall. — Herbert Spencer. — Sir J. Lubbock. — Sir W. Thomson. — W. B. Carpenter. — Ch. Darwin. — Abel. — E. J. Reed. — Liebreich. — Capitaine Noble. — W. Odling. — Stanley Jevons. — Normann Lockyer, etc., etc.

Allemagne et Autriche-Hongrie. — MM. Virchow. — Helmholtz. — Hartmann. — Brücke. — Haeckel. — Littrow. — E. du Bois-Reymond. — Ludwig. — A. Ecker. — Rosenthal, etc., etc.

Belgique. Hollande. — MM. Quetelet. — Van Beneden. — Plateau. — Bellynck. — Harting. — Baumhauer. — Gunning. — Dewalque. — D'Omalius d'Halloy. — Ed. Morren, etc., etc.

Scandinavie. — MM. Nordenskiöld, Thomsen, etc , etc.

Italie. Suisse. — MM. Moleschott. — De Saussure. — Soret. — Le P. Secchi. — R. Wolf. — De Saint-Robert, etc., etc.

Amérique. — MM. Agassiz. — Sterry-Hunt. — Salisbury, etc.

PRIX DE L'ABONNEMENT :

Paris...........	Six mois.	12 fr.	Un an.	20 fr.
Départements...	—	15	—	25
Étranger........	—	18	—	30

Un numéro : 50 centimes

www.ingramcontent.com/pod-product-compliance
Ingram Content Group UK Ltd.
Pitfield, Milton Keynes, MK11 3LW, UK
UKHW021103220726
13924UKWH00005B/2226

9 782016 195543